U0308686

中医古籍医案辑成·学术流派医案系列

河间学派医案
（一）

张从正　朱震亨　戴思恭

虞抟　汪机

主编　李成文　刘彬

中国中医药出版社

·北京·

图书在版编目（CIP）数据

河间学派医案（一）/李成文，刘彬主编.—北京：
中国中医药出版社，2015.8
（中医古籍医案辑成·学术流派医案系列）

ISBN 978-7-5132-2025-5

Ⅰ.①河… Ⅱ.①李…②刘… Ⅲ.①医案—汇编—中国
Ⅳ.①R249.1

中国版本图书馆 CIP 数据核字（2014）第 210925 号

中国中医药出版社出版
北京市朝阳区北三环东路 28 号易亨大厦 16 层
邮政编码 100013
传真 010 64405750
三河鑫金马印刷有限公司印刷
各地新华书店经销

*

开本 880×1230 1/32 印张 16.25 字数 325 千字
2015 年 8 月第 1 版 2015 年 8 月第 1 次印刷
书 号 ISBN 978-7-5132-2025-5

*

定价 49.00 元
网址 www.cptcm.com

中医古籍医案辑成

九七叟朱良春题

国医大师朱良春题字

《中医古籍医案辑成》编委会

《河间学派医案（一）》编委会

主　编　李成文　刘　彬

副主编　王　超　李　宁

编　委　王　超　刘　彬　李　宁

　　　　李成文　辛　宁

内容提要

　　本书收录自金代至明代河间学派著名医家张从正、朱震亨、戴思恭、虞抟、汪机的临证医案，包括他们的著作中所载的部分他人医案。全书以医家为纲，以病为目，重新分类，按内科、妇科、儿科、外科、五官科、骨伤科排序，注明出处，便于查阅。

　　本书贴近临床，切合实际，方便阅读，对学习掌握古代名医辨证辨病思路与临证用药特色很有帮助，适用于中医临床医师、中医药院校师生及中医爱好者。

前　言

医案揭示了历代医家在临证过程中的辨病辨证思路、经验体会和用药特色，浓缩并涵盖了中医基础理论、临床、本草、针灸推拿等多学科内容，理法方药俱备，临病措方，变化随心，对学习借鉴名医经验、临证思路，指导用药，提高临床疗效，继承发展中医学具有重要的意义，因而备受历代医家青睐。

明代医家李延昰在《脉诀汇辨》中指出："医之有案，如弈者之谱，可按而覆也。然使失之晦与冗，则胡取乎？家先生之医案等身矣，语简而意明，洵足以尽脉之变。谨取数十则殿之，由此以窥轩岐之诊法焉，千百世犹旦暮也。"孙一奎在《孙氏医案》中指出："医案者何？盖诊治有成效，剂有成法，固纪之于册，俾人人可据而用之。如老吏断狱，爰书一定，而不可移易也。"清代医家周学海强调说："宋以后医书，惟医案最好看，不似注释古书之多穿凿也。每部医案中，必有一生最得力处，潜心研究，最能汲取众家之所长。"俞震在《古今医案按》中说："闻之名医能审一病之变与数病之变，而曲折以赴之，操纵于规矩中，神明于规矩之外，靡不随手而应，始信法有尽，而用法者之巧无尽也。成案甚多，医之法在是，法之巧亦在是，尽可揣摩。"方耕霞指出："医之有方案，犹名法家之有例案，文章家之有试牍。"余景和在《外证医案汇编》中说："医书虽众，不出二义。经文、本草、经方，为学术规矩之宗；经验、方案、笔记，为灵悟变通之用。二者皆并传不朽。"章太炎指出："中医之成绩，医案最著。欲求前人之经验心得，医案最有线索可寻，循此钻研，事半功倍。"恽铁樵在给《宋元明清名医类案》作序时强调："我国汗牛充栋之医书，其真实价值不在议论而在方药，议论多空谈，药效乃事实，故选刻医案乃现在切要之图。"姚若琴在阐述编辑《宋元明清名医类案》大意时指出："宋后医书，多偏玄理，惟医案具事实精核可读，名家工巧，悉萃于是。"张山雷在《古今医案评议》中说："医书论证，但纪其常，而兼证之纷淆，病源之递嬗，则万不能条分缕析，反致杂乱无章，惟医案则恒随见症为迁移，活泼无方，具有万变无穷之妙，俨如病人在侧，謦咳亲闻。所以多读医案，绝胜于随侍名师，直不啻聚古今之良医而相与晤对一堂，上下议论，何快如之。"秦伯未说："合病理、治疗于一，而融会贯通，卓然成一家言。为后世法者，厥惟医案。""余之教人也，先以《内》《难》《本经》，次以各家学说，终以诸家医案。"程门雪认为："一个中医临床医生，没有扎实的理论基础，就会缺乏指导临床实践的有力武器，而如无各家医案作借鉴，那么同样会陷入见浅识寡，遇到困难束手无策的境地。"俞长荣认为："医案是中医交流和传授学术经验的传统形式之一。它既体现了中医辨证论治的共同特点，又反映了中医不同学派在诊疗方法方面的独特风格。读者从医案中可以体会到怎样用理论来指导实践，并怎样通过实践来证实理论；怎样适当地运用成法和常方，并怎样有创造性地权宜应变。因此，医案不仅在交流临床经验、传播中医学术方面具有现实意义，同时对继承老中医学术经验也起了积极的推进作用。"

　　医案始于先秦，奠基于宋金元，兴盛于明清。晋代王叔和的《脉经》内附医案。唐代孙思邈《备急千金要方》记录有久服石散而导致消渴的医案，陈藏器《本草拾遗》药后附案。北宋钱乙首次在《小儿药证直诀》中设置医案专篇，寇宗奭《本草衍义》药后附案。南宋许叔微首撰医案专著《伤寒九十论》，其《普济本事方》与王璆《是斋百一选方》方后附案，张杲《医说》记录了许多医案。金代张从正撰《儒门事亲》，李杲撰《脾胃论》《兰室秘藏》《东垣试效方》，王好古撰《阴证略例》，罗天益撰《卫生宝鉴》，以及元代朱震亨撰《格致余论》等综合性医著中论后均附案。自宋金元以后，学习医案、应用医案、撰写医案蔚然成风，医案专著纷纷涌现，如《内科摘要》《外科枢要》《保婴撮要》《女科撮要》《孙氏医案》《寓意草》《里中医案》《临证指南医案》《洄溪医案》《吴鞠通医案》《杏轩医案》《回春录》《经方实验录》等。明代著名医家韩懋、吴昆及明末清初的喻昌还对撰写医案提出了详细要求。而从明代就开始对前人的医案进行整理挖掘并加以研究利用，代不乏人，代表作有《名医类案》《续名医类案》《宋元明清名医类案》《清代名医医案精华》《清宫医案》《二续名医类案》《中国古今医案类编》《古今医案按》《历代儿科医案集成》《王孟英温热医案类编》《易水四大家医案类编》《张锡纯医案》《〈本草纲目〉医案类编》等。由于中医古籍汗牛充栋，浩如烟海。但是，受多方面因素的影响及条件制约，已有的医案类著作所收医案不够全面，参考中医古籍有限，分类整理方法简单局限，难以满足日益增长的不同读者群及临床、教学与科研的需求。因此，从3200多种中医古籍包括医案专著中系统收集整理其中的医案日益迫切。这可以充分发挥、利用中医古籍的文献学术价值，对研究中医证候特点与证型规律，提高临床疗效，具有重要的支撑价值。

本套丛书收录1949年以前历代医家编纂的3200余种中医古籍文献中的医案，分为学术流派医案、著名医家医案、常见疾病医案、名方小方医案四大系列。本书在建立专用数据库基础上，根据临床实际需要，结合现代阅读习惯，参考中医院校教材，对所有医案进行全面分类，以利于了解、学习和掌握历代名医治疗疾病的具体方法、应用方药技巧，为总结辨治规律，提高临床疗效提供更好的借鉴。其中，《学术流派医案系列》以学派为纲，医家为目，分为伤寒学派医案、河间学派医案、易水学派医案、温病学派医案、汇通学派医案；《著名医家医案系列》以医家为纲，以病为目，选取学术成就大、影响广、医案丰富的著名医家的医案;《常见疾病医案系列》以科为纲,以病为目,选取临床常见病和多发病医案;《名方小方医案系列》以方为纲,以病为目,选取临床常用的经方、名方、小方所治医案。

本丛书编纂过程中得到中华中医药学会名医学术思想研究分会的大力支持,年届97岁的首届国医大师朱良春先生特为本书题写书名,中国工程院院士王永炎教授担任主审,在此一并表示衷心的感谢。

由于条件所限,加之中医古籍众多,医案收录过程中难免遗漏,或分类不尽如人意,敬请读者提出宝贵意见,以便再版时修订提高。

《中医古籍医案辑成》编委会
2015 年 6 月

凡　例

　　《中医古籍医案辑成·学术流派医案系列》依据贴近临床、同类合并、参考中医教材教学大纲、利于编排、方便查阅的原则对医案进行分类与编排。

　　内科医案按肺系、心系、脾胃、肝胆、肾系、气血津液、肢体经络等排列。

　　妇科医案按月经病、带下病、妊娠病、生产与产后病、乳房疾病、妇科杂病等排列，并将传统外科疾病中与妇科相关的乳痈、乳癖、乳核、乳岩等医案调整到妇科，以满足临床需要。

　　儿科医案按内科、外科、妇科、五官科、骨伤科顺序排列。年龄限定在十四岁以下，包括十四岁；对于部分医案中"一小儿"的提法则视医案出处的具体情况确定。

　　外科医案按皮肤病、性传播疾病、肛门直肠疾病、男性疾病等排列。

　　五官科医案按眼、耳、鼻、口齿、咽喉顺序排列。

　　对难以用病名或主症分类，而仅有病因、病机、舌脉等的描述者，归入其他医案。

《学术流派医案系列》为全面反映各学术流派的学术成就，其著作中所摘录或引用其他人的部分医案采用"附"的形式也予以摘录。医案中的方药及剂量原文照录，不加注解。对于古今疾病或病名不一致的医案，按照相关或相类的原则，或根据病因病机，或根据临床症状，或根据治法和方剂进行归类。同一医案有很多临床症状者，一般根据主症特征确定疾病名称。

对因刊刻疑误或理解易有歧义之处，用括号加"编者注"的形式注明本书作者的观点。原书有脱文，或模糊不清难以辨认者，以虚阙号"□"按所脱字数一一补入，不出校。

原书中的异体字、古字、俗字，统一以简化字律齐，不出注。

原书中的药物异名，予以保留，不出注。原书中的药名使用音同、音近字者，如朱砂作珠砂、僵虫作姜虫、菟丝子作兔丝子等，若不影响释名，不影响使用习惯，以规范药名律齐，不出注。

本书采用横排、简体、现代标点。版式变更造成的文字含义变化，今依现代排版予以改正，如"右药"改"右"为"上"，不出注。

每个医案尽量标明出处，以助方便快捷查找医案原文，避免误读或错引。

对部分医案或承上启下，或附于医论，或附于方剂，或附于本草，或案中只有方剂名称而无组成和剂量，采用附录的形式，将原书中的疾病名称、病机分析、方剂组成、方义分析、药物用法等用原文解释,以便于更好地理解和掌握。附录中的方剂组成,是根据该医案作者的著作中所述该方剂而引用的,包括经方或名方。

河间学派概论

　　研究中医学术流派是研究中医学术发展沿革的重要方法之一，以便于理清中医学术发展的思想脉络，深入研究历代名医学术思想与临床经验，分清哪些是对前人的继承，哪些是继承中的发展，哪些是个人的创新见解与经验，为中医学进一步发展提供借鉴。学术流派或体系是后人依据著名医家的师承关系、学术主张或学术倾向、学术影响而划分的。由于中医学术流派形成发展过程中的融合、交叉、分化，学派之间存在千丝万缕的联系，及其划分学派的标准不一，有按学科分类、有按著名医家分类、有按学术研究方向分类、有按著作分类，因而划分出外感学派、内伤学派、热病学派、杂病学派、李东垣学派、张景岳学派、薛立斋学派/薛己学派、赵献可学派、李士材学派、丹溪学派、蒲氏学派、医经学派、经方学派、伤寒学派、河间学派、易水学派、温病学派、汇通学派、攻邪学派、温补学派、正宗学派、全生学派、金鉴学派、心得学派、寒凉学派、经穴学派、穴法学派、重灸学派、重针学派、骨伤推拿学派、指压推拿学派、一指禅推拿学派、经穴推拿学派、腹诊推拿学派、儿科推拿学派、五轮学派、八廓学派、内外障学派、少林学派、武当学派、新安学派等，这对于促进中医学术发展与进步起到了积极的作用。然而以往学术流派研究偏重理论，忽略临床。为弥补学术流派研究轻临床的不足，拓展学派研究的内涵与外延，收集与学术流派相关医家的医案，已成为当务之急。因为这些医案不仅是著名医家学术思想的直接见证，也是研究学术流派源流最重要的参考依据。为此，我们编纂了《中医古籍医案辑成·学术流派医案系列》。根据近年来的研究成果，并考虑到张锡纯、陆渊雷、祝味菊、施今墨的学术影响及当代中西医结合的实际情况，汇聚伤寒学派、河间学派、易水学派、温病学派、汇通学派五个学术流派代表医家的医案，以医家为纲，以病为目，按历史顺序排列，汇集成册。学习和研究这些医案，不仅能加深对中医学术流派的深入理解和掌握，而且还能丰富和深化理论知识，满足实际需要，开阔视野，启迪思路，提高临床诊疗水平。

河间学派是研究火热病机，辨治火热病证的一个医学流派。初期侧重于外感火热病机、病证，其后则渐及内伤杂病之火热病机、病证，或涉及各种外感、内伤之实证。其与伤寒学派密切相关，并派生出攻邪学派、丹溪学派，还奠定了温病学派的基础。其代表医家有：刘完素、张从正、朱震亨、戴思恭、王履、虞抟、汪机、王纶、孙一奎等。

刘完素，字守真，河间府（今河北省河间市）人，著有《素问玄机原病式》、《黄帝素问宣明论方（医方精要宣明论方)》、《素问病机气宜保命集》、《伤寒标本心法类萃》、《三消论》（载于《儒门事亲》）等。刘氏重视中医理论对临床的指导作用，并根据当时《局方》用药多偏温燥，北方气候干燥，其人"秉赋多强，兼以饮食醇酿，久而蕴热"，部分医家墨守《伤寒论》陈规，不问伤寒温病，治辄投以辛温，战乱频繁，社会动荡，温疫及热病流行的现状，深入研究《内经》，结合临床实践，标新立异，勇创新说，阐发火热论，提出六气皆能化火、五志过极皆为热甚、阳气怫郁观点，补充燥证病机，首倡内风，发明辛凉与甘寒解表及表里双解大法，表里分治火热病，创制防风通圣散、三一承气汤、地黄饮子、芍药汤等名方，开创了金元时期中医学发展的新局面，对后世产生了深远影响。刘氏虽然没有医案流传，但其私淑者张从正《儒门事亲》中确有不少应用刘完素原方治疗疾病的医案，如用防风通圣散、双解散治疗头痛、头面肿胀医案，从中可以窥出刘氏用药思路。亲炙刘氏其学者，有穆大黄、马宗素、荆山浮屠等。马宗素著有《伤寒医鉴（刘完素伤寒医鉴)》《伤寒钤法》。荆山浮屠将刘氏之学及张从正、李杲之学传给罗知悌，再传于朱震亨。私淑刘完素之学的，尚有葛雍、馏洪及张从正弟子麻九畴、常德等。

张从正，字子和，号戴人，金代睢州考城（今河南省）人，曾做太医，著有《儒门事亲》。《儒门事亲》是中医史上第一本论案并见、理论结合临床的综合性专著，所记录的大量医案，涉及内科、妇科、儿科、外科、五官科等各科，还有其他人所治的医案，内容极其丰富，所用治疗方法包括汗吐下温清和补消及情志疗法，对后世产生了重大影响。重视理论研究，深入探讨病因病机，认为风、火、湿、燥皆为邪气，邪留正伤，邪去正安，治病当以攻邪为主。用药喜欢成方，活学活用，常常自出机杼，并附医案验证。尤其是所录医案详略分明，阐发机理透彻，方法具体，治疗结果有交代，因此备受后世青睐。

朱震亨，字彦修，元代婺州义乌（今浙江义乌市）人，因世居丹溪，故学者尊之为丹溪翁。著有《格致余论》《局方发挥》《本草衍义补遗》《丹溪心法》等，另有《金匮钩玄（平治荟萃)》《脉因证治》《丹溪手镜》《丹溪治法心要》《丹溪秘传方诀》《丹溪先生胎产秘书》《丹溪心法附余》《丹溪心法类集》《丹溪医按》《丹溪医论》《丹溪摘玄》《丹溪治痘要法》《丹溪纂要》《脉诀指掌（丹溪脉诀指掌)》《朱丹溪医案拾遗》等，系朱氏门人或私淑者根据其学术思想和临床经验整理，或托名之作。本丛书也将其医案一并收录，有利于全面研究朱震亨学术思想的传承轨迹。朱氏推崇刘完素、李杲及张从正三家之学，援引理学阐发医理，倡导相火论和阳有余阴不足论，阐发阴虚火旺病因病机和治法方药，探讨杂病论治特点和规律，提出实火可泻、虚火可补、郁火可发治疗内伤火热原则，用大补阴丸滋阴降火、四物汤加知母黄柏养血清热，并为我们留下了许多医案，尤其是门人弟子与私淑者保存了更多冠以丹溪之名的医案，对后世产生了重要影响。朱氏门人主要有赵道震、赵良仁、戴垚、戴思恭、王履、刘叔渊等，以戴思恭、王履最有成就。私淑者则有汪机、王纶、虞抟、徐彦纯等，尤以汪机、王纶成就显著。

戴思恭，字原礼，号肃斋，与其父戴垚同师朱震亨，著有《推求师意》《秘传证治要诀及类方（证治要诀及类方）》，编纂《丹溪医按》，校补《金匮钩玄》，曾任太医院使。阐发丹溪学说，倡导气血盛衰论，提出"气属阳，动作火论"；血难成易亏论。善于辨治痰证和郁病，尤其是郁病。其谓："郁者，结聚而不得发越也。当升者不得升，当降者不得降，当变化者不得变化也。此为传化失常，六郁之病见矣。""郁病多在中焦"，病机关键是气机不畅，传化失常，升降无权。并指出六郁主证与脉象，谓："气郁者，胸胁痛，脉沉涩；湿郁者，周身走痛，或关节痛，遇阴寒则发，脉沉细；痰郁者，动则即喘，寸口脉沉滑；热郁者，瞀闷，小便赤，脉沉数；血郁者，四肢无力，能食，便红，脉沉；食郁者，嗳酸，腹饱不能食，人迎脉平和，气口脉紧盛。"《推求师意》及《秘传证治要诀及类方》中记录了不少医案，应用成方较多，处方用药缺乏剂量。

王履，字安道，号畸叟，明初医家，兼通诗文画艺，著有《医经溯洄集》。强调阅读古医籍当结合临床实际，不可拘执经文，以免穿凿之弊。阐发亢害承制与四气所伤，区分伤寒与温病、暑（热）病之不同，临证主张"审证求因"，这为温病学说独立于《伤寒论》体系之外作出了重要贡献。

　　虞抟，字天民，明代浙江义乌花溪人。"愚承祖父（指其曾叔祖虞诚斋，受业于朱震亨）之家学，私淑丹溪之遗风。"著有《医学正传》《苍生司命》等。虞抟阐发朱震亨阳常有余阴常不足论，倡导"阴阳气血有余不足"说，认为气血均有阴阳两方面，且能相互资生，治疗可从益气入手，借阳气以化生阴血。其《医学正传》论述病证近百种，并收录许多医案，涉及内外妇儿各科。

　　汪机，字省之，明代祁门（今安徽省祁门县）人。著有《运气易览》《石山医案》《针灸问对》《医学原理》《读素问钞》《脉诀刊误集解》《外科理例》《痘治理辨》《伤寒选录》等。汪氏在朱震亨"阳有余阴不足论"基础上，阐发"卫有余营不足论"。认为阳有余是指卫气有余，阴不足是指营气不足。用药推崇人参、黄芪，谓："是知人参黄芪补气，补气亦补营之气。补营之气，即补营也，补营即补阴也。可见人身之虚，皆阴虚也。经曰：阴不足者补之以味，参芪味甘，甘能生血，非补阴而何？又曰：阳不足者温之以气，参芪气温，又能补阳。故仲景曰：气虚血弱，以人参补之。可见参、芪不惟补阳，而亦补阴。东垣曰血脱益气，仲景曰阳生阴长，义本诸此。"《石山医案》涉及内外妇儿各科，医案记录完整，病机分析透彻，处方重视君臣佐使，自拟方多有剂量，每案均有治疗效果，对后世影响较大。

　　王纶，字汝言，号节斋，浙江慈溪人；官至礼部郎中，湖广、广西布政使，湖广巡抚。著有《明医杂著》《本草集要》。王氏私淑丹溪之学，阐发其杂病证治心法："丹溪先生治病，不出乎气、血、痰，故用药之要有三：气用四君子汤，血用四物汤，痰用二陈汤。又云久病属郁，立治郁之方，曰越鞠丸。盖气、血、痰三病，多有兼郁者，或郁久而生病，或病久而生郁，或误药杂乱而成郁，故余每用此方治病，时以郁法参之。气病兼郁，则用四君子加开郁药，血病、痰病皆然。故四法者，治病用药之大要也。"尤其提出："痰因火上，肺气不清，咳嗽时作，及老痰、郁痰结成黏块，凝滞喉间，吐咯难出。"创化痰丸软坚开郁，化痰降火；用天麦冬、黄芩泻肺火，海粉、芒硝咸以软坚，瓜蒌仁润肺清痰，香附开郁降气，连翘开结降火，青黛降郁火，不宜用香燥之剂。详细鉴别外感发热与内伤发热。概括总结了张机、李杲、刘完素、朱震亨的学术特色，即"外感法仲景，内伤法东垣，热病用河间，杂病用丹溪"。《明医杂著》中的医案，为薛己所补充，备受张介宾等后世医家的推崇。

孙一奎，字文垣，号东宿，别号生生子，从学于汪机弟子黄古潭，安徽休宁人。著有《赤水玄珠》《医旨绪余》《孙文垣医案》（或称《孙氏医案》）。孙氏重视理论研究，在《医旨绪余》中深入探讨命门、三焦等理论问题，以太极之理阐发命门，将命门与原气、动气、三焦直至具体生命现象相联系，创动气命门说。其谓："二五之精，妙合而凝，男女未判，而先生此二肾，如豆子果实，出土时两瓣分开，而中间所生之根蒂，内含一点真气，以为生生不息之机，命曰动气，又曰原气，察于有生之初，从无而有。此原气者，即太极之本体也。名动气者，盖动则生，亦阳之动也，此太极之用所以行也。两肾，静物也，静则化，亦阴之静也，此太极之体所以立也。动静无间，阳变阴合而生水火木金土也。""命门乃两肾中间之动气，非水非火，乃造化之枢纽，阴阳之根蒂，即先天之太极。五行由此而生，脏腑以继而成。"认为三焦为元气之别使，有经无形而附于膀胱，与心包络相配属。临证强调"医以通变称良，而执方则泥。故业医者，能因古人之法，而审其用法之时，斯得古人立法之心矣；不则窥其一斑，而议其偏长。"故注意收集医案，论案结合，理论联系临床，《赤水玄珠》《医旨绪余》不但记录有自己所治疗的医案，而且还收录了张从正、李杲、朱震亨、薛己等著名医家的案例，却没有注明出处，给后人带来不少困惑，因此我们对所引医案尽可能标出原医案出处，以便于查阅原文，也能防止张冠李戴；由于所引医案并非原文照录，加之个别医案改动或重编后与原案出入较大，短时间内难以查找比对，故仍有少数医案无法标出具体出处。《孙氏医案》为医案专著，将所治疗的医案按患者所在地区分类，有利于了解不同地域环境的疾病谱；所录医案论述深刻且多有发明，对后世影响很大。

　　总之，河间学派对中医学术发展起到了巨大的推进作用，促进了中医理论与临床的发展与进步，为中医学作出了巨大贡献。

目　录

张从正

附：摘录他人医案

朱震亨

附一：摘录他人医案

附二：冠名丹溪医案

戴思恭

虞　抟

e

汪 机

附：摘录他人医案

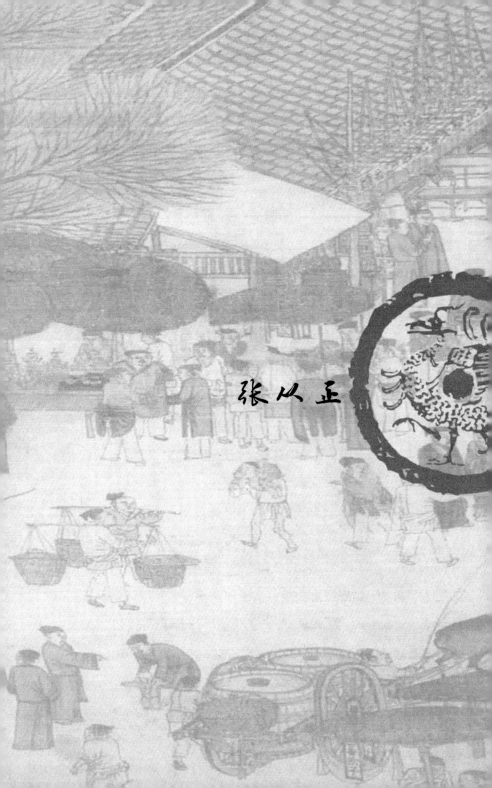

张从正

内科医案

◆ 感冒

常仲明常于炎暑时风快处披露肌肤以求爽，为风所贼，三日鼻窒，虽坐于暖处少通，终不大解。戴人使服通圣散，入生姜、葱根、豆豉，同煎三两服，大发汗，鼻立通矣。（《儒门事亲·卷六》）

戴人之常溪也，雪中冒寒，入浴重感风寒，遂病不起。但使煎通圣散单服之，一二日不食，惟渴饮水，亦不多饮，时时使人捶其股，按其腹，凡三四日不食，日饮水一二十度，至六日有谵语妄见，以调胃承气汤下之，汗出而愈。戴人常谓人曰：伤寒勿妄用药，惟饮水最为妙药，但不可使之伤，常令揉散，乃大佳耳。至六七日，见有下证，方可下之，岂有变异哉？奈何医者禁人饮水，至有渴死者。病患若不渴，强与饮水，亦不肯饮耳。戴人初病时，鼻塞声重头痛，小便如灰淋汁，及服调胃承气一两半，觉欲呕状，探而出之，汗出漐漐然，须臾下五六行，大汗一日乃瘳。当日饮冰水时，水下则痰出，约一二碗，痰即是病也，痰去则病去也。戴人时年六十一。（《儒门事亲·卷七》）

焦百善，偶感风寒，壮热头痛。其巷人点蜜茶一碗，使啜之。焦因热服之讫，偶思戴人语曰：凡苦味皆能涌，百善兼头痛，是病在上，试以箸探之，毕，其痛立解。(《儒门事亲·卷九》)

又治一酒病人，头痛、身热、恶寒，状类伤寒，诊其脉，两手俱洪大，三两日不圊。余以防风通圣散（防风通圣散：防风、川芎、当归、芍药、大黄、薄荷、麻黄、连翘、芒硝各半两，石膏、黄芩、桔梗各二两，滑石三钱，甘草二两，荆芥、白术、栀子各一两；为粗末，每服五七钱，生姜三片，水煎去滓热服。编者注）约一两，用水一中碗，生姜二十余片，葱须根二十茎，豆豉一大撮，同煎三五沸，去滓，稍热，分作二服，先服一服多半，须臾以钗股探引咽中，吐出宿酒，酒之香味尚然，约一两杓，头上汗出如洗，次服少半，立愈。《内经》曰：火郁发之，发为汗之，令其疏散也。(《儒门事亲·卷二》)

◆ 温病

元光春，京师翰林应泰李屏山得瘟疫证，头痛身热，口干，小便赤涩。渠素嗜饮，医者便与酒癥丸，犯巴豆，利十余行。次日，头痛诸病仍存。医者不识，复以辛温之剂解之，加之卧于暖炕，强食葱醋汤，图获一汗。岂知种种客热，叠发并作，目黄斑生，潮热血泄，大喘大满，后虽有承气下之者，已无及矣。至今议者纷纷，终不知热药之过，往往独归罪于承气汤。用承气汤者，不知其病已危，犹复用药，学经不明故也，良可罪也。然议者不归罪于酒癥丸者，亦可责也。夫瘟证在表不可下，况巴豆之丸乎？巴豆不已，况复发以辛温之剂乎？必有仲尼，方明治长之非罪，微生高之非直。终不肯以数年之功，苦读《内经》，但随众好恶，为之毁誉。若此者皆妄议者也。不真知其理，遽加毁誉，君子所不取。（《儒门事亲·卷一》）

◆ 发热（寒热注来）

戴人之仆常与邻人同病伤寒，俱至六七日，下之不通，邻人已死。仆发热极，投于井中。捞出，以汲水贮之槛，使坐其中。适戴人游他方，家人偶记戴人治法。曰：伤寒三下不通，不可再攻，便当涌之，试服瓜蒂散，良久吐胶涎三碗许，与宿食相杂在地，状如一帚，顿快，乃知世医杀人多矣。（《儒门事亲·卷六》）

南邻朱老翁，年六十余岁，身热，数日不已，舌根肿起，和舌尖亦肿，肿至满口，比原舌大二倍。一外科以燔针刺其舌下两旁廉泉穴，病势转凶，将至颠巇。戴人曰：血实者宜决之。以针磨令锋极尖，轻砭之，日砭八九次，血出约一二盏，如此者三次，渐而血少，痛减肿消。夫舌者，心之外候也，心主血，故血出则愈。又曰：诸痛痒疮疡，皆属心火。燔针、艾火是何义也？（《儒门事亲·卷六》）

又有人饮酒过伤，内外感邪，头痛身热，状如伤寒，三四日间，以马驮还家，六七十里，到家百骨节皆痛，昏愦而死，此余亲睹。（《儒门事亲·卷一》）

常仲明病寒热往来，时咳一二声，面黄无力，懒思饮食，夜多寝汗，日渐瘦削。诸医作虚损治之，用二十四味烧肝散、鹿茸、牛膝补养二年，口中痰出，下部转虚。戴人断之曰：上实也。先以涌剂吐痰二三升，次以柴胡饮子，降火益水，不月余复旧。此证名何？乃《内经》中曰二阳病也。二阳之病发心脾，不得隐曲，心受之则血不流，故女子不月；脾受之则味不化，故男子少精。此二证名异而实同。仲明之病，味不化也。（《儒门事亲·卷六》）

◆ 中暑

小郑年十五，田中中暑，头痛，困卧不起。戴人以双解散汗之，又以米醋汤投之，未解。薄晚，又以三花神祐丸大下之，遂愈。（《儒门事亲·卷六》）

双解散指防风通圣散合益元散。

余尝治大暑之病，诸药无效，余从其头数刺其痏，出血立愈。余治此数者，如探囊然。（《儒门事亲·卷三》）

张叟年七十一，暑月田中，因饥困伤暑，食饮不进，时时呕吐，口中常流痰水，腹胁作痛。医者概用平胃散、理中丸、导气丸，不效，又加针灸。皆云胃冷，乃问戴人，戴人曰：痰属胃，胃热不收，故流痰水。以公年高，不敢上涌，乃使一箸探之，不药而吐之痰涎一升，次用黄连清心散、导饮丸、玉露散以调之。饮食加进，惟大便秘，以生姜、大枣煎调胃承气汤一两夺之，遂愈。（《儒门事亲·卷六》）

◆ 咳嗽

东门高三郎病嗽一年半，耳鸣三月矣，嗽脓血，面多黑点，身表俱热，喉中不能发声。戴人曰：嗽之源，心火之胜也。秋伤于湿，冬生咳嗽。冬水既旺，水湿相接，隔绝于心火，火不下降，反而炎上，肺金被烁，发而为嗽，金煅既久，声反不发。医者补肺肾，皆非也。戴人令先备西瓜、冰雪等物，其次用涌泄之法，又服去湿之药，病日已矣。（《儒门事亲·卷六》）

驰口镇一男子年二十余岁，病劳嗽数年，其声欲出不出。戴人问曰：曾服药否？其人曰：家贫，未尝服药。戴人曰：年壮不妄服药者易治。先以苦剂涌之，次以舟车、浚川大下之，更服重剂，果瘥。（《儒门事亲·卷六》）

一田夫病劳嗽，一涌一泄，已减大半；次服人参补肺汤，临卧更服槟榔丸以进食。（《儒门事亲·卷六》）

杨寿之妻，病嗽十余年，法当吐之，一日不止，以麝香汤止之，夜半犹不定，再止之，明旦颇觉恶心，更以人参汤止之，二日稍宁。自下药凡三来问戴人，不顾，谓栾景先曰：病久嗽，药已擒病，自然迟解。涌后调理，数日乃止。戴人常言：涌后有顿快者，有徐快者，有反困闷者，病未尽也；有反热者，不可不下也。大抵三日后无不快者。凡下不止者，以冰水解之，凡药热则行，寒则止矣。（《儒门事亲·卷九》）

沨阳刘氏一男子年二十余岁，病劳嗽咯血，吐唾黏臭不可闻。秋冬少缓，春夏则甚，寒热往来，日晡发作，状如痎疟，寝汗如水。累服麻黄根、败蒲扇止汗，汗自若也；又服宁神散、宁肺散止嗽，嗽自若也。戴人先以独圣散涌其痰，状如鸡黄，汗随涌出，昏愦三日不醒，时时饮以凉水，精神稍开，饮食加进，又与人参半夏丸、桂苓甘露散服之，不经数日乃愈。（《儒门事亲·卷六》）

赵君玉妻病嗽，时已十月矣。数人处方六味：陈皮、当归、甘草、白术、枳壳、桔梗。君玉疑其不类嗽药。戴人笑曰：君怪无乌梅、罂粟囊乎？夫冬嗽乃秋之湿也，湿土逆而为嗽，此方皆散气除湿，解急和经。三服，帖然效矣。（《儒门事亲·卷六》）

耿四病嗽咯血，曾问戴人。戴人曰：公病消困，不可峻攻，宜以调养。戴人已去，后而卒矣。（《儒门事亲·卷九》）

监察陈威卿病嗽，服钟乳粉数年，呕血而殒。（《儒门事亲·卷二》）

郾城董德固病劳嗽。戴人曰：愈后当戒房事。其病愈，恃其安，触禁而死。死后妻生一子，正当病瘥之日也。（《儒门事亲·卷九》）

◆喘证

萧令腹满，面足皆肿，痰黄而喘急，食减，三年之间，医者皆尽而不验。戴人以瓜蒂散涌之，出寒痰三五升，以舟车丸、浚川散下之，青黄涎沫几半缶，复以桂苓白术散、五苓散调之，半

月复旧矣。（《儒门事亲·卷六》）

◆ 肺痈

武阳仇天祥之子，病发寒热，诸医作骨蒸劳治之半年，病愈甚。以礼来聘戴人，戴人往视之，诊其两手脉，尺寸皆潮于关，关脉独大。戴人曰：痈象也。问其乳媪：曾有痛处否？乳媪曰：无。戴人令儿去衣，举其两手，观其两胁下，右胁稍高。戴人以手侧按之，儿移身乃避之，按其左胁则不避。戴人曰：此肺部有痈也，非肺痈也，若肺痈已吐脓矣。此不可动，止可以药托其里，以待自破。家人皆疑之，不以为然。服药三日，右胁有三点赤色，戴人连辞云：此儿之病，若早治者，谈笑可已，今已失之迟。然破之后，方验其生死矣，若脓破黄赤白者生也，脓青黑者死也。遂辞而去，私告天祥之友李简之曰：数月之后，必有一证也，其证乃死矣，肺死于巳。至期而头眩不举，不数日而死也。其父曰：群医治之，断为骨蒸证，戴人独言其肺有痈也，心终疑之。及其死，家人辈以火焚其棺，既燃，天祥以杖破其胁下，果出青黑脓一碗。天祥仰天哭曰：诸医误杀吾儿矣！（《儒门事亲·卷六》）

◆ 胸痹

酒官杨仲臣，病心气痛。此人常好饮酒，初饮三二杯必奔走，顿两足三五十次，其酒稍散，方能复席，饮至前量，一醉必五七次，至明呕青黄水，数日后变鱼腥臭，六七日始安。戴人曰：宜涌。乃吐虫一条，赤黄色，长六七寸，口目鼻皆全，两目膜瞒，状如蛇类，以盐淹干示人。(《儒门事亲·卷六》)

◆ 不寐

一富家妇人，伤思虑过甚，二年不寐，无药可疗，其夫求戴人治之。戴人曰：两手脉俱缓，此脾受之也，脾主思故也。乃与其夫以怒而激之，多取其才，饮酒数日，不处一法而去。其人大怒汗出，是夜困眠，如此者八九日不寤，自是而食进，脉得其平。(《儒门事亲·卷七》)

余又尝治一妇人，久思而不眠，余假醉而不问，如果呵怒，是夜困睡。(《儒门事亲·卷三》)

◆ 神昏

戴人在西华夏公宅，其仆郑驴病，法当吐，命女僮下药，药失不制，又用之太多，涌之不出，反闷乱不醒，乃告戴人。戴人令以薪实马槽既平，舁郑驴卧其上，倒垂其头，须臾大吐，吐讫而快。戴人曰：先宜少进，不涌旋加。(《儒门事亲·卷九》)

卫德新之妻，旅中宿于楼上，夜值盗劫人烧舍，惊坠床下，自后每闻有响，则惊倒不知人。家人辈蹑足而行，莫敢冒触有声，岁余不痊。诸医作心病治之，人参、珍珠及定志丸皆无效。戴人见而断之曰：惊者为阳，从外入也；恐者为阴，从内出也。

惊者为自不知故也，恐者自知也。足少阳胆经属肝木，胆者敢也，惊怕则胆伤矣。乃命二侍女执其两手，按高椅之上，当面前下置一小几，戴人曰：娘子当视此。一木猛击之，其妇人大惊。戴人曰：我以木击几，何以惊乎？伺少定击之，惊少缓。又斯须连击三五次，又以杖击门，又暗遣人画背后之窗徐徐惊定而笑曰：是何治法？戴人曰：《内经》云惊者平之，平者常也，平常见之必无惊。是夜使人击其门窗，自夕达曙。夫惊者神上越也，从下击几，使之下视，所以收神也。一二日虽闻雷而不惊。德新素不喜戴人，至是终身厌服，如有言戴人不知医者，执戈以逐之。（《儒门事亲·卷七》）

附：失笑

戴人之次子自出妻之后，日瘦，语如瓮中，此病在中也。常拈第三指失笑，此心火也。约半载，日饮冰雪，更服凉剂。戴人曰：恶雪则愈矣。其母惧其大寒，戴人骂曰：汝亲也，吾用药如鼓之应桴，尚恶凉药，宜乎世俗之谤我也。至七月，厌冰不饮，病日解矣。（《儒门事亲·卷六》）

附：喜笑不止

戴人路经古亳，逢一妇病喜笑不止，已半年矣，众医治者，皆无药术矣，求治于戴人。戴人曰：此易治也。以沧盐成块者二两余，用火烧令通赤，放冷研细，以河水一大碗同煎至三五沸，放温，分三次啜之；以钗探于咽中，吐出热痰五升；次服大剂黄连解毒汤是也，不数日而笑定矣。《内经》曰：神有余者笑不休。此所谓神者，心火是也，火得风而成焰，故笑之象也。五行之中，惟火有笑矣。（《儒门事亲·卷六》）

◆ 厥证

顷西华季政之病寒厥，其妻病热厥，前后十余年。其妻服逍遥十余剂，终无寸效。一日命余诊之，二人脉皆浮大而无力。政之曰："吾手足之寒，时时渍以热汤，渍而不能止；吾妇手足之热，终日以冷水沃而不能已者，何也？"余曰："寒热之厥也，此皆得之贪饮食，纵嗜欲。遂出《内经·厥论》证之。"政之喜曰："《内经》真圣书也！十余年之疑，今而释然，纵不服药，逾过半矣。"仆曰：热厥者，寒在上也。寒厥者，热在上也。寒在上者，以温剂补肺金；热在上者，以凉剂清心火。分处二药，令服之不辍。不旬日，政之诣门谢曰：寒热之厥皆愈矣。其妻当不过数月而有娠，何哉？阴阳皆和故也。凡尸厥、痿厥、风厥、气厥、酒厥，可一涌而醒，次服降心火，益肾水，通血和气之药，使粥食调养，无不瘥者。若其余诸厥，仿此行之，慎勿当疑似之间，便作风气，相去邈矣。（《儒门事亲·卷一》）

一夫病痰厥，不知人，牙关紧急，诸药不能下，候死而已。戴人见之，问侍病者：口中曾有涎否？曰：有。戴人先以防风、藜芦煎汤，调瓜蒂末灌之，口中不能下，乃取长蛤甲磨去刃，以纸裹其尖，灌于右鼻窍中，咽然下咽有声，后灌其左窍亦然。戴人曰：可治矣。良久涎不出，遂以砒石一钱又投之鼻中，忽偃然仰面，似觉有痛，斯须吐哕，吐胶涎数升，颇腥。砒石寻常勿用，以其病大，非如此莫能动，然无瓜蒂亦不可便用，宜消息之。大凡中风涎塞，往往只断为风，专求风药，灵宝、至宝，误人多矣。刘河间治风，舍风不论，先论二火，故令将此法置于火形中。（《儒门事亲·卷六》）

◆ 痫病

新寨马曳年五十九，因秋欠税，官杖六十，得惊气，成风搐已三年矣。病大发则手足颤掉，不能持物，食则令人代哺，口目张睒，唇舌嚼烂，抖擞之状，如线引傀儡，每发市人皆聚观。夜卧发热，衣被尽去，遍身燥痒，中热而反外寒。久欲自尽，手不能绳，倾产求医，至破其家而病益坚。曳之子，邑中旧小吏也，以父母病讯戴人。戴人曰：此病甚易治。若隆暑时，不过一涌再涌，夺则愈矣。今已秋寒，可三之。如未，更刺腧穴，必愈。先以通圣散汗之，继服涌剂，则痰一二升，至晚又下五七行，其疾小愈。待五日，再一涌，出痰三四升，如鸡黄成块状，如汤热。曳以手颤不能自探，妻与代探，咽嗌肿伤，昏愦如醉，约一二时许稍稍醒。又下数行，立觉足轻颤减，热亦不作，足亦能步，手能巾栉，自持匙箸。未至三涌，病去如濯。病后但觉极寒，戴人曰：当以食补之，久则自退。盖大疾之去，卫气未复，故宜以散

风导气之药，切不可以热剂温之，恐反成它病也。（《儒门事亲·卷六》）

吕君玉之妻年三十余，病风搐目眩，角弓反张，数日不食。诸医皆作惊风、暗风、风痫治之，以天南星、雄黄、天麻、乌、附用之，殊无少效。戴人曰：诸风掉眩，皆属肝木。曲直动摇，风之用也。阳主动，阴主静。由火盛制金，金衰不能平木，肝木茂而自病。先涌风痰二三升，次以寒剂下十余行；又以针针刺百会穴，出血二杯，愈。（《儒门事亲·卷六》）

昔项开完颜氏风病，搐，先右臂并右足约搐六七十数，良久，左臂并左足亦搐六七十数，不瘥，两目直视，昏愦不识人几月余。求治于余，先逐其寒痰三四升，次用导水、禹功丸散泄二十余行，次服通圣散辛凉之剂，不数日而瘥。（《儒门事亲·卷一》）

◆ 搐搦

黄如村一叟，两手搐搦，状如拽锯，冬月不能覆被。适戴人之舞阳，道经黄如，不及用药，针其两手大指后中注穴上。戴人曰：自肘以上皆无病，惟两手搐搦，左氏所谓风淫末疾者此也。或刺后溪，手太阳穴也。屈小指握纹尽处是穴也。（《儒门事亲·卷六》）

◆ 狂病

项关令之妻病怒不欲食，常好叫呼怒骂，欲杀左右，恶言不辍，众医皆处药，几半载尚尔。其夫命戴人视之，戴人曰：此难以药治。乃使二娟各涂丹粉，作伶人状，其妇大笑；次日，又令作角觚，又大笑；其旁常以两个能食之妇夸其食美，其妇亦索其食而为一尝之，不数日怒减食增，不药而瘥，后得一子。夫医贵有才，若无才，何足应变无穷？（《儒门事亲·卷七》）

　　一男子落马发狂，起则目瞪，狂言不识亲疏，弃衣而走，骂言涌出，气力加倍，三五人不能执缚。烧符作醮，问鬼跳巫，殊不知顾；丹砂、牛黄、犀、珠、脑、麝，资财散去，室中萧然，不远二百里而求戴人一往。戴人以车轴埋之地中，约高二丈许，上安之中等车轮，其辋上凿一穴，如作盆之状，缚狂病人于其上，使之卧，以软裀衬之，又令一人于下，坐机一枚，以棒搅之，转千百遭，病人吐出青黄涎沫一二斗许。绕车轮数匝，其病人曰：我不能任，可解我下，从其言而解之，索凉水，与之冰水饮数升，狂方罢矣。（《儒门事亲·卷七》）

　　顷又治一狂人，阴不胜其阳，则脉流薄疾，阳并乃狂。《难经》曰：重阳者狂，重阴者癫。阳为腑，阴为脏，非阳热而阴寒也。热并于阳则为狂，狂则生寒；并于阴则癫，癫则死。《内经》曰：足阳明胃实则狂，故登高而歌，弃衣而走，无所不为，是热之极也。以调胃承气大作汤，下数十行；三五日复上涌一二升，三五日又复下之，凡五六十日，下百余行，吐亦七八度。如吐时，暖室置火，以助其热，而汗少解，数汗方平。（《儒门事亲·卷二》）

一叟年六十，值徭役烦扰而暴发狂。口鼻觉如虫行，两手爬搔，数年不已。戴人诊其两手脉，皆洪大如緪绳。断之曰：口为飞门，胃为贲门。曰口者，胃之上源也，鼻者，足阳明经起于鼻，交頞之中，旁纳太阳，下循鼻外，交人中，环唇，下交承浆，故其病如是。夫徭役烦扰，便属火化，火乘阳明经，故发狂。故《经》言：阳明之病，登高而歌，弃衣而走，骂詈不避亲疏。又况肝主谋，胆主决，徭役迫遽，则财不能支，则肝屡谋而胆屡不能决。屈无所伸，怒无所泄，心火磅礴，遂乘阳明经。然胃本属土，而肝属木，胆属相火，火随木气而入胃，故暴发狂。乃命置燠室中，涌而汗出，如此三次，《内经》曰：木郁则达之，火郁则发之。良谓此也。又以调胃承气汤半斤，用水五升，煎半沸，分作三服，大下二十行，血水与瘀血相杂而下数升，取之乃康。以通圣散调其后矣。(《儒门事亲·卷六》)

◆ 胃痛

洛阳孙伯英因诬狱，妻子被系，逃于故人，是夜觉胃胁痛，托故人求药。故人曰：有名医张戴人适在焉，当与公同往。时戴人宿酒未醒，强呼之。故人曰：吾有一亲人，病，欲求诊。戴人隔窗望见伯英曰：此公伏大惊恐。故人曰：何以知之？戴人曰：面青脱色，胆受怖也。后会赦乃出，方告戴人。(《儒门事亲·卷七》)

一妇从年少时因大哭罢痛饮冰水困卧，水停心下，渐发痛闷。医氏咸以为冷积，治之以温热剂，及禁食冷物。一闻茶气，病辄内作，如此数年，燎针烧艾，疮孔数千。十余年后，小便赤黄，大便秘閟，两目加昏，积水转甚，流于两胁。世谓水癖，或谓支饮，硇、漆、棱、茂攻磨之药竟施之矣，食日衰，积日茂，上至鸠尾，旁至两胁及脐下，但发之时，按之如水声，心腹结硬，手不可近者，月发五七次，甚则欲死，诸药皆厌，二十余年。求戴人发药，诊其脉，寸口独沉而迟，此胸中有痰。先以瓜蒂散涌痰五七升；不数日再越痰水及斗，又数日上涌数升，凡三涌三下，汗如水者亦三，其积皆去。以流湿饮之药调之，月余大瘥。（《儒门事亲·卷八》）

一将军病心痛不可忍。戴人曰：此非心痛也，乃胃脘当心痛也。《内经》曰：岁木太过，风气流行，民病胃脘当心而痛。乃与神祐丸一百余粒，病不减。或问曰：此胃脘有寒，宜温补。将军素知戴人明了，复求药于戴人。戴人复与神祐丸二百余粒，作一服，大下六七行，立愈矣。（《儒门事亲·卷六》）

◆痞满

沈丘王宰妻病胸膈不利，口流涎沫，自言咽下胃中常雷声，心间作微痛，又复发昏。胸乳之间灸瘢如棋，化痰利膈等药服之三载，病亦依然。其家知戴人痰药不损，来求之。一涌而出雪白虫一条，长五六寸，有口鼻牙齿，走于涎中，病者忿而断之，中有白发一茎。此正与徐文伯所吐宫人发瘕一同，虫出立安。（《儒门事亲·卷八》）

显庆寺僧应公有沉积数年，虽不卧床枕，每于四更后心头闷硬，不能安卧，须起行寺中，习以为常，人莫知为何病。以药请于戴人，戴人令涌出胶涎一二升，如黑矾水，继出黄绿水，又下脓血数升，自尔胸中如失巨山，饮饵无算，安眠至晓。（《儒门事亲·卷八》）

◆ 呕吐

顷有一工吐陈下一妇人，半月不止，涎至数斗，命悬须臾。仓皇失计，求予解之。予使煎麝香汤，下咽立止。或问：麝香何能止吐？予谓之曰：瓜苗闻麝香即死。吐者，瓜蒂也，所以立解。如藜芦吐者不止，以葱白汤解之；以石药吐者不止，以甘草、贯众解之；诸草木吐者，可以麝香解之。以《本草》考之，吐药之苦寒者，有豆豉、瓜蒂、茶末、栀子、黄连、苦参、大黄、黄芩；辛苦而寒者，有郁金、常山、藜芦；甘苦而寒者，有地黄汁；苦而温者，有木香、远志、厚朴；辛苦而温者，有薄荷、芫花；辛而温者，有谷精草、葱根须；辛而寒者，有轻粉；辛甘而温者，有乌头、附子尖；酸而寒者，有晋矾、绿矾、齑汁；酸而平者，有铜绿；甘酸而平者，有赤小豆；酸而温者，有饭浆；酸辛而寒者，有胆矾；酸而寒者，有青盐、白米饮；辛咸而温者，有皂角；甚咸而寒者，有沧盐；甘而寒者，有牙硝；甘而微温且寒者，有参芦头；甘辛而热者，有蝎梢。凡此三十六味，惟常山、胆矾、瓜蒂有小毒，藜芦、芫花、轻粉、乌附尖有

大毒，外二十九味，皆吐药之无毒者，各对证撰而用之。此法宜先小服，不满，积渐加之。（《儒门事亲·卷二》）

箕城一酒官病呕吐，逾年不愈，皆以胃寒治之，丁香、半夏、青陈、姜附种种燥热，烧锥燎艾，莫知其数。或少愈，或复剧，且十年，大便涩燥，小便赤黄。命予视之，予曰：诸痿喘呕，皆属于上；王太仆云上谓上焦也。火气，炎上之气，谓皆热甚而为呕。以四生丸下三十行，燥粪肠垢何啻数升，其人昏困一二日，频以冰水哽之，渐投凉乳酪、芝麻饮，时时咽之，数日外大嚏饮食，精神气血如昔。继生三子，至五旬而卒。（《儒门事亲·卷三》）

柏亭王论夫，本因丧子忧抑，不思饮食，医者不察，以为胃冷，温燥之剂尽用之，病变呕逆而瘦。求治于戴人，一再涌泄而愈。愈后忘其禁忌，病复作，大小便俱秘，脐腹撮痛，呕吐不食七日，大小便不通十有三日。复问戴人，戴人曰：令先食葵羹、菠菱菜、猪羊血，以润燥开结；次与导饮丸二百余粒，大下结粪；又令恣意饮冰水数升，继搜风丸、桂苓白术散以调之。食后服导饮丸三十余粒。不数日前后皆通，药止呕定食进。此人临别，又留润肠丸，以防复结，又留涤肠散，大闭则用之。凡服大黄、牵牛，四十余日方瘳。论夫自叹曰：向使又服向日热药，已非今日人矣。一僧问戴人，云：肠者畅也，不畅何以？（《儒门事亲·卷六》）

棠溪张凤村，一田叟姓杨，其病呕酸水十余年。本留饮，诸医皆以燥剂燥之，中脘脐胁以火艾燔针刺之，疮未尝合。戴人以苦剂

越之，其涎如胶，乃出二三升，谈笑而愈。(《儒门事亲·卷六》)

遂平李仲安，携一仆一佃客至郾城，夜宿邵辅之书斋中，是夜仆逃。仲安觉其逃也，骑马与佃客往临颍急追之。时七月天大热，炎风如箭，埃尘幔天，至辰时而还，曾不及三时，往返百二十里。既不获其人，复宿于邵氏斋。忽夜间闻呻呼之声，但言救我，不知其谁也。执火寻之，乃仲安之佃客也，上吐下泻，目上视而不下，胸胁痛不可动摇，口欠而脱臼，四肢厥冷，此正风湿暍三者俱合之证也。其婿曾闻余言，乃取六一散，以新汲水锉生姜而调之，顿服半升，其人复吐。乃再调半升而令徐服之，良久方息。至明又饮数服，遂能调养，三日平复而去。(《儒门事亲·卷一》)

顷合流镇李彦甫，中夜忽作吐泻，自取理中丸而服之，医者至，以为有食积，以巴豆下之，三五丸药亦不动，至明而死，可不哀哉！(《儒门事亲·卷一》)

◆ 泄泻

一妇身冷脉微，食沸热粥饮，六月重衣，以狐帽蒙其首，犹觉寒，泄注不止，常服姜、附、硫黄燥热之剂，仅得平和，稍用寒凉，其病转增，三年不愈。戴人诊其两手脉，皆如緪绳有力，一息六七至。《脉诀》曰：六数七极热生多。以凉布搭心，次以新汲水淋其病处，妇乃叫杀人，不由病者，令人持之，复以冷水淋其三四十桶，大战汗出，昏困一二日，而向之所恶皆除。(《儒

19

门事亲·卷六》）

古郾一讲僧病泄泻数年，丁香、豆蔻、干姜、附子、官桂、乌梅等燥药，燔针、烧脐、熁腕，无有阙者。一日发昏不醒，檀那赠纸者盈门。戴人诊其两手脉，沉而有力。《脉诀》云：下痢脉微小者生，脉洪浮大者无瘥。以瓜蒂散涌之，出寒痰数升；又以无忧散泄其虚中之积及燥粪仅盈斗，次以白术调中汤、五苓散、益元散，调理数日，僧已起矣。非术精识明，谁敢负荷如此？（《儒门事亲·卷六》）

东门一男子病泻痢不止，腹鸣如雷，不敢冷坐，坐则下注如倾，诸医例断为寒证。干姜、官桂、丁香、豆蔻之属，枯矾、龙骨皆服之矣，何针不燔？何艾不炷？迁延将二十载矣。一日问于戴人，戴人曰：两手寸脉皆滑，余不以为寒，然其所以寒者水也。以茶调散涌寒水五七升，无忧散泻积水数十行，乃通因通用之法也。次以五苓散淡剂渗泻，利之道，又以甘露散止渴，不数日而冷食寒饮皆如故。此法王启玄稔言之矣，奈何无人用之哉？（《儒门事亲·卷七》）

麻先生妻，当七月间病脏腑滑泄，以祛湿降火之药治之，少愈。后腹胀及乳痛，状如吹乳，头重壮热，面如渥丹，寒热往来，嗌干呕逆，胸胁痛不能转侧，耳鸣，食不可下，又复泻。余欲泻其火，脏腑已滑数日矣；欲以温剂止利，又奈上焦已热，实不得其法，使人就诸葛寺礼请戴人。比及戴人至，因检刘河间方，惟益元散正对此证，能降火解表，止渴利小便，定利安神，以青黛、薄荷末调二升，置之枕右，使作数次服之，夜半遍身冷汗如洗。原觉足冷如冰，至此足大暖，头顿轻，肌凉痛减，呕定痢止。及戴人至，余告之已解。戴人曰：益元固宜，此是少阳证也，能使人寒热遍剧，他经纵有寒热，亦不至甚，既热而有痢，不欲再下，何不以黄连解毒汤服之？乃令诊脉。戴人曰：娘子病来，心常欲痛哭为快否？妇曰：欲如此，余亦不知所谓。戴人曰：少阳相火，凌烁肺金，金受屈制，无所投告。肺主悲，但欲痛哭而为快也。麻先生曰：余家诸亲无不敬服。脉初洪数有力，自服益元散后已平，又闻戴人之言，使以当归、芍药，以解毒汤中数味服之，大瘥矣。（《儒门事亲·卷六》）

殷辅之父年六十余，暑月病泄泻，日五六十行，自建碓镇来请戴人于陈州。其父喜饮水，家人辈争止之。戴人曰：夫暑月年老，津液衰少，岂可禁水？但劝之少饮。比及用药，先令速归，以绿豆、鸡卵十余枚同煮，卵熟取出，令豆软，下陈粳米作稀粥，搅令寒，食鸡卵以下之，一二顿病减大半，盖粳米、鸡卵皆能断痢，然后制抑火流湿之药调顺而方愈。（《儒门事亲·卷六》）

赵明之米谷不消，腹作雷鸣，自五月至六月不愈。诸医以为脾受大寒，故并与圣散子、豆蔻丸，虽止一二日，药力尽而复作。诸医不知药之非，反责明之不忌口。戴人至而笑曰：春伤于风，夏必飧泄。飧泄者，米谷不化而直过下出也。又曰：米谷不化，热气在下，久风入中。中者，脾胃也。风属甲乙，脾胃属戊己，甲乙能克戊己，肠中有风，故鸣。《经》曰：岁木太过，风气流行，脾土受邪，民病飧泄。诊其两手脉皆浮数，为病在表也，可汗之，直断曰风随汗出。以火二盆暗置床之下，不令病患见火，恐增其热。给以入室，使服汗剂，以麻黄投之，乃闭其户，从外锁之，汗出如洗，待一时许开户，减火一半，须臾汗止，泄亦止。（《儒门事亲·卷六》）

相台监酒岳成之病虚滑泄，日夜不止，肠鸣而口疮，俗呼为心劳口疮，三年不愈。予以长流水同姜枣煎五苓散五七钱，空心使服之，以治其下；以宣黄连与白茯苓去皮，二味各等分为末，以白面糊为丸，食后温水下三五十丸，以治其上，百日而愈。（《儒门事亲·卷二》）

李德卿妻因产后病泄一年余，四肢瘦乏，诸医皆断为死证。当时戴人在朱葛寺，以舟载而乞治焉。戴人曰：两手脉皆微小，乃痢病之生脉。况洞泄属肝经，肝木克土而成，此疾亦是肠澼。澼者，肠中有积水也。先以舟车丸四五十粒，又以无忧散三四钱，下四五行，寺中人皆骇之，病羸如此，尚可过耶？众人虽疑，然亦未敢消，且更看之。复导引丸，又过之，渴则调以五苓散。向晚使人伺之，已起而绁床，前后约三四十行。以胃风汤调之，半月而能行，一月而安健。由此阖寺服，德卿之昆仲咸大异之。（《儒门事亲·卷六》）

刘德源病洞泄逾年，食不化，肌瘦力乏，行步欹倾，面色黧黑，举世治痢之药皆用之，无效。适戴人过灉阳，往问之，戴人乃出示《内经》洞泄之说。虽已不疑，然畏其攻剂，夜焚香祷神曰：某以病久不瘥，欲求治于戴人，戴人以谓宜下之。欲不从，戴人名医也；欲从之，形羸如此，恐不任药。母已老矣，无人侍养，来日不得已须服药，神其相之。戴人先以舟车丸、无忧散下十余行，殊不困，已颇喜食。后以槟榔丸，磨化其滞。待数日病已大减。戴人以为去之未尽，当以再服前药，德源亦欣然请下之，又下五行，次后数日更以苦剂越之。往问其家，彼云：已下村中收索去也。忽一日入城，面色极佳，语言壮健，但怪其跛足而立，问何故如此。德源曰：足上患一疖。戴人曰：此里邪去而散于外，病瘥之后，凡病皆如是也。（《儒门事亲·卷六》）

一讲僧显德明初闻家遭兵革，心气不足，又为寇贼所惊，得脏腑不调。后入京，不服水土，又得心气，以至危笃，前后三年，八仙丸、鹿茸丸、烧肝散皆服之，不效，乃求药于戴人。戴人曰：此洞泄也，以谋虑久不决而成。肝主谋虑，甚则乘脾，久思则脾湿下流。乃上涌痰半盆，末后有血数点，肝藏血故也。又以舟车丸、浚川散下数行，仍使澡浴出汗，自尔日胜一日。常以胃风汤、白术散调养之，一月而强，食复故矣。（《儒门事亲·卷六》）

昔有人病此（飧泄，编者注）者，腹中雷鸣泄注，水谷不分，小便涩滞，皆曰脾胃虚寒故耳，豆蔻、乌梅、罂粟壳、干姜、附子曾无一效，中脘脐下灸已数十，燥热转甚，小溲涸竭，瘦削无力，饮食减少。命予视之，余以谓《应象论》曰：热气在下，水谷不分，化生飧泄；寒气在上，则生䐜胀。而气不散，何也？阴静而阳动故也。诊其两手脉息，俱浮大而长，身表微热。

用桂枝麻黄汤，以姜枣煎，大剂，连进三服，汗出终日，至旦而愈。次以胃风汤和平脏腑，调养阴阳，食进病愈。（《儒门事亲·卷二》）

昔维阳（疑为淮阳，编者注）府判赵显之，病虚羸，泄泻褐色，乃洞泄寒中证也，每闻大黄气味即注泄。余诊之，两手脉沉而软，令灸水分穴一百余壮，次服桂苓甘露散、胃风汤、白术丸等药，不数月而愈。（《儒门事亲·卷二》）

一男子病泄十余年，豆蔻、阿胶、诃子、龙骨、乌梅、枯矾皆用之矣，中脘、脐下、三里岁岁灸之，皮肉皱槁，神昏足肿，泄如泔水，日夜无度。戴人诊其两手脉，沉且微，曰：生也。病人忽曰：羊肝生可食乎？戴人应声曰：羊肝止泄，尤宜服，病人悦而食一小盏许，可以浆粥送之。病人饮粥数口几半升，续又食羊肝生一盏许，次日泄几七分，如此月余安。此皆忌口太过之罪也。戴人常曰：胃为水谷之海，不可虚怯，虚怯则百邪皆入矣。或思荤茹，虽与病相反，亦令少食，图引浆粥，此权变之道也。若专以淡粥责之，则病患不悦而食减，久则病增损命，世俗误人矣。（《儒门事亲·卷九》）

◆ 便秘

戴人过曹南省亲，有姨表兄病大便燥涩，无他证，常不敢饱食，饱则大便极难，结实如铁石，或三五日一如圊，目前星飞，鼻中血出，肛门连广肠痛，痛极则发昏，服药则病转剧烈。巴豆、芫花、甘遂之类皆用之，过多则困，泻止则复燥，如此数年，遂畏药性暴急不服，但卧病待尽。戴人过，诊其两手脉息俱滑实有力。以大承气汤下之，继服神功丸、麻仁丸等药，使食菠菱、葵菜及猪羊血作羹，百余日充肥，亲知见，骇之。呜呼！粗工不知燥分四种：燥于外则皮肤皱揭，燥于中则精血枯涸，燥于上则咽鼻焦干，燥于下则便溺结闭。夫燥之为病，是阳明化也，水液衰少故如此然。可下之，当择药投之。巴豆可以下寒，甘遂、芫花可下湿，大黄、朴硝可以下燥。《内经》曰：辛以润之，咸以软之。《周礼》曰：以滑养窍。(《儒门事亲·卷七》)

昔余治一书生，劳苦太过，大便结燥，咳逆上气，时喝喝然有音，唾呕鲜血。余以苦剂解毒黄连汤加木香、汉防己煎服，时时啜之，复以木香槟榔丸泄其逆气，不月余而痊。(《儒门事亲·卷三》)

附：大便少而频

太康刘仓使病大便少而频，日七八十次，常于两股间悬半枚瓠芦，如此十余年。戴人见之而笑曰：病既频而少，欲通而不得通也，何不大下之？此通因通用也。此一服药之力。乃与药，大下三十余行，顿止。(《儒门事亲·卷六》)

◆ 黄疸

安喜赵君玉为省掾日，病发遍身黄，往问医者。医云：君乃阳明证，公等与麻知几皆受训于张戴人，是商议吃大黄者，难与论病。君玉不悦，归，自揣无别病，乃取三花神祐丸八十粒服之，不动，君玉乃悟曰：予之湿热盛矣，此药尚不动。以舟车丸、浚川散作剂，大下一斗，粪多结者，一夕黄退。君玉由此益信戴人之言。（《儒门事亲·卷六》）

莱寨一女病黄，遍身浮肿，面如金色，困乏无力，不思饮饵，惟喜食生物泥煤之属。先以苦剂蒸饼为丸涌痰一碗，又舟车丸、通经散下五七行，如墨汁，更以导饮丸磨食散气，不数日肌肉如初。（《儒门事亲·卷六》）

蔡寨成家一童子年十五岁，病疸一年，面黄如金，遍身浮肿，乏力，惟食盐与焦物。戴人以茶调散吐之，涌涎一盂，临晚又以舟车丸七八十粒，通经散三钱下四五行，待六七日，又以舟车丸、浚川散下四五行。盐与焦物见而恶之，面色变红。后再以茶调散涌之，出痰二升，方能愈矣。（《儒门事亲·卷六》）

一男子作赘，偶病疸，善食而瘦，四肢不举，面黄无力。其妇翁欲弃之，其女子不肯，曰：我已生二子矣，更适他乎？妇翁本农者，召婿意作劳，见其病甚，每日辱诟。人教之饵胆矾丸、三棱丸，了不关涉，针灸祈禳，百无一济。戴人见之，不诊而疗，使服涌剂，去积痰宿水一斗，又以泄水丸、通经散下四五十行，不止，戴人命以冰水一盂，饮之立止。次服平胃散等，间服槟榔丸五七日，黄退力生。盖脾疸之证，湿热与宿谷相搏故也。俗谓之金劳黄。（《儒门事亲·卷六》）

朱葛周、黄、刘三家各有仆病黄疸，戴人曰：仆役之职，饮食寒热，风暑湿寒，寻常触冒也，恐难调摄，虚费治功。其二家留仆于戴人所，从其饮饵，其一仆不离主人执役。三人同服苦散以涌之，又服三花神祐丸下之，五日之间，果二仆愈而一仆不愈，如其言。（《儒门事亲·卷六》）

汝南节度副使完颜君宝病脏毒，下䐄血，发渴，寒热往来，延及六载，日渐瘦弱无力，面黄如染。余诊其两手，脉沉而身凉，《内经》寒以为荣气在，故生可治。先以七宣丸下五七行，次以黄连解毒汤加当归、赤芍药，与地榆散同煎服之，一月而愈。（《儒门事亲·卷二》）

◆ 癥瘕（积聚）

戴人出游，道经阳夏，问一旧友，其人病已危矣。戴人往视之，其人曰：我别无病，三年前，当隆暑时出村野，有以煮酒馈予者，适村落无汤器，冷饮数升，便觉左胁下闷，渐痛结硬，至今不散。针灸磨药，殊不得效。戴人诊其两手脉，俱沉实而有力。先以独圣散吐之，一涌二三升，色如煮酒，香气不变，后服和脾散、去湿药，五七日百脉冲和，始知针灸无功，增苦楚矣。（《儒门事亲·卷八》）

果园刘子平妻腹中有块如瓢，十八年矣，经水断绝，诸法无措。戴人令一月之内涌四次，下六次，所去痰约一二桶。其中不化之物有如葵菜者烂鱼肠之状，涌时木如意揣之，觉病积如刮，

27

渐渐而平。及积之既尽，块痕反洼如臼，略无少损，至是而面有童色，经水既行，若当年少，可以有子。(《儒门事亲·卷八》)

寄西华县庠山东颜先生有积二十年，目视物不真，细字不睹，当心如顽石，每发痛不可忍，食减肉消，黑黚满面，腰不能直。因遇戴人，令涌寒痰一大盆，如片粉，夜以舟车丸、通经散下烂鱼肠葵菜汁七八行，病十去三四，以热浆粥投之，复去痰一盆。次日又以舟车丸、通经散，前后约百余行，略无少困，不五六日面红黚去，食进目明，心中空旷，遂失顽石所在，旬日外来谢。(《儒门事亲·卷八》)

息城司侯闻父死于贼，乃大悲哭之，罢便觉心痛，日增不已，月余成块，状若覆杯，大痛不任，药皆无功。议用燔针烮艾，病人恶之，乃求于戴人。戴人至，适巫者在其旁，乃学巫者杂以狂言以谑病者，至是大笑不忍，回面向壁，一二日心下结块皆散。戴人曰：《内经》言忧则气结，喜则百脉舒和，又云喜胜悲，《内经》自有此法治之，不知何用针灸哉？适足增其痛耳！(《儒门事亲·卷七》)

阳夏张主簿之妻病肥气，初如酒杯大，发寒热，十五余年后因性急悲感，病益甚，惟心下三指许无病，满腹如石片，不能坐卧，针灸匝矣，徒劳力耳，乃敬邀戴人而问之。既至，断之曰：此肥气也，得之季夏戊己日，在左胁下如覆杯，久不愈，令人发疟疾。疟疾者，寒热也。以瓜蒂散吐之，鱼腥黄涎约一二缶。至夜，继用舟车丸、通经散投之，五更黄涎脓水相半五六行，凡有

积处皆觉痛。后用白术散、当归散和血流经之药。如斯涌泄,凡三四次而方愈。(《儒门事亲·卷八》)

一缁侣好茶成癖,积在左胁。戴人曰:此与肥气颇同,然痃疟不作,便非肥气。虽病十年,不劳一日。况两手脉沉细,有积故然。吾治无针灸之苦,但小恼一饷,可享寿尽期。先以茶调散,吐出宿茶水数升,再以木如意揣之,又涌数升,皆作茶色,次以三花神祐丸九十余粒,是夜泻二十余行,脓水相兼,燥粪瘀血杂然而下。明日,以除湿之剂服,十余日诸苦悉蠲,神清色莹。(《儒门事亲·卷八》)

◆ 鼓胀

余昔过夏邑西,有妇人病腹胀如鼓,饮食乍进乍退,寒热更作而时吐呕,且三年矣。师觋符咒,无所不至,惟俟一死。会十月农隙,田夫聚猎,一犬役死,磔于大树根盘,遗腥在其上。病妇偶至树根,顿觉昏愦,眩冒不知人,枕于根侧,口中虫出,其状如蛇,口眼皆具,以舌舐其遗腥。其人惊见长虫,两袖裹其手,按虫头极力而出之,且二尺许,重几斤。剖而视之,以示诸人。其妇遂愈。虫亦无名。此正与华元化治法同,盖偶得吐法耳。(《儒门事亲·卷二》)

蹇跼张承应,年几五十,腹如孕妇,面黄食减,欲作水气。或令服黄芪建中汤及温补之剂,小溲涸闭,从戴人疗焉。戴人曰:建中汤攻表之药也,古方用之攻里已误也,今更以此取积,两重误也。先以涌剂吐之，置火于其旁，大汗之；次与猪肾散四钱，以舟车丸引之，下六缶，殊不困，续下两次，约三十余行，腹平软，健啖如昔。常仲明曰：向闻人言泻五六缶，人岂能任？及问张承应，渠云诚然。乃知养生与攻疴本自不同，今人以补剂疗病，宜乎不效。（《儒门事亲·卷八》）

◆ 头痛

常仲明之子自四岁得风痰疾，至十五岁转甚，每月发一两次，发必头痛，痛则击数百拳，出黄绿涎一两盏方已。比年发益频，目见黑花，发作昏不知人，三四日方醒。诸医皆用南星、半夏，化痰之药，终无一效。偶遇戴人于濦水之南乡，戴人以双解散（防风通圣散合益元散，编者注）发汗，次以苦剂吐痰，病去八九，续以分剂平调，自春至秋，如此数次，方获全瘥。（《儒门事亲·卷六》）

丹霞僧病头痛，常居暗室，不敢见明，其头热痛，以布圈其头上，置冰于其中，日易数次，热不能已。诸医莫识其证，求见戴人。戴人曰：此三阳蓄热故也。乃置炭火于暖室中，出汗涌吐，三法并行，七日方愈。僧顾从者曰：此神仙手也。（《儒门事亲·卷六》）

彭吴张叟年六十余岁，病热厥头痛，以其用涌药，时已一月间矣，加之以火，其人先利脏腑，年高身困，出门见日而仆不知人。家人惊惶，欲揉扑之，问戴人。戴人曰：大不可扰。续与西瓜、凉水、蜜雪，少顷而苏。盖病患年老涌泄，目脉易乱，身体内有炎火，外有太阳，是以跌仆。若是扰之，便不救矣。惟安定神思，以凉水投之，待之以静，静便属水，自然无事。若他医必惑，足以知戴人之谙练。(《儒门事亲·卷六》)

一妇人年四十余，病额角上、耳上痛，俗呼为偏头痛，如此五七年，每痛大便燥结如弹丸，两目赤色，眩晕昏涩，不能远视，世之所谓头风。药饼子、风药白龙丸、芎犀丸之类连进数服，其痛虽稍愈，则大便稍秘，两目转昏涩，其头上针灸数千百矣，连年著灸，其两目且将失明，由病而无子。一日问戴人，戴人诊其两手脉，急数而有力，风热之甚也。余识此四五十年矣，遍察病目者，不问男子妇人患偏正头痛，必大便涩滞结硬。此无他。头痛或额角是三焦相火之经及阳明燥金胜也。燥金胜，乘肝则肝气郁，肝气郁则气血壅，气血壅则上下不通，故燥结于里，寻至失明。治以大承气汤，令河水煎三两，加芒硝一两，煎残顿令温，合作三五服，连服尽，荡涤肠中垢滞结燥积热，下泄如汤二十余行，次服七宣丸、神功丸以润之，菠菱葵菜猪羊血为羹以滑之。后五日、七日、十日，但遇天道晴明，用大承气汤令尽一剂，是痛随利减也。三剂之外，目豁首轻，燥泽结释，得三子而终。(《儒门事亲·卷七》)

◆ 中风

高评事中风，稍缓，张令涌之，后服铁弹丸。在《普济》加

31

减方中。或问张曰：君常笑人中风服铁弹丸，今以用之，何也？张曰：此收后之药也，今人用之于大势方来之时，正犹蚍蜉撼大树，不识次第故也。（《儒门事亲·卷六》）

过东杞，一夫亦患此（指口眼㖞斜，编者注），予脉其两手，急数如弦之张，甚力而实。其人齿壮气充，与长吏不同，盖风火交胜，予调胃承气汤六两，以水四升，煎作三升，分四服，令稍热啜之，前后约泻四五十行，去一两盆，次以苦剂投之，解毒数服，以升降水火，不旬日而愈。《脉诀》云：热则生风，若此者不可纯归其病于窗隙之间而得，亦风火素感而然也，盖火胜则制金，金衰则木茂，木茂则风生。若东杞之人，止可留湿润燥，大下之后，使加餐通郁为大。《灵枢》虽有马膏桂酒双涂之法，此但治其外耳，非治其内也。今人不知其本，欲以单服热水，强引而行之，未见其愈者也。向之用姜附、乌、桂、起石、硫黄之剂者，是耶？非耶？（《儒门事亲·卷二》）

过颍，一长吏病此（指口眼㖞斜，编者注），命予疗之。目之斜，灸以承泣，口之㖞，灸以地仓，俱效。苟不效者，当灸人迎。夫气虚风入而为偏，上不得出，下不得泄，真气为风邪所陷，故宜灸。《内经》曰：陷下则灸之，正谓此也，所以立愈。（《儒门事亲·卷二》）

◆ 水肿

曹典吏妻产后忧恚抱气，浑身肿，绕阴器皆肿，大小便如常，其脉浮而大，此风水肿也。先以齑水撩其痰，以火助之发汗，次以舟车丸、浚川散泻数行，后四五日方用舟车丸、通经散，过十余行，又六日舟车、浚川复下之，末后用水煮桃红丸四十余丸，不一月如故。前后涌者二，泻凡四，通约百余行，当时议者，以为倒布袋法耳，病再来则必死。世俗只见尘市货药者用银粉、巴豆，虽肿者暂去，复来必死，以为惊俗，岂知此法，乃《内经》治郁之玄？兼此药皆小毒，其毒之药岂有反害者哉？但愈后忌慎房室等事。况风水不同从水，无复来之理。（《儒门事亲·卷六》）

戴人见一男子，目下肿如卧蚕状。戴人曰：目之下，阴也，水亦阴也。肾以水为之主，其肿至于目下故也。此由房室交接之时，劳汗遇风，风入皮腠，得寒则闭，风不能出，与水俱行，故病如是。不禁房则死。（《儒门事亲·卷六》）

李七老病涌水证，面黄而喘，两足皆肿，按之陷而复起，行则濯濯有声，常欲饮水，不能睡卧。戴人令上涌去痰而汗之，次以舟车丸、浚川散下之，以益肾散复下之，以分阴阳、利水道之剂复下之，所苦皆瘥。（《儒门事亲·卷六》）

南乡张子明之母极肥，偶得水肿，四肢不举。戴人令上涌汗而下泄之，去水三四斗。初下药时，以草贮布囊，高支两足而卧，其药之行，自腰以上水觉下行，自足以上水觉上行，水行之状，如蛇走隧，如线牵，四肢森然凉寒，会于脐下而出，不旬日间病大减。余邪未尽，戴人更欲用药，竟不能从其言。（《儒门事亲·卷六》）

张小一初病疥，爬搔变而成肿，喘不能食。戴人断为风水，水得风而暴肿，故遍身皆肿。先令浴之，乘腠理开发，就燠室中，用酸苦之剂加全蝎一枚吐之，节次用药末至三钱许，出痰约数升，汗随涌出，肿去八九分。隔一日，临卧，向一更来又下神祐丸七十余粒，三次咽之。至夜半动一行，又续下水。煮桃红丸六十丸，以麝香汤下，又利三四行。后二三日，再以舟车丸、通经散及白术散调之，愈。（《儒门事亲·卷六》）

孟太亨病肿既平，当节食及盐血房室等。不慎病再，适戴人归家，无救之者，乃死。（《儒门事亲·卷九》）

涿郡周敬之自京师归鹿邑，道中渴，饮水过多，渐成肿满。或用三花神祐丸，惮其太峻，或用五苓散分利水道，又太缓，淹延数旬，终无一效。盖粗工之技，止于此耳！后手足与肾皆肿，大小便皆闭涩。常仲明求治于戴人。戴人令仲明付药，比及至，已殁矣。戴人曰：病水之人，其势如长川泛溢，欲以杯勺取之难矣！必以神禹决水之法斯愈矣！（《儒门事亲·卷六》）

◆ 癃闭

珍寇镇一夫，病澼疟发渴，痛饮蜜浆，剧伤冰水，医者莫知泻去其湿，反杂进姜附，湿为燥热所壅，三焦闭涩，水道不行，阴道不兴，阴囊肿坠，大于升斗。余先以导水百余丸，少顷以猪肾散投之，是夜泻青赤水一斗，遂失痛之所在。（《儒门事亲·卷二》）

◆淋证

戴人过息城，一男子病淋。戴人令顿食咸鱼，少顷大渴，戴人令恣意饮水，然后以药治淋，立通。淋者无水，故涩也。(《儒门事亲·卷六》)

鹿邑一阀阅家有子二十三岁，病膏淋三年矣。乡中医不能治，往京师遍访，多作虚损，补以温燥，灼以针艾，无少减。闻戴人侨居瀔东，见戴人，曰：惑蛊之疾也，亦曰白淫，实由少腹冤热，非虚也，可以涌以泄。其人以时暑，惮其法峻，不决者三日。浮屠一僧曰：予以有暑病，近觉头痛，戴人曰亦可涌，愿与君同之，毋畏也。于是涌痰三升，色如黑矾汁，内有死血并黄绿水，又泻积秽数行，寻觉病去。方其来时，面无人色，及治毕，次日面如醉。戴人虑其暑月路远，又处数方，使归以自备云。(《儒门事亲·卷六》)

◆血证

棠溪李民范初病嗽血，戴人以调胃汤一两加当归使服之，不动，再以舟车丸五六十粒过三四行，又呕血一碗，若庸工则必疑。不再宿，又与舟车丸百余粒、通经散三四钱大下之，过十余行，已愈过半。仍以黄连解毒汤加当归煎服之，次以草茎鼻中，出血半升，临晚又用益肾散利数行，乃愈。(《儒门事亲·卷六》)

岳八郎常日嗜酒，偶大饮醉吐血，近一年身黄如橘，昏愦发作，数日不醒，浆粥不下，强直如厥，两手脉皆沉细。戴人视之曰：脉沉细者，病在里也，中有积聚。用舟车丸百余粒、浚川散五六钱大下十余行，状如葵菜汁，中燥粪，气秽异常。忽开两目，伸挽问左右曰：我缘何至此？左右曰：你吐血后数日不醒，得戴人治之乃醒。自是五六日必以泻，凡四五次，其血方止。但时咳一二声，潮热未退，以凉膈散加桔梗、当归各称二两，水一大盂，加老竹叶，入蜜少许同煎去滓，时时呷之，间与人参白虎汤，不一月复故。（《儒门事亲·卷六》）

阳夏贺义夫病伤寒，当三日以里，医者下之而成结胸，求戴人治之。戴人曰：本风温证也，不可下，又下之太早，故发黄结胸。此已有瘀血在胸中，欲再下之，恐已虚，唯一涌可愈，但出血勿惊。以茶调、瓜蒂散吐之，血数升而衄，且噫逆，乃以巾卷小针而使枕其刃，不数日平复。（《儒门事亲·卷六》）

棠溪栾彦刚病下血，医者以药下之，默默而死。其子企见戴人而问之曰：吾父之死，竟无人知是何证？戴人曰：病剶其心也。心主行血，故被剶则血不禁，若血温身热者死。火数七，死必七日。治不当下，若下之，不满数。企曰：四日死何谓病剶心？戴人曰：智不足而强谋，力不足而强与，心安得不剶也？栾初与邪争屋不胜，遂得此病。企由是大服，拜而学医。（《儒门事亲·卷十》）

◆痰饮

郭敬之病留饮，四目浮肿，不能食，脚肿，连肾囊痛。先

以苦剂涌之，后以舟车丸、浚川散泻之，病去如拾遗。（《儒门事亲·卷六》）

昔有病此（指饮证，编者注）者，数十年不愈。予诊之，左手脉三部皆微而小，右手脉三部皆滑而大，微小为寒，滑大为燥。余以瓜蒂散涌其寒痰数升，汗出如沃；次以导水、禹功，去肠胃中燥垢亦数升，其人半愈。然后以淡剂流其余蕴，以降火之剂开其胃口，不逾月而痊。夫黄连、黄柏可以清上燥湿，黄芪、茯苓可以补下渗湿，二者可以收后，不可以先驱。复未尽者，可以苦葶苈、杏仁、桑白皮、椒目逐水之药，伏水皆去矣。（《儒门事亲·卷三》）

一妇人心下脐上结硬如斗，按之如石，人皆作病胎，针灸毒药，祷祈无数，如捕风然。一日，戴人见之曰：此寒痰。诊其两手寸脉皆沉，非寒痰而何？以瓜蒂散吐之，连吐六七升，其块立消过半，俟数日后再吐之，其涎沫类鸡黄，腥臭特殊，约二三升，凡如此者三。后以人参调中汤、五苓散调之，腹已平矣。（《儒门事亲·卷七》）

◆消渴

巴郡太守奏三黄丸能治消渴。余尝以（消渴，编者注）隔数年不愈者，减去朴硝，加黄连一斤，大作剂，以长流千里水煎五七沸，放冷，日呷之数百次，以桂苓甘露散、白虎汤、生藕节汁、淡竹沥、生地黄汁相间服之，大作剂料，以代饮水，不日而痉。故消渴一证，调之而不下，则小润小濡，固不能杀炎上之势；下之而不调，亦旋饮旋消，终不能沃膈膜之干；下之调之，而不减滋味，不戒嗜欲，不节喜怒，病已而复作。能从此三者，消渴亦不足忧矣！（《儒门事亲·卷三》）

◆ 汗证

南乡刀镊工卫氏病风，半身无汗，已再中矣。戴人以三法疗之，寻愈。恐其求报，乃绐曰：余夜梦一长髯人，针余左耳，故愈。（《儒门事亲·卷九》）

◆ 虚劳

上渠卜家一男子年二十八岁，病身弱，四肢无力，面色苍黄，左胁下、身侧上下如臂状，每发则痛无时，食不减，大便如常，小便微黄，已二三载矣。诸医计穷，求戴人治之。视其部分，乃足厥阴肝经兼足少阳胆经也。张曰：甲胆乙肝，故青，其黄者脾也。诊胆脉小，此因惊也。惊则胆受邪，腹中当有惊涎绿水。病患曰：昔曾屯军被火，自是而疾。戴人夜以舟车百五十丸，浚川散四五钱，加生姜自然汁，平旦果下绿水四五行。或问：大加生姜何也？答曰：辛能伐木也。下后觉微痛，令再下之，比前药减三之一，又下绿水三四行，痛止思食，反有力。戴人谓卜曰：汝妻亦当病。卜曰：太医未见吾妻，何以知之？曰：尔感此惊几年矣？卜省曰：当被火时，我正在草堂中熟寐，人惊唤，我睡中惊不能言，火已塞门，我父拽出我火中，今五年矣。
张曰：汝胆伏火惊，甲木乘脾土，是少阳相火乘脾，脾中有热，
故能食而杀谷。热虽能化谷，其精气不完，汝必无子。盖败经反
损妇人，汝妻必手足热，四肢无力，经血不时。卜曰：吾妻实如
此，亦已五年矣。他日，门人因观《内经》，言先泻所不胜，次
泻所胜之论，其法何如，以问张。张曰：且如胆木乘胃土，此土
不胜木也。不胜之气寻救于子，己土能生庚金，庚为大肠，味辛
者为金，故大加生姜使伐木。然先不开脾，土无由行也。遂用舟
车丸先通其闭塞之路，是先泻其所不胜，后用姜汁调浚川散大下
之，次泻其所胜也。大抵阳干克阳干，腑克腑，脏克脏。（《儒门
事亲·卷七》）

巫者武媪，年四十，病劳三年，羸瘦不足观，诸医技绝。适
五六月间求治，愿奉白金五两。戴人治之，五六日而安。止答
曰：白金三两，乃曰：一道士投我一符，焚而吞之，乃痊。（《儒
门事亲·卷九》）

西华束茂之病虚劳，寝汗，面有青黄色，自膝以下冷痛无
汗，腹中燥热。医以姜附补之，五晦朔不令饮水，又禁梳头，作
寒治之。请于戴人，戴人曰：子之病不难愈，难于将护，恐愈后
阴道转茂，子必不慎。束生曰：不敢。戴人先以舟车丸、浚川
散，下五七行，心火下降，觉渴，与冰水饮之，又令澡浴，数日
间面红而泽。后以河水煮粥，温养脾胃，河水能利小溲，又以活
血当归丸、人参柴胡散、五苓散、木香白术散调之，病大瘥，寝

汗皆止，两足日暖，食进。戴人常曰：此本肺痹，当以凉剂。盖水之一物，在目为凉，在皮为汗，在下为小溲，谷多水少为常，无水可乎？若禁饮水必内竭，内竭则燥热生焉。人若不渴，与水亦不肯饮之矣。束生既愈，果忘其戒，病复作，戴人已去，乃殂。（《儒门事亲·卷六》）

◆ 痹证

常仲明病湿痹，五七年矣。戴人令上涌之后，可泻五七次，其药则舟车、浚川、通经、神祐、益肾，自春及秋，必十余次方能愈。公之病，不必针灸，与令嗣皆宜涌，但腊月非其时也。欲候春时，恐予东适，今姑屏病之大势，至春和时，人气在上，可再涌之，以去其根。卒如所论矣。（《儒门事亲·卷六》）

陈下酒监魏德新，因赴冬选，犯寒而行，真气元衰，加之久卧冷湿，食饮失节，以冬遇此，遂作骨痹。骨属肾也，腰之高骨坏而不用，两胯似折，面黑如炭，前后廉痛，痰厥嗜卧，遍问诸医，皆作肾虚治之。余先以玲珑灶熨蒸数日，次以苦剂，上涌讫寒痰三二升，下虚上实，明可见矣。次以淡剂，使白术除脾湿，令茯苓养肾水，责官桂伐风木，寒气偏胜则加姜、附，否则不加，又刺肾俞、太溪二穴，二日一刺。前后一月，平复如故。仆尝用治伤寒汗下吐三法移为治风痹痿厥之法，愈者多矣。（《儒门事亲·卷一》）

棠溪李十八郎病腰脚大不伸，伛偻蹩躄而行，已数年矣。服药无效，止药却愈。因秋暮涉水，病复作，医氏使服四斤丸，其父李仲安乃乞药于戴人。戴人曰：近日服何药？仲安曰：四斤丸。曰：目昏赤未？其父惊曰：目正暴发！戴人曰：宜速来，不来则丧明。既来则策杖而行，目肿无所见。戴人先令涌之，药忽下走，去二十行，两目顿明，策已弃矣。比再涌泄，能读官历日，调至一月，令服当归丸，健步而归家矣。（《儒门事亲·卷六》）

息城边校白公以隆暑时饮酒，觉极热，于凉水池中渍足使其冷也，为湿所中，股膝沉痛，又因醉卧湿地，其痛转加，意欲以酒解痛，遂以连朝而饮，反成赤痛，发间止且六十年，往往断其寒湿脚气，以辛热治之，不效。或使服神芎丸数服，痛微减。他日复饮，疾作如前，睾囊痒湿且肿硬，脐下似有物，难于行，以此免军役，令人代之。来访戴人，戴人曰：余亦断为寒湿，但寒则阳火不行故为痛；湿则经隧有滞，故肿。先以苦剂涌之，次以舟车丸百余粒，浚川散四五钱微一两行。戴人曰：如激剂尚不能攻，何况于热药补之乎？又用神祐丸百二十丸，通经散三四钱，是日仅得四行，又来日以神祐八十丸投之，续见一二行，又次日服益肾散四钱，舟车丸百余粒，约下七八行。白公已觉膝睾寒者暖，硬者软，重者轻也，肿者亦退，饮食加进，又以涌之，其病全瘳。临别又赠之以疏风丸，并以其方与之。此公以其不肯妄服辛热药，故可治也。（《儒门事亲·卷六》）

一衲子因阴雨卧湿地，一半手足皆不随，若遇阴雨，其病转加，诸医皆作中风偏枯治之，用当归、芍药、乳香、没药、自然铜之类，久反大便涩，风燥生，经岁不已。戴人以舟车丸下三十余行，去青黄沫水五升，次以淡剂渗泄之，数日手足皆举。戴人曰：夫风湿寒之气合而成痹，水湿得寒而浮蓄于皮腠之间，久而不去，内舍六腑，曰用去水之药可也。水湿者，人身中之寒物也，寒去则血行，血行则气和，气和则愈矣。（《儒门事亲·卷六》）

余又以无忧散泻人冬月得水中之寒痹，次以麻黄汤数两作一剂，煎以枣姜，热服，汗出而愈。如未愈者，以瓜蒂散涌之，以火助其汗。治寒厥亦然。（《儒门事亲·卷三》）

治一税官，病风寒湿痹，腰脚沉重，浮肿，夜则痛甚，两足恶寒，经五六月间犹绵胫靴足，腰膝皮肤少有跣露则冷风袭之，流入经络，其痛转剧，走注上下，往来无定，其痛极处，便挛急而肿起，肉色不变，腠理间如虫行。每遇风冷，病必转增，饮食转减，肢体瘦乏，须人扶掖，犹能行立。所服者，乌附姜桂，种种燥热，燔针着灸，莫知其数，前后三年，不获一愈。一日，命予脉之，其两手皆沉滑有力。先以导水丸、通经散各一服，是夜泻三十余行，痛减半，遂渐服赤茯苓汤、川芎汤、防风汤，此三方在《宣明论》中治痹方是也，日三服，煎七八钱，絷絷然汗出。余又作玲珑灶法熏蒸，血热病必增剧。诸汗法古方亦多有之，惟以吐发汗者世罕知之，故余尝曰：吐法兼汗，良以此夫！（《儒门事亲·卷二》）

郾城梁贾人年六十余，忽晓起梳发，觉左手指麻，斯须半臂麻，又一臂麻，斯须头一半麻，比及梳毕，从胁至足皆麻，大便二三日不通。往问他医，皆云风也，或药或针，皆不解。求治于戴人，戴人曰：左手三部脉皆伏，比右手小三倍，此枯涩痹也。不可纯归之风，亦有火燥相兼。乃命一涌一泄一汗，其麻立已。后以辛凉之剂调之，润燥之剂濡之，惟小指次指尚麻。戴人曰：病根已去，此余烈也，方可针溪谷，溪谷者骨空也。一日晴和，往针之，用《灵枢》中鸡足法，向上卧针，三进三引讫，复卓针起，向下卧针，送入指间皆然，手热如火，其麻全去。昔刘河间作《原病式》，常以麻与涩同归燥门中，真知病机者也。（《儒门事亲·卷七》）

常仲明之妻，每遇冬寒两手热痛。戴人曰：四肢者，诸阳之本也，当夏时散越而不痛，及乎秋冬，收敛则痛。以三花神祐丸大下之，热遂去。（《儒门事亲·卷六》）

麻先生妻病代指，痛不可忍。酒调通经散一钱，半夜先吐，吐毕而痛减。余因叹曰：向见陈五曾病此，医以为小虫伤，或以草上有毒物，手因触之，迁延数月，脓尽方已。今日观之，可以大笑。（《儒门事亲·卷六》）

◆痿证

陈下一武弁宋子玉，因驻军息城，五六月间暴得痿病，腰胯两足皆不任用，躄而不行，求治于予。察其两手，脉俱滑之而有力，予凭《内经》火淫于内，治以咸寒，以盐水越其膈间寒热宿痰。新者为热，旧者为寒，或宿食宿饮在上脘者，皆可涌之。宿痰既尽，因而下之，节次数十行，觉神志日清，饮食日美，两足渐举，脚膝渐伸，心降肾升，便继以黄连解毒汤加当归等药，及泻心汤、凉膈散、柴胡饮子，大作剂煎，时时呷之。《经》曰：治心肺之病最近，用药剂不厌频而少；治肾肝之病最远，用药不厌顿而多。此法人皆怪之，然余治痿，寻常用之，如拾遗物。予若以此诳人，其如获罪于天何？此宋子玉之证所以不得不书也，且示信于来世。故《内经》谓治痿之法独取阳明经，阳明经者胃脉也，五脏六腑之海也，主润养宗筋，宗筋主束骨，束骨在脐下阴毛际上是也，又主大利机关，机关者身中大关节也，以司屈伸，是以阳明虚则宗脉纵，宗脉纵则六脉不伸，两足痿弱。然取阳明者，胃脉也，胃为水谷之海，人之四季以胃气为本，本固则精化，精化则髓充，髓充则足能履也。《阴阳应象论》曰：形不足者，温之以气；精不足者，补之以味。味者，五味也，五味调和，则可补精益气也。五味，五谷、五菜、五果、五肉，五味贵和，不可偏胜。又曰：恬憺虚无，真气从之；精神内守，病安从来？若用金石草木补之者，必久而增气，物化之常，气增而久，夭之由也。所以久服黄连、苦参者而反化为热，久服热药之人可不为寒心哉？余尝用汗下吐三法治风痹痿厥，以其得效者众，其敢诬于后人乎？（《儒门事亲·卷一》）

过鸣鹿邸中，闻有人呻吟声息，瘦削痿然无力。余视之，乃五虚也，余急以圣散子二服作一服，此证非三钱二钱可塞也，续以胃风汤、五苓散等药，各大作剂，使顿服，注泻方止，而浆粥入胃，不数日而其人起矣。故五虚之受，不加峻塞不可得而实也。彼庸工治此二证，草草补泻，如一杯水救一车薪之火也，竟无成功，反曰虚者不可补，实者不可泻，此何语也？吁！不虚者强补，不实者强攻，此自是庸工不识虚实之罪也，岂有虚者不可补，实者不可泄之理哉？予他日又思之，五实证，汗、下、吐三法俱行更快，五虚证一补足矣！今人见五实证犹有塞之者，见五虚证，虽补之而非其药，本当生者，反钝滞迁延，竟至于死耳！夫圣散子有干姜，寻常泻利勿用，各有标本；胃风、五苓有桂，所以温经散表而分水道。圣散子之涩燥，胃风、五苓之能分，皆辛热辛温之剂也，俗工往往聚讪，以予好用寒凉，然予岂不用温补？但不遇可用之证也。（《儒门事亲·卷二》）

宛丘营军校三人皆病痿，积年不瘥，腰已下肿痛不举，遍身疮赤，两目昏暗，唇干舌燥，求疗于戴人。戴人欲投泻剂，二人不从，为他医温补之药所惑，皆死。其同病有宋子玉者，俄省曰：彼已热死，我其改之？敬邀戴人。戴人曰：公之疾，服热药久矣。先去其药邪，然后及病邪，可下三百行。子玉曰：敬从教。先以舟车丸、浚川散大下一盆许，明日减三分，两足旧不仁，是日觉痛痒，累至三百行始安。戴人曰：诸痿独取阳明，阳明者胃与大肠也。此言不止谓针也，针与药同也。（《儒门事亲·卷六》）

◆ 腰痛

戴人女僮冬间自途来，面赤如火，至潩阳，病腰胯大痛，里急后重，痛则见鬼神。戴人曰：此少阳经也，在身侧为相火。使服舟车丸、通经散，泻至数盆，病犹未瘥。人皆怪之，以为有祟。戴人大怒曰：驴鬼也！复令调胃承气汤二两加牵牛头末一两，同煎服之。大过数十行，约一二缶，方舍其杖策。但发渴，戴人恣其饮水、西瓜、梨、柿等。戴人曰：凡治火，莫如冰水，天地之至阴也。约饮水一二桶，犹觉微痛。戴人乃刺其阳陵穴，以伸其滞，足少阳胆经之穴也，自是方宁。女僮自言此病每一岁须泻五七次，今年不曾泻，故如是也。常仲明悟其言，以身有湿病，故一岁亦泻十余行，病始已。此可与智者言，难与愚者论也。（《儒门事亲·卷六》）

息城酒监赵进道病腰痛，岁余不愈。诊其两手脉，沉实有力，以通经散下五七行，次以杜仲去粗皮，细切，炒断丝，为细末，每服三钱；猪腰子一枚，薄批五七片，先以椒盐淹去腥水，掺药在内，裹以荷叶，外以湿纸数重封，以文武火烧熟，临卧细嚼，以温酒送下，每旦以无比山药丸一服，数日而愈。（《儒门事亲·卷二》）

息帅病腰股沉痛，行步坐马皆不便，或作脚气寒湿治之，或作虚损治之，乌、附、乳、没，活血壮筋骨之药，无不用之，至六十余日，目赤上热，大小便涩，腰股之病如故。戴人诊其两手脉皆沉迟，沉者为在里也。在里者泄之，以舟车丸、浚川散各一服，去积水二十余行，至早晨服齑白粥一二顿，与之马，已能矍铄矣。（《儒门事亲·卷六》）

一男子六十余，病腰尻、脊胯皆痛，数载不愈，昼静夜躁，大痛往来，屡求自尽天年。且夕则痛作，必令人以手捶击，至五更鸡鸣则渐减，向曙则痛止。左右及病者，皆作神鬼阴谴，白虎啮，朝祷暮祝，觋巫、僧道、禁师至则其痛以减。又梦鬼神战斗相击，山川神庙无不祭者，淹延岁月，肉瘦皮枯，饮食减少，暴怒日增，惟候一死。有书生曰：既云鬼神虎啮阴谴之祸，如此祷祈，何无一应？闻陈郡有张戴人精于医，可以问其鬼神白虎与病乎？彼若术穷，可以委命。其家人从之。戴人诊其两手脉，皆沉滞坚劲，力如张絙，谓之曰：病虽瘦，难于食，然腰尻脊胯皆痛者，必大便坚燥。其左右曰：有五七日，或八九日，见燥粪一两块如弹丸，结硬不可言，曾令人剜取之，仅下一两块，浑身燥痒，皮肤皱揭，枯涩如麸片。戴人既得病之虚实，随用大承气汤，以姜枣煎之，加牵牛头末二钱，不敢言是泻剂，盖病者闻暖则悦，闻寒则惧，说补则从，说泻则逆，此弊非一日也。而况一齐人而傅之，众楚人咻之乎！及煎成，使稍热咽之，从少至多，累至三日，天且晚，脏腑下泄四五行，约半盆，以灯视之，皆燥粪燥痹块及瘀血杂脏，秽不可近，须臾痛减九分，昏睡，鼻息调如常人。睡至明日将夕，始觉饥而索粥，温凉与之，又困睡一二日，其痛尽去。次令饮食调养，日服导饮丸、甘露散滑利便溺之药，四十余日乃复。呜呼！世传三十六虎书，三十六黄经及小儿三十六吊，谁为之耶？始作俑者，其无后乎？古人以医为师，故医之道行；今之人以医辟权，故医之道废。有志之士，耻而不学，病者亦不择精粗，一概待之。常见官医迎送长吏，马前唱喏，真可羞也。由是通今博古者少，而师传遂绝。《灵枢经》谓刺与污虽久，犹可拔而雪；结与闭虽久，犹可解而决。夫腰脊胯痛者，足太阳膀胱经也，胯痛，足少阳胆经之所过也。《难经》曰：诸痛为实。《内经》曰：诸痛痒疮疡，皆属心火。注曰：心寂则痛微，心躁则痛甚。人见巫觋、僧道、禁师至则病稍去者，心寂也。然去其后来者，终不去其本也。古之称痛随利减，不利则痛何由去？病者既痊，乃寿八十岁。故凡燥证，皆三阳病也。（《儒门事亲·卷七》）

附：腰强不能屈伸

北人卫德新因之析津，冬月饮寒则冷，病腰常直不能屈伸，两足沉重，难于行步，途中以床舁递，程程问医，皆云肾虚，以苁蓉、巴戟、附子、鹿茸皆用之，大便反秘，潮热上周，将经岁矣，乃乞拯于戴人。戴人曰：此疾十日之效耳！卫曰：一月亦非迟。戴人曰：足太阳经血多，病则腰似折，如结，腘如裂。太阳所至为屈伸不利，况腰者肾之府也，身中之大关节。今既强直而不利，宜咸以软之，顿服则和柔矣。《难经》曰：强力入房，肾伤而髓枯，枯则高骨乃坏而不用，与此用同。今君之证，太阳为寒所遏，血坠下滞腰间也，必有积血，非肾也。节次以药，可下数百行，约去血一二斗，次以九曲玲珑灶蒸之，汗出三五次而愈。初蒸时至五日，问曰：腹中鸣否？未也。至六日觉鸣，七日而起，以能揖人。戴人曰：病有热者勿蒸，蒸则损人目也。（《儒门事亲·卷七》）

◆疟病

息城一男子病疟，求治于戴人。诊两手脉，皆沉伏而有力，内有积也，此是肥气。病者曰：左胁下有肥气，肠中作痛，积亦痛，形如覆杯，间发止，今已三年，祈禳避匿，无所不至，终不能疗。戴人曰：此痎疟也。以三花神祐丸五七十丸，以冷水送，过五六行，次以冷水止之，冷主收敛故也。湿水既尽一二日，煎白虎汤，作顿啜之，疟犹不愈，候五六日吐之，以常山散去冷痰涎水六七次，若翻浆，次以柴胡汤和之，间用妙功丸磨之，疟悉除。(《儒门事亲·卷六》)

有一书生疟，间日一作。将秋试，及试之日乃疟之期，书生忧甚，误以葱蜜合食，大吐涎数升，瘀血宿食皆尽，同室惊畏。至来日入院，疟亦不发。亦偶得吐法耳。(《儒门事亲·卷二》)

◆霍乱

泰和间，余亲见陈下广济禅院，其主僧病霍乱，一方士用附子一枚及两者，干姜一两炮，水一碗同煎，放冷服之。服讫，呕血而死。(《儒门事亲·卷一》)

◆瘟病

昔有人春月病瘟，三日之内以驴车载百余里，比及下车，昏瞀不知人，数日而殂。(《儒门事亲·卷一》)

◆ 梅核气

遂平李官人妻病咽中如物塞，食不下，中满，他医治之不效。戴人诊其脉曰：此痰隔也。《内经》曰：三阳结为隔。王启玄又曰格阳，云阳盛之极，故食格拒而不入。先以通经散，越其一半，后以舟车丸下之，凡三次，食已下，又以瓜蒂散再越之，健啖如昔日矣。（《儒门事亲·卷六》）

◆ 其他

余向日从军于江淮之上，一舟子病，予诊之，乃五实也。余自幼读医经，尝记此五实之证，竟未之遇也。既见其人，窃私料之，此不可以常法治，乃可大作剂而下之，殊不动摇，计竭智穷，无如之何。忽忆桃花萼丸，顿下七八十丸，连泻二百余行，与前药相兼而下，其人昏困，数日方已。盖大疾之已去，自然卧憩，不如此则病气无由衰也。徐以调和胃气之药，馈粥日加，自尔平复。（《儒门事亲·卷二》）

西华一老夫病，法当吐，令门人栾景先下药。景先初学，其人不吐，反下走二行，乃告戴人。戴人令取温齑汁饮二碗，再下涌药一钱，以鸡翎探之，乃吐。既药行，方大吐，吐讫又安。戴人曰：凡用吐药，先以齑汁一碗横截之。药既咽下，待少倾，其鸡翎勿令离口，酸苦咸虽能吐人，然不撩何由出也？（《儒门事亲·卷九》）

　　李仲安宅四妇人病同（指需要用吐法的疾病，编者注），日下涌剂，置燠室中火两盆，其一妇人发昏，众人皆惊。戴人笑曰：内火见外火，故然。舁之门外，使饮冰雪水，立醒。时正雪晴，戴人曰：热见寒则醒。众由是皆服。非老手识练，必不能镇众人之惊也。（《儒门事亲·卷九》）

妇科医案

◆ 崩漏

孟官人母年五十余岁，血崩一载，金用泽兰丸、黑神散、保安丸、白薇散补之，不效。戴人见之曰：天癸已尽，本不当下血，盖血得热而流散，非寒也。夫女子血崩，多因大悲哭，悲甚则肺叶布，心系为之急，血不禁而下崩。《内经》曰：阴虚阳搏谓之崩。阴脉不足，阳脉有余，数则内崩，血乃下流。举世以虚损治之，莫有知其非者。可服大剂，大剂者黄连解毒汤是也，次以拣香附子二两（炒），白芍二两（焙），当归一两（焙），三味同为细末，水调下，又服槟榔丸，不拘日而安。（《儒门事亲·卷六》）

◆ 闭经

一妇年三十四岁，经水不行，寒热往来，面色萎黄，唇焦颊赤，时咳三两声，向者所服之药，黑神散、乌金丸、四物汤、烧肝散、鳖甲散、建中汤、宁肺散，针艾百千，病转剧。家人意

52

倦，不欲求治。戴人悯之，先涌痰五六升，午前涌毕，午后食进，余证悉除。后三日复轻涌之，又去痰一二升，食益进。不数日，又下通经散泻讫一二升，后数日去死皮数重，小者如麸片，大者如苇膜，不一月经水行，神气大康矣。（《儒门事亲·卷六》）

一妇月事不行，寒热往来，口干颊赤，喜饮，旦暮闻咳一二声，诸医皆云经血不行，宜虻虫、水蛭、干漆、硇砂、芫青、红娘子、没药、血竭之类。惟戴人不然，曰：古方中虽有此法，奈病患服之，必脐腹发痛，饮食不进。乃命止药，饮食稍进。《内经》曰：二阳之病发心脾，心受之则血不流，故女子不月。既心受积热，宜抑火升水，流湿润燥，开胃进食。乃涌出痰一二升，下泄水五六行，湿水上下皆去，血气自行沸流，月事不为水湿所隔，自依期而至矣。亦不用虻虫、水蛭之类有毒之药。如用之，则月经纵来，小溲反闭，他证生矣。凡精血不足，当补之以食，大忌有毒之药，偏胜而成夭阏。（《儒门事亲·卷六》）

◆ 带下病

息城李左衙之妻，病白带如水，窍满中绵绵不绝，秽臭之气不可近，面黄食减，已三年矣。诸医皆云积冷，起石、硫黄、姜、附之药，重重燥补，污水转多，常以衲日易数次。或用一药，以木炭十斤，置药在坩埚中，盐泥封固，三日三夜，炭火不绝，烧令通赤，名曰火龙丹，服至数升，污水弥甚。炀艾烧针，三年之间，不可胜数。戴人断之曰：此带浊水，本热乘太阳经，其寒水不可胜，如此也。夫水自高而趋下，宜先绝其上源。乃涌痰水二三升，次日下沃水十余行，三遍汗出周身，至明旦，病患云：污已不下矣。次用寒凉之剂，服及半载，产一子。《内经》曰：少热，溲出白液。带之为病，溶溶然若坐水中故治带下同治湿，泻痢，皆宜逐水利小溲。（《儒门事亲·卷六》）

顷顿丘一妇人病带下连绵不绝，白物或来，已三载矣，命予脉之。诊其两手，脉俱滑大而有力，得六七至，常上热口干眩运，时呕醋水。余知其实有寒痰在胸中，以瓜蒂散吐讫冷痰三二升，皆醋水也，间如黄涎，状如烂胶。次以浆粥养其胃气，又次用导水、禹攻散以泻其下，然后以淡剂渗泄之药利其水道，不数日而愈。余实悟《内经》中所云：上有病，下取之；下有病，上取之。又上者下之，下者上之。然有此法，亦不可偏执，更宜详其虚实而用之。故知《精选圣惠方》带下风寒之言与巢氏论中赤热白寒之说，正与《难》《素》相违。予非敢妄论先贤，恐后学混而不明，未免从之而行也。如其寡学之人，不察病患脉息，不究病患经脉，妄断寒热，信用群方暴热之药，一旦有失，虽悔何追？呜呼！人命一失，其复能生乎？赤白痢与赤白带下皆不死人。《内经》惟肠便血，血温身热者死。赤白带下，白液白物，蛊病肾消，皆不能死人，有死者药之误也。（《儒门事亲·卷一》）

◆ 妊娠

一妇人年四十余得孕，自以为年衰多病，故疾复作，以告医氏。医者不察，加燔针于脐两旁，又以毒药攻磨，转转腹痛，食减形羸，已在床枕，来问戴人。戴人诊其脉，曰：六脉皆平，惟右尺脉洪大有力，此孕脉也，兼择食，为孕无疑，左右皆笑之。不数月生一女子，两目下各有燔针痕，几丧其明。凡治病妇，当先问娠，不可仓卒矣。（《儒门事亲·卷七》）

胡王之妻病脐下积块，呕食面黄，肌瘦而不月，或谓之干血气，治之无效。戴人见之曰：孕也。其人不信，再三求治于戴人，与之平药，以应其意，终不肯下毒药，后月到，果胎也。人问：何以别之？戴人曰：尺脉洪大也，《素问·阴阳别论》所谓阴搏阳别之脉。（《儒门事亲·卷八》）

◆ 孕妇下血

刘先生妻有娠半年，因伤损下血，乞药于戴人。戴人诊之，以三和汤（一名玉烛散）、承气汤、四物汤对停，加朴硝煎之，下数行，痛如手拔，下血亦止。此法可与智识高明者言，膏粱之家慎勿举似，非徒骇之，抑又谤之。呜呼！正道难行，正法难用，古今皆然。（《儒门事亲·卷七》）

◆ 滑胎

戴人过东杞，一妇人病大便燥结，小便淋涩，半生不娠，惟常服疏导之药，则大便通利，暂废药则结滞。忽得孕，至四五月间，医者禁疏导之药，大便依常为难，临圊则力努，为之胎坠。

凡如此胎坠者三。又孕，已经三四月，弦望前后溲溺结涩，甘分胎阴，乃访戴人。戴人诊其两手脉俱滑大，脉虽滑大，以其且妊，不敢陡攻，遂以食疗之，用花碱煮菠菱葵菜，以车前子苗作茹，杂猪羊血作羹，食之半载，居然生子，其妇燥病方愈。戴人曰：余屡见孕妇利脓血下迫，极努损胎，但同前法治之愈者，莫知其数也。为医拘常禁，不能变通，非医也，奈举世，识医者鲜，是难说也。（《儒门事亲·卷七》）

◆妊娠喘证

武安胡产祥之妻临难月病喘，以凉膈散二两，四物汤二两，朴硝一两，分作二服，煎令冷服之，一服病减大半，次又服之，病痊效矣。（《儒门事亲·卷六》）

◆胎死腹中

一妇人临产，召村姬数人侍焉，先产一臂出，姬不测轻重拽之，臂为之断，子死于腹，其母面青身冷，汗溅溅不绝，时微喘呜呼！病家甘于死，忽有人曰：张戴人有奇见，试问之。戴人曰：命在须臾，针药无及。急取秤钩，续以壮绳，以膏涂其钩，令其母分两足向外偃坐，左右各一人脚上立足，次以钩其死胎，命一壮力妇倒身拽出死胎，下败血五七升，其母昏困不醒。待少顷，以冰水灌之，渐咽二口，大醒食进，次日四物汤调血，数日方愈。戴人常曰：产后无他事，因侍姬非其人，转为害耳。（《儒

门事亲·卷七》)

一孕妇年二十余，临产，召稳媪三人，其二媪极拽妇之臂，其一媪头抵妇之腹，更以两手拔其腰，极力为之。胎死于腹，良久乃下，儿亦如血，乃稳媪杀之也。岂知瓜熟自落，何必如此乎？其妇因兹经脉断闭，腹如刀剜，大渴不止，小溲阒绝，主病者禁水不与饮，口舌枯燥，牙齿鼪黑，臭不可闻，食饮不下，昏愦欲死。戴人先以冰雪水恣意饮之，约二升许，痛缓渴止，次以舟车丸、通经散前后五六服，下数十行，食大进，仍以桂苓甘露散、六一散、柴胡饮子等调之，半月获安。(《儒门事亲·卷七》)

◆ **产后血晕**

产之后（指胡产祥之妻，编者注）第六日血迷，又用凉膈散二两，四物汤三两，朴硝一两，都作一服，大下紫黑水，其人至今肥健。戴人常曰：孕妇有病，当十月九月内，朴硝无碍，八月者当忌之，七月却无妨，谓阳月也，十月者已成形矣。(《儒门事亲·卷六》)

◆ **癥瘕**

修弓杜匠，其子妇年三十，有孕已岁半矣，每发痛则召侍媪待之，以为将产也，一二日复故，凡数次，乃问戴人。戴人诊其脉涩而小，断之曰：块病也，非孕也。《脉诀》所谓涩脉如刀刮竹形，主丈夫伤精，女人败血。治之之法，下有病当泻之。先以

57

舟车丸百余粒，后以调胃承气汤加当归、桃仁，用河水煎，乘热投之，三两日又以舟车丸、桃仁承气汤泻，青黄脓血杂然而下，每更衣以手向下推之揉之，则出。后三二日又用舟车丸，以猪肾散佐之，一二日又以舟车丸，通经如前数服，病十去九；俟晴明，当未食时，以针泻三阴交穴，不再旬，块已没矣。此与隔腹视五脏者复何异哉？（《儒门事亲·卷八》）

汴梁曹大使女年既笄，病血瘕数年。太医宜企贤以破血等药治之，不愈。企贤曰：除得陈州张戴人方愈。一日，戴承语至汴京，曹大使乃邀戴人问焉。戴人曰：小肠遗热于大肠，为伏瘕，故结硬如块，面黄不月。乃用涌泄之法，数年之疾，不再旬而效，女由是得聘。企贤问：谁治之？曹大使曰张戴人，企贤立使人邀之。（《儒门事亲·卷八》）

◆ 不孕症

戴人过醮都营中饮，会邻席有一卒说出妻事。戴人问其故，答曰：吾妇为室女，心下有冷积如覆杯，按之如水声，以热手熨之如冰，娶来已十五年矣，恐断我嗣，是故弃之。戴人曰：公勿黜也。如用吾药，病可除，孕可得。卒从之。戴人诊其脉沉而迟，尺脉洪大而有力，非无子之候也，可不逾年而孕。其良人笑曰：诚之。先以三圣散吐涎一斗，心下平软，次服白术调中汤、五苓散，后以四物汤和之，不再月气血合度，数月而娠二子。戴人常曰：用吾此法，无不子之妇。此言不诬矣。（《儒门事亲·卷

八》）

一妇年三十四岁，夜梦与鬼神交，惊怕异常，及见神堂阴府舟楫桥梁，如此一十五年，竟无娠孕，巫祈觋祷，无所不至，钻肌灸肉，孔穴万千，黄瘦发热引饮，中满足肿，委命于天。一日，苦请戴人。戴人曰：阳火盛于上，阴火盛于下。鬼神者阴之灵，神堂者阴之所，舟楫桥梁水之用，两手寸脉皆沉而伏，知胸中有痰实也。凡三涌三泄三汗，不旬日而无梦，一月而有孕。戴人曰：余治妇人使有娠，此法不诬。（《儒门事亲·卷六》）

儿科医案

◆ **发热**

高烁巡检之子八岁，病热。医者皆为伤冷治之，以热药攻矣。欲饮冰水，禁而不与。内水涸竭，烦躁转生，前后皆闭，口鼻俱干，寒热往来，嗽咳时作，遍身无汗。又欲灸之，适遇戴人。戴人责其母曰：重裀厚被，暖炕红炉，儿已不胜其热矣，尚可灸乎？其母谢以不明。戴人令先服人参柴胡饮子，连进数服，下烂鱼肠之类，臭气异常。渴欲饮水，听其所欲，冰雪凉水，连进数杯，节次又下三四十行，大热方去。又与牛黄通膈丸，复下十余行，儿方大痊。前后约五十余行，略无所困，冰雪水饮至一斛。向灸之当何如哉？（《儒门事亲·卷六》）

◆ **肺痈**

舞水一富家有二子，长者年十三岁，幼者十一岁，皆好顿食紫樱一二斤，每岁须食半月。后一二年，幼者发肺痈，长者发肺痿，相继而死。戴人常叹曰：人之死者，命耶？天耶？古人有

60

诗：爽口味多终作疾，真格言也。天生百果所以养人，非欲害人，然富贵之家，失教纵欲，遂至于是。（《儒门事亲·卷七》）

◆ 悲哭不止

夫小儿悲哭，弥日不休，两手脉弦而紧。戴人曰：心火甚而乘肺，肺不受其屈，故哭。肺主悲，王太仆云：心烁则痛甚，故烁甚悲亦甚。先令浴以温汤，渍形以为汗也。肺主皮毛，汗出则肺热散矣。浴止而啼亦止，仍命服凉膈散，加当归、桔梗，以竹叶、生姜、朴硝同煎服，泻膈中之邪热。（《儒门事亲·卷六》）

◆ 痢疾

一宦家小儿病痢，自郾头车载至朱葛寺，入门而死。戴人曰：有病远行，不可车载马驮。病已扰矣，又以车马动摇之，是为重扰，宜其即死。（《儒门事亲·卷九》）

◆ 手足瘛疭

李氏一小儿，病手足瘛疭，以示戴人。戴人曰：心火胜也，勿持捉其手，当从瘛疭。此由乳母保抱太极所致。乃令扫净地，以水洒之，干，令复洒之，令极湿，俯卧儿于地上，良久，浑身转侧，泥涴皆满，仍以水洗之，少顷而瘥矣。（《儒门事亲·卷六》）

◆ 水肿

郾之营兵秋家小儿病风水，诸医用银粉、粉霜之药，小溲反

61

涩，饮食不进，头肿如腹，四肢皆满，状若水晶。家人以为勉强，求治于戴人。戴人曰：此证不与壮年同。壮年病水者，或因留饮及房室。此小儿才七岁，乃风水证也，宜出汗。乃置燠室，以屏帐遍遮之，不令见火，若内火见外火，必昏愦也。使大服胃风汤而浴之，浴讫，以布单重覆之，凡三五重，其汗如水，肿乃减五分。隔一二日，乃依前法治之，汗出，肿减七分，乃二汗而全减。尚未能食，以槟榔丸调之，儿已喜笑如常日矣。（《儒门事亲·卷六》）

◆ 淋证

柏亭刘十三之子年六岁，病沙石淋。戴人以苦剂三涌之，以益肾散三下之，立愈。（《儒门事亲·卷六》）

酒监房善良之子年十三，病沙石淋，已九年矣。初因疮疹余毒不出，作便血，或告之令服太白散，稍止。后又因积热未退，变成淋闭，每发则见鬼神，号则惊邻。适戴人客邓墙寺，以此病请。戴人曰：诸医作肾与小肠病者，非也。《灵枢》言足厥阴肝之经病遗溺闭癃。闭谓：小溲不行，癃为淋沥也，此乙木之病，非小肠与肾也。木为所抑，火来乘之，故热在脬中，下焦为之约，结成沙石，如汤瓶煎炼日久，熬成汤碱。今夫羊豕之脬，吹气令满，常不能透，岂真有沙石而能漏者邪？以此知前人所说服五石丸散而致者，恐未尽然。《内经》曰：木郁则达之。先以瓜蒂散越之，次以八正散加汤碱等分顿啜之，其沙石自化而下。

（《儒门事亲·卷六》）

屈村张氏小儿年十四岁，病约一年半矣。得之麦秋，发则小肠大痛，至握其朘跳跃旋转，号呼不已，小溲数日不能下，下则成沙石，大便秘涩，肛门脱出一二寸。诸医莫能治。闻戴人在朱葛寺避暑，乃负其子而哀请戴人。戴人曰：今日治，今日效，时日在辰巳间矣。以调胃承气仅一两，加牵牛头末三钱，汲河水煎之，令作三五度咽之，又服苦末丸如芥子许六十粒，日加晡，上涌下泄，一时齐出，有脓有血。涌泻既觉定，令饮新汲水一大盏，小溲已利一二次矣。是夜凡饮新水二三十遍，病去九分，止哭一次。明日困卧如醉，自晨至暮，猛然起走索食，与母歌笑自得，顿释所苦。继与太白散、八正散等调一日，大瘥。恐暑天失所养，留五日而归。戴人曰：此下焦约也。不吐不下，则下焦何以开？不令饮水，则小溲何以利？大抵源清则流清者是也。（《儒门事亲·卷六》）

◆ 跛行

葛冢冯家一小儿七八岁，膝被胕跛行，行则痛，数日矣。闻戴人工医，令人问之。戴人曰：小病耳，教来。是夜以舟车丸、通经散温酒调而下之，夜半涌泄齐行，上吐一碗，下泄半缶。既上床，其小儿谓母曰：膝膑痒不可任。来日使服乌金丸壮其筋骨，一月疾愈而走也。（《儒门事亲·卷七》）

◆ 面上赤肿

黄氏小儿面赤肿，两目不开。戴人以铍针刺轻砭之，除两目尖外，乱刺数十针，出血三次乃愈。此法人多不肯从，必欲治病，不可谨护。（《儒门事亲·卷六》）

◆ 咽中刺塞

戴人过滠阳，强家一小儿约五六岁，同队小儿以蜀黍稭相击，逆芒倒刺于咽中，数日不下粥药，肿大发，其家告戴人。戴人命取水，依《道经》中咒水法，以左手屈中指及无名指，作三山印，坐水盏于其上，右手掐卯文，是金枪印，脚踏丁字立，望太阳或灯火，取气一口，吹在净水盏中，咒曰：吾取老君东流顺，老君奉敕摄去毒水，吾托大帝尊，所到称吾者，各各现帝身，急急如律令。摄念七遍，吹在盏中，虚搅卓三次为定，其儿咽水下咽，曰：我可也。三五日肿散，乃知法亦有不可侮者。（《儒门事亲·卷七》）

◆ 误吞异物

一小儿误吞一钱，在咽中不下，诸医皆不能取，亦不能下，乃命戴人。戴人熟思之，忽得一策，以净白表纸，令卷实如箸，以刀纵横乱割其端，作鬅鬙之状。又别取一箸，缚针钩于其端，令不可脱，先下咽中，轻提轻抑，一探之，觉钩入于钱窍，然后

以纸卷纳之咽中，与钩尖相抵，觉钩尖入纸卷之端，不碍肌肉，提之而出。（《儒门事亲·卷七》）

◆ 醉酒

陈州长吏一小儿病寐而不寤二日，诸医作睡惊治之，或欲以艾火灸之，或以大惊丸及水银饼子治之。其父曰：此子平日无疾，何骤有惊乎？以子之病，乃问于戴人。戴人诊其两手脉，皆平和。戴人曰：若惊风之脉，当洪大而强，今则平和，非惊风也。戴人窃问其乳母：尔三日前曾饮醉酒否？遽然笑曰：夫人以煮酒见饷，酒味甚美，饮一罂而睡。陈酒味甘而恋膈，酒气满，乳儿亦醉也。乃剉甘草、干葛花、缩砂仁、贯众煎汁使饮之，立醒。（《儒门事亲·卷七》）

◆ 疮疡

一富家女子十余岁，好食紫樱，每食即二三斤，岁岁如此，至十余年。一日潮热如劳，戴人诊其两手脉，皆洪大而有力，谓之曰：他日必作恶疮肿毒，热上攻目，阳盛阴脱之证。其家大怒，不肯服解毒之药。不一二年，患一背疽如盘，痛不可忍。其女忽思戴人曾有是言，再三悔过，请戴人。戴人以针绕疽晕刺数百针，去血一斗，如此三次，渐渐痛减肿消，微出脓而敛。将作痂时，使服十补内托散，乃痊。终身忌口，然目亦昏，终身无子。（《儒门事亲·卷七》）

予家其亲属故旧小儿，有患疮疱，黑陷腹内，喘者，余以白虎汤加人参，凉膈散加当归、桔梗，连进数服，上灌下泄，昼夜不止，又使睡卧于寒凉之处，以新水灌其面目手足，脓水尽去。盖四肢者，诸阳之本也。儿方为疮疱外燔，沃以寒水，使阴气循经而入，达于心肺，如醉得醒，是亦开昏破郁之端也。如此救活者岂啻千数？夫疮疱黑陷，喘而满者，十死八九，若依此法，尚能活其六七，何世医与病家至今犹未悟也？（《儒门事亲·卷一》）

近年予之庄邻沿蔡河，来往之舟常舣于此。一日，舟师偶见败蒲一束，沿流而下，渐迫舟次，似闻啼声而微。舟师疑其人也，探而出之，开视之，惊见一儿，四五岁许，疮疱周匝，密不容隙，两目皎然，饥而索食，因以粥饱。其舟师之妻怒曰：自家儿女多惹疮疱传染，奈何私料此儿？沿蔡河来，其流缓，必不远。持儿一鞋，逆流而上，遍河之人皆曰无此儿。行且二十里，至一村落，舟师高唱曰：有儿年状如许，不知谁是疮疱病死，弃之河中今复活矣！闻酒邸中饮者喧哗，有人出曰：我某村某人也，儿四五岁，死于疮疱。舟师出其鞋以示之，其父泣曰：真吾儿也。奔走来视，惊见儿活，大痛流涕。拜谢舟师，喜抱儿归，今二十余岁矣！此儿本死，得水而生。伏谂来者，疮疱之疾，热耶寒耶？《经》曰：诸痛痒疮疡，皆属心火。启玄子注云：心寂则痛微，心燥则痛甚。百端之起，皆自心生，疮疱之疾，岂有寒欤？余承医学于先人，阅病多矣，苟诳后人，罪将安逃？诚如此法，则原上之丘以疮疱而死者，皆误杀人也。故疗小儿，惟钱仲阳书中可采者最多，但其方为阎孝忠所乱，有识者宜择而取之。
(《儒门事亲·卷一》)

◆ 疝气

王亭村一童子，入门状如鞠躬而行。戴人曰：疝气也。令解衣揣之，二道如臂。其家求疗于戴人。先刺其左，如刺重纸，剥然有声而断，令按摩之，立软，其右亦然。观者咸嗟异之。或问，曰：石关穴也。(《儒门事亲·卷八》)

外科医案

◆ 疮疡

南乡陈君俞将赴秋试，头项遍肿连一目，状若半壶，其脉洪大。戴人出视《内经》：面肿者风。此风乘阳明经也，阳明气血俱多。风肿宜汗。乃与通圣散，入生姜、葱根、豆豉同煎一大盏，服之，微汗，次日以草茎鼻中大出血，立消。（《儒门事亲·卷六》）

戴人在西华，寄于夏官人宅，忽项上病一疮，状如白头疮，肿根红硬，以其微小，不虑也。忽遇一故人见邀，以羊羔酒饮，鸡鱼醯蒜皆在焉。戴人以其故旧，不能辞，又忘其禁忌，是夜疮疼痛不可忍，项肿及头，口发狂言，因见鬼神。夏君甚惧，欲报其家。戴人笑曰：请无虑，来日当平。乃以酒调通经散六七钱下舟车丸百余粒，次以热面羹投之，上涌下泄，一时齐作，各去半盆。明日日中，疮肿已平，一二日肿消而愈。夏君见，大奇之。（《儒门事亲·卷六》）

朱葛黄家妾左胁病马刀疮，憎寒发痛，已四五日矣。戴人适避暑于寺中，来乞药。戴人曰：此足少阳胆经病也，少血多气，坚而不溃，不可急攻，当以苦剂涌之，以五香连翘汤托之。既而痛止，然痛根未散。有一盗医过，见之曰：我有妙药，可溃而为脓，不如此，何时而愈？既纤毒药，痛不可忍，外寒内热，呕吐不止，大便黑色，食饮不下，号呼闷乱，几至于死。诸姑惶惧，夜投戴人。戴人曰：当寻元医者，余不能治。其主母亦来告，至于再三。戴人曰：胁间皮薄肉浅，岂可轻用毒药！复令洗出，以凉剂下之，痛立止，肿亦消也。（《儒门事亲·卷六》）

襄陵马国卿病左乳下二胁间期门穴中发痈，坚而不溃，痛不可忍。医疡者皆曰乳痈，或曰红系漏，或曰觑心疮，使服内托散百日，又服五香连翘汤数月，皆无验。国卿伛偻而来，求治于戴人。遇诸市，戴人见之，曰：此马刀痈也，足少阳胆经之病。出《灵枢·十二经》以示之，其状如马刀，故曰马刀，坚而不溃。乃邀之于食肆中，使食水浸汤饼。国卿曰：稍觉缓。次日，先以沧盐上涌，又以凉剂涤去热势，约数十行，肿已散矣。（《儒门事亲·卷六》）

小渠袁三因强盗入家伤其两胻，外臁作疮，数年不已，脓血常涓涓然，但饮冷则疮间冷水浸淫而出，延为湿疮，来求治于戴人。曰：尔中焦当有绿水二三升，涎数掬。袁曰：何也？戴人曰：当被盗时感惊气入腹，惊则胆伤，足少阳经也，兼两外臁皆少阳之部，此胆之甲木受邪，甲木色青，当有绿水。少阳在中焦如沤，既伏惊涎在中焦，饮冷水，咽为惊涎所阻，水随经而旁入

疮中，故饮水则疮中水出。乃上涌寒痰，汗如流水，次下绿水，果二三升，一夕而痂干。真可怪也。（《儒门事亲·卷七》）

戴人出游，道经故息城，见一男子被杖，疮痛焮发，毒气入里，惊涎堵塞，牙禁不开，粥药不下，前后月余，百治无功，甘分于死。戴人先以三圣散吐青苍惊涎约半大缸，次以利膈丸百余粒下臭恶燥粪又一大缸，复煎通圣散数钱热服之，更以酸辣葱醋汤发其汗，斯须汗吐交出，其人活矣。此法可以救冤。（《儒门事亲·卷七》）

曾有邻人杖疮发作肿痛，焮及上下，语言错乱，时时呕吐，数日不食，皆曰不救。余以通经散三四钱下神祐丸百余丸，相并而下，间有呕出者，大半已下膈矣，良久大泻数行，秽不可近，脓血涎沫瘀毒约一二斗，其病患困睡不醒一日一夜。邻问予，予曰：喘息匀停，肿消痛减，故得睡也。来旦语清食进，不数日痊。救杖疮欲死者，四十年间二三百，余追思举世杖疮死者，皆枉死也。自后凡见冤人被责者，急以导水丸、禹攻功大作剂料，泻惊涎一两盆，更无肿发痛鞭之难。如导水丸、禹功散泄泻不动，更加之通经散、神祐丸泻之。泻讫须忌热物，止可吃新汲水一二顿，泻止立愈。至如沉积多年羸劣者，不可便服陡攻之药，可服缠积丹、三棱丸之类。《内经》曰：重者因而减之，若人年老衰弱，有虚中积聚者，止可五日一服方病无忧散，故儿积年之患，岂可一药而愈？即可减而去之。（《儒门事亲·卷二》）

一省掾背项常有痤疖，愈而复生。戴人曰：太阳血有余也。

先令涌泄之，次于委中以铍针出紫血，病更不复作也。(《儒门事亲·卷六》)

一妇人病瘰疬，延及胸臆，皆成大疮，相连无好皮肉，求戴人疗之。戴人曰：火淫所胜，治以咸寒。命以沧盐吐之。一吐而着痂，次用凉膈散、解毒汤等剂，皮肉乃复如初。(《儒门事亲·卷六》)

◆ 瘿

新寨妇人年四十余，有瘿三瓣。戴人令以咸吐之，三涌三汗三下，瘿已半消，次服化瘿之药，遂大消去。夫病在上者皆宜吐之，亦自有消息之法耳。(《儒门事亲·卷八》)

◆ 湿癣（癞）

蔡寨成家童子一岁，病满腹胸湿癣，每爬搔则黄水出，已年矣。戴人先以苦末作丸上涌，涌讫，次以舟车丸、浚川散下三五行，次服凉膈加朴硝，煎成时时呷之，不数日而愈。(《儒门事亲·卷六》)

一女子年十五，两股间湿癣，长三四寸，下至膝，发痒，时爬搔，汤火俱不解，痒定，黄赤水流，痛不可忍。灸炳熏渫，硫黄、蔺茹、白僵蚕、羊蹄根之药皆不效。其人恣性妍巧，以此病不能出嫁，其父母求疗于戴人。戴人曰：能从余言则瘥。父母诺之。戴人以铍针磨令尖快，当以痒时于癣上各刺百余针，其血出

71

尽，煎盐汤洗之。如此四次，大病方除。此方不书以告后人，恐为癣药所误。湿淫于血，不可不砭者矣。（《儒门事亲·卷六》）

桑惠民病风，面黑色，畏风不敢出，爬搔不已，眉毛脱落，作癞医三年。一日，戴人到棠溪，来求治于戴人。戴人曰：非癞也。乃出《素问·风论》曰：肾风之状，多汗恶风，脊痛不能正立，其色炲，面庞然浮肿。今公之病，肾风也，宜先刺其面大出血，其血当如墨色，三刺血变色矣。于是下针，自额上下䤵针，直至颅顶皆出血，果如墨色。偏肿处皆针之，惟不针目锐眦外两旁，盖少阳经，此少血多气也。隔日又针之，血色乃紫，二日外又刺，其血色变赤。初针时痒，再刺则额觉痛，三刺其痛不可任，盖邪退而然也。待二十余日又轻刺一遍，方已。每刺必以冰水洗其面血，十日黑色退，一月面稍赤，三月乃红白。但不服除根下热之药，病再作。（《儒门事亲·卷六》）

颖皋韩吉卿自髀至足生湿蜃疮，大者如钱，小者如豆，痒则搔破，水到则浸淫，状类虫行裤袜，此湿蜃疮也，由水湿而得，故多在足下。以舟车、浚川大下十余行，一去如扫。渠素不信戴人之医，至此大服。（《儒门事亲·卷六》）

朱葛解家病癫疾，求治于戴人。戴人辞之：待五六月间，可治之时也。今春初尚寒，未可服药。我已具行装到宛丘，待五六月制药来。解家以为托辞。后戴人果以六月间到朱葛，乃具大蒜、浮萍等药，使人召解家曰：药已成矣，可来就治。解为他药所惑，竟不至。戴人曰：向日我非托也，以春寒未可发汗，暑月易发汗。《内经》论治癫疾，百日眉毛再生，针同发汗也。但无药者，用针一汗，可抵千针。故高供奉《采萍歌》曰：不居山兮不在岸，采我之时七月半。选甚瘫风与痪风，些小微风都不算。豆淋酒内下三丸，铁幞头上也出汗。噫！文士相轻，医氏相疾。文士不过自损，医氏至于害人。其解家之谓与？（《儒门事亲·卷六》）

阳夏张主簿病癫十余年，眉须皆落，皮肤皴涩如树皮。戴人断之曰：是有汗者可治之，当大发汗，其汗出当臭，其涎当腥。乃置燠室中，遍塞风隙，以三圣散吐之。汗出周身，如卧水中，其汗果黏臭不可闻，痰皆腥如鱼涎，两足心微有汗。次以舟车丸、浚川散，大下五七行，如此数次乃瘳。（《儒门事亲·卷六》）

◆ 痔疮

赵君玉常病痔，凤眼草、刺猬皮、槐根、狸首之类皆用之，或以干姜作末，涂猪肉炙食之，大便燥结不利，且痛。后数日，因病黄，大涌泻数次，不言痔作。麻先生偶记而书之。君玉自识戴人之后，痔更不发耳。（《儒门事亲·卷八》）

◆ 睾丸肿胀

霍秀才之子年十二岁，睾丸一旁肿腿。戴人见之曰：此因惊恐得之。惊之为病，上行则为呕血，下则肾伤而为水肿。以琥珀丸通经散，一泻而消散。（《儒门事亲·卷七》）

◆ 疝气

律科王敏之病寒疝，脐下结聚如黄瓜，每发绕腰急痛不能忍。戴人以舟车丸、猪肾散下四五行，觉药绕病三五次而下，其泻皆水也。猪肾、甘遂皆苦寒，经言以寒治寒，万举万全，但下后忌饮冷水及寒物，宜食干物，以寒疝本是水故也。即日病减八分，食进一倍。又数日以舟车丸百余粒，通经散四五钱服之，利下，候三四日又服舟车丸七八十粒，猪肾散三钱，乃健步如常矣。（《儒门事亲·卷七》）

近颖尾一夫病卒疝，赤肿大痛，数日不止，诸药如水投石。余以导水一百五十丸，令三次咽之，次以通经散三钱空腹淡酒调下，五更下脏腑壅积之物数行，痛肿皆去，不三日平复如故。《内经》曰：木郁则达之。达，谓吐也，令条达。肝之积，本当吐者，然观其病之上下，以顺为贵，仲景所谓上宜吐，下宜泻者，此也。（《儒门事亲·卷二》）

汝南司侯李审言因劳役王事，饮水坐湿地，乃湿气下行，流入胯囊，大肿，痛不可忍，以金铃、川楝子等药，不效。求治于戴人，曰：可服泄水丸。审言惑之，又数日痛不可堪，竟从戴人。先以舟车丸、浚川散下青绿沫十余行，痛止。次服茴香丸、五苓以调之，三日而肿退，至老更不作。夫疝者乃肝经也。下青沫者，肝之色也。（《儒门事亲·卷六》）

昔审言为蔡之参军也，因坐湿地，疝痛不可堪，诸药莫救。余

急以导水丸、禹攻散泻三十余行，肿立消，痛立减。(《儒门事亲·卷二》)

项关一男子，病卒疝暴痛不任，倒于街衢，人莫能动，呼予救之。余引经证之，邪气客于足厥阴之络，令人卒疝，故病阴丸痛也。余急泻大敦二穴，大痛立已。夫大敦穴者乃是厥阴之二穴也。(《儒门事亲·卷二》)

一僧病疝发作，冷气上贯齿，下贯肾，紧若绳挽两睾，时肿而冷。戴人诊两手脉细而弱，断之曰：秋脉也。此因金气在上，下伐肝木，木畏金抑而不伸，故病如是。肝气磅礴，不能下荣于睾丸，故其寒实非寒也。木受金制，传之胃土，胃为阳明，故上贯齿，病非齿之病。肝木者，心火之母也，母既不伸，子亦屈伏，故下冷而水化乘之。经曰：木郁则达之，土郁则泄之。令涌泄四次，果觉气和，睾丸痒而暖。戴人曰：气已入睾中矣。以茴香、木茂之药使常服之，首尾一月而愈。(《儒门事亲·卷七》)

◆瘤

戴人在西华，众人皆讪以为吐泻。一日，魏寿之与戴人入食肆中，见一夫病一瘤，正当目之上网内眦，色如灰李，下垂覆目之睛，不能视物。戴人谓寿之曰：吾不待食熟，立取此瘤。魏未之信也。戴人曰：吾与尔取此瘤何如？其人曰：人皆不敢割。戴人曰：吾非用刀割，别有一术焉。其人从之。乃引入一小室中，令俯卧一床，以绳束其胁，刺委中大出血，先令以手揉其目，瘤

上亦刺出雀粪，立平。（《儒门事亲·卷八》）

邰城，戴人之乡也。一女子未嫁，年十八，两手背皆有瘤，一类鸡距，一类角丸，腕不能钏，向明望之，如桃胶然。夫家欲弃之。戴人见之曰：在手背为胶瘤，在面者为粉瘤，此胶瘤也。以铍针十字刺破，按出黄胶脓三两匙，立平，瘤核更不再作，婚事复成。（《儒门事亲·卷八》）

◆ **手足皲裂**

阳夏胡家妇手足风裂，其两目昏漫。戴人曰：厥阴所至为玺。又曰：鸣紊启坼，皆风之用。风属木，木郁者达之。达谓吐也。先令涌之，继以调胃承气汤加当归泻之，立效。（《儒门事亲·卷六》）

◆ **冻疮**

戴人女僮足有寒疡，俗云冻疮。戴人令服舟车丸、浚川散大下之，其疮遂愈。人或疑之，戴人曰：心火降则寒消，何疑之有？（《儒门事亲·卷七》）

◆ **破伤风**

贫家一男子，年二十余，病破伤风搐，牙关紧急，角弓反张，弃之空室，无人问者，时时呻呼。余怜其苦，以风药投之，口噤不能下，乃从两鼻窍中灌入咽喉，约一中碗，死中求生，其药皆大黄、甘遂、牵牛、硝石之类。良久，上涌下泄，吐且三四升，下一二十行，风搐立止，肢体柔和，且已自能起。口虽开，尚未能言，予又以桂枝麻黄汤三两，作一服，使啜之，汗出周匝如洗，不三日而痊。(《儒门事亲·卷二》)

◆ 犬伤

麻先生兄村行，为犬所啮，舁至家，胫肿如罐，坚若铁石，毒气入里，呕不下食，头痛而重，往问戴人。女僮曰：痛随利减。以槟榔丸下之，见两行不瘥。适戴人自舞阳回，谓麻曰：胫肿如此，足之三阴三阳可行乎？麻曰：俱不可行。如是，何不大下之？乃命夜临卧服舟车丸百五十粒，通经散三四钱，比至夜半去十四行，肿立消，作胡桃纹，反细于不伤之胫。戴人曰：慎勿贴膏纸，当令毒气出，流脓血，水常行。又一日，戴人恐毒气未尽，又服舟车丸百余粒、浚川散三四钱，见六行。病患曰：十四行易当，六行反难，何也？戴人曰：病盛则胜药，病衰则不胜其药也。六日其脓水尽，戴人曰：脓水行时不畏风，尽后畏风也。乃以愈风饼子日三服之，又二日方与生肌散，一傅之而成痂。呜呼！用药有多寡，使差别相悬，向使不见戴人，则利减之言非也。以此知：知医已难，用医尤难。(《儒门事亲·卷七》)

阳夏韩氏为犬所啮，大痛不可忍，偏痒燥，自庄头载至家二十里，一夕而死，时人皆不知车之误也。(《儒门事亲·卷九》)

五官科医案

◆ 目赤

青州王之子年十余岁，目赤多泪，众工无效。戴人见之，曰：此儿病目睘，当得之母腹中被惊。其父曰：妊娠时在临清被围。戴人令服瓜蒂散加郁金，上涌而下泄，各去涎沫数升。人皆笑之，其母亦曰：儿腹中无病，何吐泻如此？至明日，其目耀然爽明。李仲安见而惊曰：奇哉此法救人！其日又与头上出血，及眉上鼻中皆出血。吐时，次用通经散二钱，舟车丸七十粒，自吐却少半，又以通经散一钱投之，明日又以舟车丸三十粒投之，下十八行，病更不作矣。（《儒门事亲·卷六》）

余尝病目赤，或肿或翳，作止无时偶至亲息帅府间，病目百余日，羞明隐涩，肿痛不已。忽眼科姜仲安云：宜上星至百会速以锛针刺四五十刺，攒竹穴、丝竹穴上兼眉际一十刺，鼻反两孔内，以草茎弹之出血。三处出血如泉，约二升许，来日愈大半，三日平复如故。余自叹曰：百日之苦，一朝而解，学医半世，尚缺此法，不学可乎？惟小儿疮疱入眼者，乃余热不散耳，止宜降心火，泻肝风，益肾水，则愈矣。若大人目暴病者，宜汗、下、吐。以其血在表，故宜汗；以其火在上，故宜吐；以其热在中，故宜下。出血之与发汗，名虽异而实同，故录《铜人》中五穴照用。（《儒门事亲·卷一》）

安喜赵君玉目暴赤肿，点洗不退。偶思戴人语曰凡病在上者皆宜吐，乃以茶调散涌之，一涌赤肿消散。君玉叹曰：法之妙，其迅如此，乃知法不远人，人自远法也。（《儒门事亲·卷六》）

李民范目常赤。至戊子年火运，君火司天，其年病目者，往往暴盲，运火炎烈故也。民范是年目大发，遂遇戴人，以瓜蒂散涌之，赤立消。不数日又大发，其病之来也，先以左目内眦赤发牵睛，状如铺麻，左之右，次锐眦发，亦左之右，赤贯瞳子，再涌之又退。凡五次，赤亦五次，皆涌，又刺其手中出血，及头上鼻中皆出血，上下中外皆夺，方能战退，然不敢观书及见日。张云：当候秋凉，再攻则愈。火方旺而在皮肤，虽攻其里无益也。秋凉则热渐入里，方可擒也。惟宜暗处闭目，以养其神水。暗与静属水，明与动属火，所以不宜见日也。盖民范因初愈后，曾冒暑出门，故痛连发不愈。如此涌泄之后，不可常攻。使服鼠粘子以退翳，方在别集中矣。（《儒门事亲·卷六》）

◆ 失明

戴人女僮至西华，目忽暴盲不见物。戴人曰：此相火也，太阳阳明气血俱盛。乃刺其鼻中、攒竹穴与顶前五穴大出血，目立

明。(《儒门事亲·卷六》)

◆ 口臭

赵平尚家一男子年二十余岁，病口中气出，臭如发厕，虽亲戚莫肯与对语。戴人曰：肺金本主腥，金为火所炼，火主焦臭，故如是也。久则成腐，腐者肾也，此极热则反兼水化也。病在上，宜涌之。先以茶调散涌而去其七分，夜用舟车丸、浚川散下五七行，比旦而臭断。呜呼！人有病口臭而终其老者，世讹以为肺系偏而与胃相通，故臭，妄论也。(《儒门事亲·卷六》)

◆ 口疮

一男子病口疮数年，上至口，中至咽嗌，下至胃脘，皆痛，不敢食热物。一涌一泄一汗，十去其九，次服黄连解毒汤，不十余日皆释。(《儒门事亲·卷六》)

◆ 舌胀

昔余以治一妇人木舌胀，其舌满口，诸药不愈，余以鈹针小而锐者砭之，五七度肿减，三日方平。计所出血，几至盈斗。张氏总结说，大抵治喉痹，用针出血最为上策，但人畏针，委曲旁求，瞬息丧命。凡用针而有针创者，宜捣生姜一块，调以热白汤，时时呷之，则创口易合。《铜人》中亦有灸法，然痛微者可用，病速者恐迟则杀人。故治喉痹之火，与救火同，不容少待。

《内经》：火郁发之，发谓发汗，然喉咽中岂能发汗？故出血者乃发汗之一端也。后之君子，毋执小方而曰吾药不动脏腑，又妙于出血，若幸遇小疾而获功，不幸遇大病而死矣，毋遗后悔矣。（《儒门事亲·卷三》）

◆ 牙痛

泽洲李继之忽病牙痛，皱眉不语。栾景先见之曰：何不乐也？曰：牙痛。栾曰：曾记张戴人云：阳明经热有余也，宜大下之。乃付舟车丸七十粒。服毕，遇数知交留饮，强饮热酒数杯，药为热酒所发，尽吐之，吐毕而痛止。李大笑曰：戴人神仙也。不三五日又痛，再服前药百余粒，大下数行，乃愈。（《儒门事亲·卷六》）

◆ 喉痹

一妇人病咽喉肿塞，浆粥不下，数日肿不退。药既难下，针亦无功。戴人以当归、荆芥、甘草煎，使热嗽之，以冷水拔其两手。不及五六日痛减肿消，饮食如故。咽喉之病甚急，不可妄用针药。（《儒门事亲·卷六》）

治一贵妇喉痹，盖龙火也。虽用凉药，而不可使冷服，为龙火宜以火逐之。人火者，烹饪之火是也。乃使爆于烈日之中，登于高堂之上，令侍婢携火炉，坐药铫于上，使药常极热，不至大沸，通口时时呷之，百余次，龙火自散。此法以热行寒，不为热

病扦格故也。(《儒门事亲·卷三》)

治一男子缠喉风肿，表里皆作，药不能下。余以凉药灌于鼻中，下十余行。外以拔毒散敷之。阳起石烧赤，与伏龙肝各等分细末，每日以新水扫百遍，三日热始退，肿始消。(《儒门事亲·卷三》)

骨伤科医案

◆ 屈膝有声

岭北李文卿病两膝膑屈伸有声剥剥然，或以为骨鸣。戴人曰：非也。骨不戛，焉能鸣？此筋湿也，湿则筋急。有独缓者，缓者不鸣，急者鸣也。若用予之药一涌一泄，上下去其水，水去则自无声矣。李文卿乃从其言，既而果然矣。（《儒门事亲·卷六》）

◆ 外踝肿痛

谷阳镇酒监张仲温谒一庙，观匠者砌露台，高四尺许，因登之，下台忽朒一足，外踝肿起，热痛如火。一医欲以铫针刺肿出血，戴人急止之曰：朒已痛矣，更加针，二痛俱作，何以忍也？乃与神祐丸八九十丸下二十余行，禁食热物，夜半肿处发痒，痛止，行步如常。戴人曰：吾之此法十治十愈，不诳后人。（《儒门事亲·卷七》）

附： 摘录他人医案

内科医案

◆ 咳嗽

张板村鹿子春一小儿七八岁，夏月病嗽，羸甚。戴人欲涌之。子春以为儿幼弱，惧其不胜，少难之。一日，因饮酒，家人与之酒，伤多，乃大吐，吐定而嗽止。盖酒味苦，苦属涌剂，子春乃大悟戴人之言也。（《儒门事亲·卷九》）

◆ 喜极

闻庄先生者，治以喜乐之极而病者，庄切其脉，为之失声，佯曰吾取药去，数日更不来，病者悲泣，辞其亲友曰：吾不久矣。庄知其将愈，慰之。诘其故，庄引《素问》曰：惧胜喜。（《儒门事亲·卷三》）

◆ 痫病

有一妇病风痫，从六七岁因惊风得之，自后三二年间一二作，至五七年，五七作，逮三十余岁至四十岁，日作或一日十余作，以至昏痴健忘，求死而已。会兴定岁大饥，遂采百草而食，于水濒采一种草，状若葱属，泡蒸而食之。食讫，向五更觉心中不安，吐涎如胶，连日不止，约一二斗，汗出如洗。初昏困，后三日轻健非曩之比，病去食进，百脉皆和。省其所食，不知何物。访问诸人，乃憨葱苗也。憨葱苗者，《本草》所谓藜芦苗是也。《图经》云：藜芦苗吐风病。此亦偶得吐法耳。（《儒门事亲·卷二》）

◆ 呕吐

河门刘光济之子才二岁，病疱后呕吐发昏，用丁香、豆蔻之类，不效。适麻先生寄其家，乃谓光济曰：余有小方无毒，人皆知之，公肯从乎？光济曰：先生之言必中于理，何敢不从？麻先生曰：刘河间常言，凉膈散可治疮疱，张戴人用之如神，况《内经》言少阳所至为呕涌，少阳者相火也，非寒也。光济欣而从之，此日利二行。适王德秀自外入，闻其利之也，乃曰：疮疱首尾不可下。麻自悔其多言，业也已然，姑待之。比至食时，下黄涎一合。日午问之，儿已索游于街矣。（《儒门事亲·卷六》）

◆ 泄泻

一妇年三十余，病滑泄经年，皆云虚中有积，以无忧散五七日一服，至二十服不效。又服缠积丹、软金丸诸药，皆不效。其人服药愈速，病势愈甚，食饮日减。人或谓曰：此休息痢也，宜灸中脘及左右穴，脐下气海及膀胱穴，以三里引之。每年当冬至日、夏至日灸之，前后仅万余壮。忽门外或者曰：此病我屡识，盖大伤饮之故。即目桃花正开，俟其落时，以长棘针刺之，得数十萼，勿犯人手，以白面和做饼子，文武火烧令熟，嚼烂，以米饮汤下之。病人如其言服之，不一二时泻如倾，前后泻六七日，仅数百行，昏困无所知觉，惟索冷水，徐徐而饮。至六七日少醒，尔后食日进，神日昌，气血日和，不数年生二子。此人本不知桃花萼有取积之神效，亦偶得泻法耳。（《儒门事亲·卷二》）

昔闻山东杨先生治府主洞泄不已，杨初未对病人，与众人谈日月星辰躔度，及风云雷雨之变，自辰至未，而病者听之而忘其圊。杨尝曰：治洞泄不已之人，先问其所好之事。好棋者与之棋，好乐者与之笙笛，勿辍。（《儒门事亲·卷三》）

◆ 痢疾

一男子脏毒下血，当六月间，热不可堪，自甘于死。忽思冰蜜水，猛舍性命饮一大盂，痛止血住。（《儒门事亲·卷九》）

一男子病脓血恶痢，痛不可忍。忽见水浸甜瓜，心酷喜之，连皮食数枚，脓血皆已。人言下痢无正形，是何言也？人止知痢是虚冷，温之燥之，涩之截之，此外无术矣。岂知风暑火湿燥寒六者皆为痢，此冰蜜甜瓜所以效也。（《儒门事亲·卷九》）

◆便秘

顿有老人年八十岁，脏腑涩滞，数日不便，每临后时，目前星飞，头目昏眩，鼻塞腰痛，积渐食减，纵得食，便结燥如弹。一日，友人命食血脏葵羹、油渫菠薐菜，遂顿食之，日日不乏，前后皆利，食进神清。年九十岁，无疾而终。《图经》云：菠菜寒，利肠胃。芝麻油炒而食之，利大便。葵宽肠，利小溲。年老之人大小便不利，最为急切。此亦偶得泻法耳。（《儒门事亲·卷二》）

◆头痛

近者余之故人某官，不欲斥言（告诉之意，编者注）其名，因病头项强，状类伤寒。服通圣散，虽不得其法，犹无害也。医者见其用通圣散也，立毁其非仲景之药也。渠不察其热已甚矣，复以辛热发之，汗出不解，发黄血泄，竟如前所言。后虽以承气下之，不能已，又复下之至绝汗出，其脉犹搏击然。余亲见其子，言之甚详。至今士大夫皆不知辛热一发之过也，独归罪于通圣散。呜呼！甚矣，道之难明也。（《儒门事亲·卷二》）

◆痰饮

昔河内有人病饮，医者断为脾湿，以木香、牵牛二味散之，下十余行，因给病人，复变散为丸，又下十余行，复变丸为散，又十余行。病者大困，睡几一昼夜，既觉，肠胃宽润，惟思粥，食少许，日渐愈。虽同断为湿，但补泻不同，其差至此。《内经》曰：岁土太过，雨湿流行，肾水受邪，甚则饮发中满。太阳司天，湿气变物，水饮内蓄，中满不食。注云：此年太阴在泉，湿监于地，病之原始，地气生焉。少阴司天，湿土为四之气，民病鹜溏饮发。又土郁之发，民病饮发注下，胕肿身重，又太阴所至为积饮否隔，又太阴所至蓄满，又太阴之胜与太阴之复，皆云饮发于中。以此考之，土主湿化，不主寒，水主寒化，不主湿。天多黔雨，地有积潦，皆以为水，在《内经》属土，冰霜凝冱风气凄凛，此水之化也。故曰：丑未太阴湿土，辰戌太阳寒水，二化本自不同，其病亦异。夫湿土太过，则饮发于中。今人以为脾土不足，则轩岐千古之书可从乎？不可从乎？（《儒门事亲·卷三》）

◆ 消渴

昔有消渴者，日饮数升，先生（根据张从正《儒门事亲·卷三·三消之说当从火断二十七》上下文来看，这里是指刘完素。编者注）以生姜自然汁一盆，置于密室中，具罂杓于其间，使其人入室，从而锁其门，病患渴甚，不得已而饮汁尽，渴减。《内经》"辛以润之"之旨。《内经》治渴，以兰除其陈气，亦辛平之剂也。先生之汤剂，虽用此一味，亦必有旁药助之。（《儒门事亲·卷三》）

◆ 吐法

正隆间有圣旨，取汴梁诸匠氏。有木匠赵作头、铁匠杜作头行次失路，迷至大宅，乞宿。主人不纳，曰：家中有人重病，不敢纳君。杜作头绐曰：此赵公乃汴梁太医之家，今蒙上司见召，迷路至此，盖病者当愈而遇此公也。主人默而入，良久复出，将邀二人入室。与之食已，主人起请曰：烦太医看病何如？赵见而笑曰：一药可愈。二人窃议曰：来时所携熟药寄他车上，此中实无，奈何。杜曰：此甚易耳！潜出门，得牛粪一块，作三十粒，下以温水。少顷，病患觉胸中如虫行，一涌而出，状若小蜣螂一二升。以手探之，又约一升，顿觉病去。明日主人出谢曰：百岁老人，未尝见此神效之药也！礼饯二人，遂归。呜呼！此二子小人也，欲苟一时之寝，遂以秽物治人，亦偶得吐法耳！（《儒门事亲·卷二》）

妇科医案

◆闭经

一妇人年二十余岁，病经闭不行，寒热往来，咳嗽潮热。庸医禁切，无物可食。一日当暑出门，忽见卖凉粉者，以冰水和饮，大为一食，顿觉神清骨健，数月经水自下。(《儒门事亲·卷九》)

儿科医案

◆ 误吞异物

余昔过株林，见一童子误吞铜铁之物，成疾而羸，足不胜身。会六七月，淫雨不止，无薪作食，过饥数日。一旦，邻牛死，闻作葵羹粳饭，病人乘饥顿食之，良久，泻注如倾，觉肠中痛，遂下所吞之物。余因悟《内经》中肝苦急，食甘以缓之，牛肉、大枣、葵菜皆甘物也，故能宽缓肠胃，且肠中久空，又遇甘滑之物，此铜铁所以下也。亦偶得泻法耳。(《儒门事亲·卷二》)

五官科医案

◆ 目赤

一小儿名德孙，眼发赤。其母买铜绿，欲洗儿目，煎成，家人误与儿饮之，须臾大吐，吐讫立开。（《儒门事亲·卷九》）

昔一士人赵仲温赴试，暴病两目赤肿，睛翳不能识路，大痛不任，欲自寻死。一日与同侪释闷，坐于茗肆中，忽钩窗脱钩，其下正中仲温额上，发际裂长三四寸，紫血流数升，血止自快，能通路而归。来日能辨屋脊，次见瓦沟，不数日复故。此不药不针，误出血而愈矣，夫出血者乃发汗之一端也。亦偶得出血法耳。（《儒门事亲·卷二》）

◆ 失明

近年运使张伯英病宿伤，服硫黄、姜、附数月，一日丧明。（《儒门事亲·卷二》）

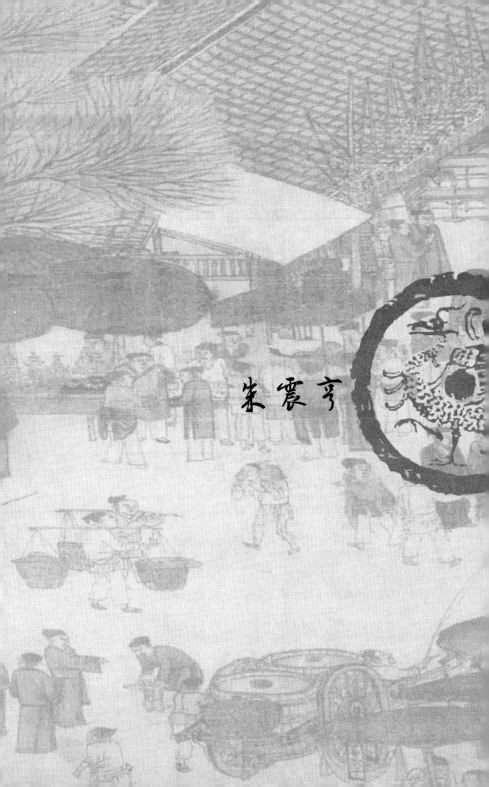

朱震亨

内科医案

◆ 恶寒

蒋氏妇，年五十余，形瘦面黑，六月喜热恶寒，两手脉沉而涩，重取似数，以三黄丸下以姜汁，每三十粒，三十微汗而安。彼以积热、痼冷为叙方之篇目，其得失可知矣。（《局方发挥》）

一女子恶寒，用苦参一钱，赤小豆一钱，为末，齑水吐。用川芎、苍术、南星、黄芩，酒曲丸。（《金匮钩玄·卷二》）

一色目妇人，年近六十，六月内常觉恶寒战栗，喜啖热御绵，多汗如雨，其形肥肌厚，已服附子二十余，但浑身痒甚，两手脉沉涩，重取稍大，知其热甚而血虚也。以四物汤去川芎，倍地黄，加白术、黄芪、炒柏、生甘草、人参，每帖二两重。方与一帖，腹大泄、目无视、口无言，予知其病热深，而药无反佐之过也。仍取前药熟炒与之，盖借火力为向导，一帖利止，四帖精神回，十帖病全安。（《局方发挥》）

永康吕亲，形瘦色黑，平生喜酒，多饮不困，年近半百，且有别馆。忽一日，大恶寒发战，且自言渴，却不饮。予诊其脉大而弱，惟右关稍实略数，重取则涩，遂作酒热内郁，不得外泄，由表热而不虚也。黄芪一物，以干葛汤煎与之，尽黄芪二两、干葛一两，大得汗，次早安矣。（《格致余论·病邪虽实胃气伤者勿使攻击论》）

◆ 发热

浦江义门郑兄，年二十余，秋间大发热，口渴，妄言妄见，病侣邪鬼。七八日后召我治。脉之两手洪数而实，视其形肥，面赤带白，却喜露筋，脉本不实，凉药所致。此因劳倦成病，与温补药自安。曰：柴胡七八帖矣。以黄芪附子汤，冷与之饮，三帖后，困倦鼾睡，微汗而解，脉亦稍软。继以黄芪白术汤，至十日，脉渐收敛而小，又与半月而安。（《格致余论·治病先观形色然后察脉问证论》）

一男子年三十岁，因酒发热，用青黛、瓜蒌仁、姜汁，每日以数匙入口中，三日而愈。（《金匮钩玄·卷二》）

◆ 咳嗽

临海林兄，患久嗽吐红，发热消瘦，众以为瘵，百方不应。召予视之，脉两手弦数，日轻夜重，计无所出，亦因此（指倒仓法，编者注）而安。时冬月也。第二年得一子。（《格致余论·倒仓论》）

◆ 胸痹

有心痛十八年，因酒、牛乳，痛时以一物拄之，脉三至，弦弱而涩，吞酸，七月内以二陈汤、术、芩、连、桃、郁李仁、泽泻。（《脉因证治·卷上》）

◆ 神昏

一男子，年十六七岁，发热而昏，目无视，耳无闻，两手脉皆豁大而略数，知其为劳伤矣。时里中多发痘者，虽不知人，与药则饮，与粥则食。遂教参、芪、当归、白术、陈皮大料浓煎与之，饮至三十余帖，痘始出，又二十余帖，则成脓泡，身无完肤。或曰：病势可畏，何不用陈氏全方治之？余曰：此但虚耳，无寒也。只守前方，又数十余帖而安。后询其病因，谓先四五日恐有出痘之病，遂极力樵采，连日出汗甚多，若用陈氏全方，宁无后悔？（《格致余论·痘疮陈氏方论》）

一女子年逾笄，性躁味厚，暑月因大怒而呃作，每作则举身跳动，神昏不知人，问之乃知暴病。视其形气俱实，遂以人参芦煎汤饮一碗，大吐顽痰数碗，大汗昏睡，一日而安。人参入手太阴，补阳中之阴者也，芦则反尔，大泻太阴之阳。女子暴怒气上，肝主怒，肺主气，经曰：怒则气逆。气因怒逆，肝木乘火侮肺，故呃大作而神昏。参芦喜吐，痰尽气降而火衰，金气复位，胃气得和而解。麻黄发汗，节能止汗。谷属金，糠之性热；麦属

阳，麸之性凉。先儒谓物物具太极，学者其可不触类而长，引而伸之乎！(《格致余论·呃逆论》)

◆ 妄语

宪幕之子傅兄，年十七八，时暑月，因大劳而渴，恣饮梅浆，又连得大惊三四次，妄言妄见，病侣邪鬼。诊其脉，两手皆虚弦而带沉数，予曰：数为有热，虚弦是大惊，又梅酸之浆郁于中脘，补虚清热，导去痰滞，病乃可安。遂与人参、白术、陈皮、茯苓、芩、连等浓煎汤，入竹沥、姜汁。与旬日未效。众皆尤药之不审。余脉之，知其虚之未完，与痰之未导也，仍与前方入荆沥，又旬日而安。(《格致余论·虚病痰病有似邪祟论》)

外弟岁，一日醉饱后，乱言，妄语妄见，询之，系伊亡兄附体，言生前事甚的，乃叔在旁叱之，曰：非邪，食腥与酒太过，痰所为耳！灌盐汤一大碗，吐痰一二升，汗因大作，困睡一宵而安。(《格致余论·虚病痰病有似邪祟论》)

金氏妇壮年，暑月赴筵归，乃姑询其坐次失序，遂赧然自愧，因成此病，言语失伦，其中又多问一句曰，奴奴不是。脉皆数而弦。余曰：此非邪乃病也。但与补脾清热导痰，数日当自安。其家不信，邀数巫者喷水而呪之，旬余而死。或问曰：病非邪而邪治之，何遽至于死？余曰：暑月赴宴，外境蒸热，辛辣适口，内境郁热，而况旧有积痰，加之愧闷，其痰与热，何可胜言。今乃惊以法尺，是惊其神而血不宁也；喷以法水，是审其体，密其肤，使汗不得泄也。汗不泄则蒸热内燔；血不得宁则阴消而阳不能独立也。不死何俟？或曰：《外台秘要》有禁呪一科，庸可废乎？予曰：移精变气乃小术耳，可治小病。若内有虚邪，外有实邪，当用正大之法，自有成式，昭然可考。然符水惟膈上热痰，一呷凉水，胃热得之，岂不清快，亦可取安。若内伤而虚，与冬严寒，符水下咽，必冰胃而致害。彼郁热在上，热邪在表，须以汗解，率得清冷，肤腠固密，热何由解？必致内攻，阴阳离散，血气乖争，去死为近。（《格致余论·虚病痰病有似邪祟论》）

◆ 噎膈

又台州治一匠者（指患噎膈病，编者注），年近三十，勤于工作，而有爱妻，且喜酒，其面白，其脉涩，重则大而无力。乃令谢去工作，卧于牛家，取新温牛乳细饮之，每顿尽一杯，一昼夜可饮五七次，尽却食物，以渐而至八九次，半月大便润，月余而安。然或口干，盖酒毒未解，间饮甘蔗汁少许。（《局方发挥》）

曾制一方，治中年妇人（指患噎膈病，编者注），以四物汤加白陈皮、留尖桃仁、生甘草、酒红花，浓煎，入驴尿饮，以防其或生虫也。与数十贴而安。（《局方发挥》）

东阳王仲延遇诸途，来告曰：我每日食物必屈曲自膈而下，且硬涩作微痛，它无所苦，此何病？脉之，右甚涩而关尤沉，左却和。予曰：污血在胃脘之口，气因郁而为痰，此必食物所致，明以告我，彼亦不自觉。予又曰：汝去腊食何物为多？曰：我每日必早饮点剁酒二三盏，逼寒气。为制一方，用韭汁半银盏，冷饮细呷之，尽韭叶半斤而病安。已而果然。（《格致余论·治病必求其本论》）

◆ 痢疾

金氏妇年近四十，秋初尚热，患滞下，腹但隐痛。夜重于昼，全不得睡，食亦稍减，口干不饮，已得治痢灵砂一帖矣。余视之，两手脉皆涩，且不匀，神思倦甚，饮食全减，因与四物汤倍加白术为君，以陈皮佐之，与十数帖而安。（《局方发挥》）

梅长官年三十余，奉养厚者，夏秋间患滞下，腹大痛。有人教服单煮干姜，与一帖痛定，少顷又作，又与又定，由是服干姜至二斤。八日后，予视之，左脉弦而稍大似数，右脉弦而稍大减亦似数，重取之似紧。余曰：此必醉饱后吃寒冷太过，当作虚寒治之。因其多服干姜，遂教四物汤去地黄加人参、白术、陈皮、酒红花、茯苓、桃仁煎，入生姜汁饮之，至一月而安。（《局方发挥》）

叶先生患滞下，后甚逼迫，正合承气证。予曰：气口虚，形虽实而面黄稍白，此必平昔食过饱而胃受伤，宁忍一二日辛苦，遂与参、术、陈皮、芍药等补药十余帖。至三日后胃气稍完，与承气两帖而安。苟不先补完胃气之伤，而遽行承气，吾恐病安之后，宁免瘦惫乎！（《格致余论·病邪虽实胃气伤者勿使攻击论》）

余从叔年逾五十，夏间患滞下病，腹微痛，所下褐色，后重频并，谷食大减，时有微热，察其脉皆弦而涩，似数而稍长，却喜不甚浮大，两手相等，视其神气大减。余曰：此非滞下，忧虑所致，心血亏脾气弱耳！遂与参、术为君，当归身、陈皮为臣，川芎、炒白芍药、茯苓为佐使，时暄热甚，加少黄连，与两日而安。（《局方发挥》）

赵立道年近五十，质弱而多怒，七月炎暑，大饥索饭，其家不能急具，因大怒，两日后得滞下病，口渴，自以冷水调生蜜饮之甚快，滞下亦渐缓。如此者五七日，召予视，脉稍大不数，遂令止蜜水，渴时但令以人参、白术煎汤，调益元散与之，滞下亦渐收。七八日后，觉倦甚，发呃，予知其因下久而阴虚也，令其守前药。然滞下尚未止，又以炼蜜饮之。如此者三日，呃犹未止，众皆尤药之未当，将以姜附饮之。予曰：补药无速效。附子非补阴者，服之必死。众曰：冷水饭多，得无寒乎？予曰：炎暑如此，饮凉非寒，勿多疑。待以日数，力到当自止。又四日而呃止，滞下亦安。（《格致余论·呃逆论》）

陈择仁年近七十，厚味之人也，有久喘病，而作止不常。新秋患滞下，食大减，至五七日后呃作，召予视，脉皆大豁，众以为难。予曰：形瘦者尚可为。以人参白术汤下大补丸以补血，至七日而安。（《格致余论·呃逆论》）

周其姓者，形色俱实，患痢善食而易饥，大嚼不择者五日矣。予责之曰：病中当调补自养，岂可滋味戕贼！遂教之只用熟萝卜吃粥耳，少与调治，半月而安。（《格致余论·大病不守禁忌论》）

◆ 鼓胀

陈氏年四十余，性嗜酒，大便时见血，于春间患胀，色黑而腹大，其形如鬼。诊其脉数而涩，重似弱。予以四物汤加黄连、黄芩、木通、白术、陈皮、厚朴、生甘草，作汤与之，近一年而安。(《格致余论·鼓胀论》)

杨兄年近五十，性嗜好酒，病疟半年，患胀病，自察必死，来求治。诊其脉弦而涩，重则大，疟未愈，手足瘦而腹大，如蜘蛛状。予教以参、术为君，当归、川芎、芍药为臣，黄连、陈皮、茯苓、厚朴为佐，生甘草些少，作浓汤饮之，一日定三次，彼亦严守戒忌。一月后，疟因汗而愈；又半年，小便长而胀愈。中间虽稍有加减，大意只是补气行湿。(《格致余论·鼓胀论》)

余友俞仁叔，儒而医，连得家难，年五十得此疾，自制禹余粮丸服之。予诊其脉，弦涩而数。曰：此丸新制，锻炼之火邪尚存，温热之药太多，宜自加减，不可执方。俞笑曰：今人不及古人，此方不可加减。服之一月，口鼻见血色，骨立而死。(《格致余论·鼓胀论》)

◆ 头痛

东阳陈兄，露筋，体稍长，患体虚而劳，头痛，甚至有诀别之言。余察其脉弦而大带数，以人参、白术为君，川芎、陈皮为佐，至五六日未减，众皆讶之，以药之不对也。余曰：药力有次第矣，更少俟一二宿，当自安。忽其季来问曰：何不少加黄芪？予笑不答。又经一宿，忽自言病顿愈。予脉之，觉指下稍盛。又半日，病者言膈上满，不觉饥，视其腹纹已隐矣。予曰：夜来药中，莫加黄芪否？曰：然。止与三帖。遂速与二陈汤加厚朴、枳壳、黄连，以泻其卫，三帖而安。（《格致余论·治病先观形色然后察脉问证论》）

◆ 淋证

郑廉使之子，年十六，求医曰：我生七个月患淋病，五日七日必一发，其发也大痛，扪地叫天，水道方行，状如漆和粟者，约一盏许，然后定。诊其脉轻则涩，重则弦；视其形瘦而稍长，其色青而苍。意其父必因多服下部药，遗热在胎，留于子之命门而然。遂以紫雪和黄柏细末，丸梧子大，晒十分干，而与二百丸作一服，率以热汤下，以食物压之，又经半日，痛大作，连腰腹，水道乃行，下如漆和粟者一大碗许，其病减十分之八。后张子忠以陈皮一两，桔梗、木通各半两，作一帖与之，又下漆粟者一合许遂安。父得燥热且能病子，况母得之者乎？余书此以证东垣红丝瘤之事。（《格致余论·秦桂丸论》）

附：白浊

镇海万户萧伯善公，以便浊而精不禁，亲与试之（指倒仓法，编者注）有效。（《格致余论·倒仓论》）

◆痰饮

予事老母，固有愧于古者，然母年逾七旬，素多痰饮，至此不作。节养有道，自谓有术。只因大便燥结，时以新牛乳、猪脂和糜粥中进之，虽以暂时滑利，终是腻物积多。次年夏时，郁为黏痰，发为胁疮。连日作楚，寐兴陨获。为之子者，置身无地。因此苦思而得节养之说，时进参、术等补胃、补血之药，随天令加减，遂得大腑不燥，面色莹洁，虽觉瘦弱，终是无病，老境得安，职此之由也。因成一方，用参、术为君，牛膝、芍药为臣，陈皮、茯苓等为佐，春加川芎。夏加五味、黄芩、麦门冬，冬加当归身、倍生姜。一日或一帖或二帖，听其小水才觉短少，便进此药。小水之长如旧，即是却病捷法。(《格致余论·养老论》)

族叔祖年七十，禀甚壮，形甚瘦，夏末患泄利，至深秋百方不应。予视之曰：病虽久而神不悴，小便涩少而不赤，两手脉俱涩而颇弦，自言膈微闷，食亦减。因悟曰：此必多年沉积，僻在胃肠。询其平生喜食何物，曰：我喜食鲤鱼，三年无一日缺。予曰：积痰在肺。肺为大肠之脏，宜大肠之本不固也。当与澄其源而流自清。以茱萸、陈皮、青葱、蓖苴根、生姜，煎浓汤，和以砂糖，饮一碗许，自以指探喉中，至半时辰，吐痰半升许如胶，是夜减半。次早又饮，又吐半升而利止。又与平胃散加白术、黄连，旬日而安。(《格致余论·治病必求其本论》)

◆痹证

邻鲍六，年二十余，因患血痢，用涩药取效，后患痛风，叫号撼邻。予视之曰：此恶血入经络证，血受湿热，久必凝浊，所下未尽，留滞隧道，所以作痛。经久不治，恐成偏枯。遂与四物汤加桃仁、红花、牛膝、黄芩、陈皮、生甘草，煎入生姜，研潜行散，入少酒饮之数十帖。又与刺委中，出黑血近三合而安。或曰：比见邻人用草药研酒饮之不过数帖亦有安者，如子之言类皆经久取效，无乃太迂缓乎？予曰：此劫病草药，石上采石丝为之君，过山龙等佐之，皆性热而燥者，不能养阴却能燥湿。病之浅者，湿痰得燥则开，热血得热则行，亦可取效。彼病深而血少者，愈劫愈虚，愈劫愈深，若朱之病是也。予以我为迂缓乎？（《格致余论·痛风论》）

朱宅阃内，年近三十，食味甚厚，性躁急，患痛风挛缩数月，医祷不应。予视之曰：此挟痰与气证，当和血疏气导痰，病自安。遂以潜行散入生甘草、牛膝、炒枳壳、通草、陈皮、桃仁、姜汁，煎服半年而安。（《格致余论·痛风论》）

东阳傅文，年逾六十，性急作劳，患两腿痛甚，动则甚痛。予视之曰：此兼虚证，当补血温血，病当自安。遂与四物汤加桃仁、陈皮、牛膝、生甘草煎，入生姜，研潜行散，热饮，三四十帖而安。（《格致余论·痛风论》）

◆痿证

东阳吴子方年五十，形肥味厚，且多忧怒，脉常沉涩，自春来得痰气病。医认为虚寒，率与燥热香窜之剂，至四月间，两足弱，气上冲，饮食减，召我治之。予曰：此热郁而脾虚，痿厥之证作矣，形肥而脉沉，未是死证，但药邪太盛，当此火旺，实难求生。且与竹沥下白术膏，尽二斤，气降食进，一月后大汗而死。（《格致余论·涩脉论》）

吾师许文懿，始病心痛，用药燥热香辛，如丁、附、桂、姜辈，治数十年而足挛痛甚，且恶寒而多呕。甚而至于灵砂、黑锡、黄芽、岁丹，继之以艾火十余万。又杂治数年而痛甚，自分为废人矣，众工亦技穷矣，如此者又数年，因其烦渴恶食者一月，以通圣散与半月余，而大腑逼迫后重，肛门热气如烧，始时下积滞如五色烂锦者，如柏烛油凝者，近半月而病似退，又半月而略思谷，而两足难移，计无所出。至次年三月，遂作此法（指倒仓法，编者注），节节如应，因得为全人。次年再得一男，又十四年以寿终。（《格致余论·倒仓论》）

司丞叔，平生脚自踝以下常觉热，冬不可加绵于上，常自言曰：我禀质壮，不怕冷。予曰：此足三阴之虚，宜早断欲事，以补养阴血，庶乎可免笑而不答。年方五十，患痿，半年而死。（《格致余论·恶寒非寒病恶热非热病论》）

◆ 疟病

前岁宪金詹公，禀甚壮，形甚强，色甚苍，年近六十，二月得痎疟，召我视之。知其饫于醲肥者，告之曰：须远色食淡，调理浃月，得大汗乃安。公不悦。一人从旁曰：此易耳，数日可安。与劫药三五帖，病退。旬日后又作，又与又退，绵延至冬，病犹未除，又来求治。予知其久得药，痰亦少，惟胃气未完，又天寒汗未透，遂以白术粥和丸与二斤，令其遇饥时且未食，取一二百丸，以热汤下，只与白粥调养，尽此药，当大汗而安。已而果然。如此者甚多，但药略有加减，不必尽述。（《格致余论·痎疟论》）

予族叔形色俱实，痎疟又患痢，自恃强健能食，绝无忌惮。一日召我曰：我虽病却健而能食，但苦汗出耳，汝能止此汗否？予曰：痎疟非汗出不能愈也，可虑者正在健与能食耳！此非痢也，胃热善消，脾病不化，食积与病势已甚矣。此时节择饮食以养胃气，省出入以避风寒，候汗透而安。叔曰：世俗谓无饱死痢，我今能食，何谓可虑？余曰：痢而能食者，知胃气未病也，故言不死，非谓恣食不节择者。不从所言，恣口大嚼，遇渴又多啖水果，如此者月余后，虽欲求治，不可着手矣。奄奄又月余而死。《内经》以骄恣不伦于理，为不治之病。信哉！（《格致余论·大病不守禁忌论》）

◆ 脱证

浦江郑兄年近六十，奉养受用之人也。仲夏久患滞下，而又犯房劳。忽一晚正走厕间，两手舒撒，两眼开而无光，尿自出，汗如雨，喉如拽锯，呼吸甚微，其脉大而无伦次，无部位，可畏之甚。余适在彼，急令煎人参膏，且与灸气海穴，艾炷如小指大，至十八壮，右手能动，又三壮，唇微动；参膏亦成，遂与一盏，至半夜后尽三盏，眼能动；尽二斤方能言而索粥；尽五斤而利止；十斤而安。（《局方发挥》）

◆ 脚气

一妇人久年脚气，吐利而安（指用倒仓法，编者注）。（《格致余论·倒仓论》）

◆ 其他

进士周本道，年逾三十，得恶寒病，服附子数日而病甚，求予治。诊其脉弦而似缓，予以江茶入姜汁、香油些少，吐痰一升许，减绵大半，周甚喜。予曰：未也，燥热已多，血伤亦深，须淡食以养胃，内观以养神，则水可生而火可降。彼勇于仕进，一切务外，不守禁忌。予曰：若多与补血凉热亦可稍安，内外不静，肾水不生，附毒必发。病安后，官于婺城，巡夜冒寒，非附子不可疗，而性怕生姜，只得以猪腰子作片煮附子，与三帖而安。予曰：可急归。知其附毒易发，彼以为迂。半年后，果发背而死。（《格致余论·恶寒非寒病恶热非热病论》）

余伯考形肥骨瘦，味厚性沉，五十岁，轻于听信，忽于三月半赎春宣丸一帖，服之下两三行。每年率以为常。至五十三岁时，七月初炎热之甚，无病暴死，此岂非妄认春宣为春泻而致祸耶？自上召下曰宣，宣之一字，吐也明矣。张子和先生已详论之，昔贤岂妄言哉！详之审订无疑。后之死者，又有数人，愚故表而出之，以为后人之戒！（《格致余论·春宣论》）

妇科医案

◆ 闭经

一婢色紫稍肥，性沉多忧，年近四十，经不行三月矣，小腹当中有一气块，初起如栗，渐如炊饼。予脉之，两手皆涩，重取却有。试令按其块，痛甚，扣之高半寸，遂与千金消石丸。至四五次，彼忽自言乳头黑且有汁，恐有娠。予曰：非也，涩脉无孕之理。又与三五帖，脉之稍觉虚豁。予悟曰：药太峻矣，令止前药。与四物汤倍加白术，佐以陈皮。至三十帖，候脉完再与消石丸。至四五次，忽自言块消一晕，便令莫服。又半月，经行痛甚，下黑血半升，内有如椒核数十粒，乃块消一半，又来索药，以消余块。余晓之曰：勿性急。块已开矣，不可又攻。若次月经行，当尽消矣。次月经行，下少黑血块，又消一晕，又来问药。余曰：但守禁忌，至次月必消尽。已而果然。大凡攻击之药，有病则病受之。病邪轻而药力重，则胃气受伤。夫胃气者，清纯冲和之气也。惟与谷、肉、菜、果相宜。盖药石皆是偏胜之气，虽参、芪辈为性亦偏，况攻击之药乎？此妇胃气自弱，好血亦少，

若块尽而却药，胃气之存者几希矣。议论此至，医云乎哉？（《格致余论·病邪虽实胃气伤者勿使攻击论》）

◆ 转胞

一日吴宅宠人患此（指转胞，编者注），脉之两手似涩，重取则弦，然左手稍和。余曰：此得之忧患，涩为血少气多，弦为有饮，血少则胞弱而不能自举，气多有饮，中焦不清而溢，则胞之所避而就下，故坠。遂以四物汤加参、术、半夏、陈皮、生甘草、生姜，空心饮，随以指探喉中，吐出药汁，俟少顷气定，又与一帖，次早亦然，如是与八帖而安。此法未为的确，恐偶中耳！后又历用数人亦效。未知果如何耶？仲景云：妇人本肥盛且举自满，全羸瘦且举空减，胞系了戾，亦致胞转。其义未详，必有能知之者。（《格致余论·胎妇转胞病论》）

◆ 妊娠发热

予之次女，形瘦性急，体本有热，怀孕三月，适当夏暑，口渴思水，时发小热，遂教以四物汤加黄芩、陈皮、生甘草、木通，因懒于煎煮，数帖而止。（《格致余论·慈幼论》）

◆ 滑胎

予见贾氏妇，但有孕至三个月左右必堕，诊其脉左手大而无力，重取则涩，知其少血也。以其妙年，只补中气，使血自荣。

时正初夏，教以浓煎白术汤下黄芩末一钱，服三四十帖，遂得保全而生。因而思之，堕于内热而虚者，于理为多。曰热曰虚，当分轻重，好生之工，幸毋轻视。（《格致余论·胎自堕论》）

◆ 难产

世之难产者，往往见于郁闷安佚之人，富贵奉养之家，若贫贱辛苦者无有也。方书止有瘦胎饮一论，而其方为湖阳公主作也，实非极至之言。何者？见有此方，其难自若。予族妹苦于难产，后遇胎孕则触而去之，余甚悯焉。视其形肥而勤于针指，构思旬日，忽自悟曰：此正与湖阳公主相反。彼奉养之人，其气必实，耗其气使和平，故易产。今形肥知其气虚，久坐知其不运而其气愈弱，胞胎因母气不能自运耳。当补其母之气，则儿健而易产。今其有孕至五六个月，遂于《大全方》紫苏饮加补气药，与十数帖，因得男而甚快。后遂以此方，随母之形色性禀，参以时令加减与之，无不应者，因名其方曰大达生散。（《格致余论·难产论》）

◆ 产后小便失禁

一日有徐姓妇，壮年得此（指接生不慎致尿泡破损，编者注），因思肌肉破伤，在外者且可补完，胞虽在腹，恐亦可治。遂诊其脉虚甚，曰：难产之由，多是气虚，难产之后，血气尤虚，试与峻补，因以参、术为君，芎、归为臣，桃仁、陈皮、黄芪、茯苓为佐，而煎以猪羊胞中汤，极饥时饮之，但剂率用一两，至一月而安。盖是气血骤长，其胞自完，恐稍迟缓，亦难成功。（《格致余论·难产胞损淋沥论》）

◆ 乳岩

予族姪妇年十八时，曾得此病，察其形脉稍实，但性急躁，伉俪自谐，所难者后姑耳！遂以《本草》单方青皮汤，间以加减四物汤，行以经络之剂，两月而安。（《格致余论·乳硬论》）

儿科医案

◆ 喘证

东阳张进士次子二岁，满头有疮，一日疮忽自平，遂患痰喘。予视之曰：此胎毒也，慎勿与解利药。众皆愕然。予又曰：乃母孕时所喜何物？张曰：辛辣热物是其所喜。因口授一方，用人参、连翘、芎、连、生甘草、陈皮、芍药、木通，浓煎沸汤入竹沥与之，数日而安。或曰：何以知之？曰：见其精神昏倦、病受得深，决无外感，非胎毒而何？（《格致余论·慈幼论》）

◆ 豆疮

从子六七岁时患痘疮，发热，微渴，自利。一小方脉视之，用木香散，每帖又增丁香十粒，予切疑焉。观其出迟，固因自利而气弱；察其所下，皆臭滞陈积，因肠胃热蒸而下也。恐非有寒而虚，遂急止之，已投一帖矣。继以黄连解毒汤加白术，与十帖，以解丁香之热，利止疮亦出。其后肌常有微热，而手足生痛疖，与凉剂调补，逾月而安。（《格致余论·痘疮陈氏方论》）

◆ 痫证

陈氏女，八岁时得痫病，遇阴雨则作，遇惊亦作，口出涎沫，声如羊鸣。予视之曰：此胎受惊也。其病深痼，调治半年，病亦可安，仍须淡味以佐药功。与烧丹元，继以四物汤入黄连，随时令加减，半年而安。（《格致余论·慈幼论》）

◆ 疮疡

其后此子（指朱震亨次女所生之子，编者注）二岁，疮痍遍身，忽一日其疮顿愈，数日遂成痎疟。予曰：此胎毒也。疮若再作，病必自安。已而果然。若于孕时确守前方，何病之有？（《格致余论·慈幼论》）

余从叔父平生多虑，质弱神劳，年近五十，忽左膊外侧廉上起一小红肿，大约如栗。予视之曰：慎勿轻视，且生与人参大料作汤，得二三斤为好。人未之信，漫进小帖数服，未解而止。旬余值大风拔木，疮上起一道红如线，绕至背胛，直抵右肋，予曰：必大料人参，少加当归、川芎、陈皮、白术等补剂与之。后与此方，两月而安。（《格致余论·痈疽当分经络论》）

东阳李兄，年逾三十，形瘦肤厚，连得忧患，又因作劳，且过于色，忽左腿外侧廉上一红肿，其大如栗。一医问其大腑坚实，与承气两帖下之不效；又一医教与大黄、朱砂、生粉草、麒麟竭，又二三帖；半月后召予视之，曰：事去矣。（《格致余论·

痈疽当分经络论》）

　　李兄，年四十余而面稍白，神甚劳，忽胁下生一红肿如桃。一人教用神剂，众笑且排，于是流气饮、十宣散杂而进之。旬余召予视之，予曰：非惟不与补药，抑且多得解利，血气俱惫矣。已而果然。或曰：太阳经非多血少气者乎？何臀痈之生，初无甚苦，往往间有不救者，吾子其能治之乎？予曰：臀居小腹之后，而又在其下，此阴中之阴也。其道远，其位僻，虽曰多血，气运不到，气既不利，血亦罕来。中年之后，不可生痈，才有痈肿，参之脉证，但见虚弱，便与滋补，血气无亏，可保终吉。若用寻常驱热拔毒纾气之药，虚虚之祸，如指诸掌。（《格致余论·痈疽当分经络论》）

外科医案

◆下疳

一邻人，年三十余，性狡而躁，素患下疳疮，或作或止。夏初患自利，膈上微闷，医与治中汤两帖，昏闷若死，片时而苏。予脉之，两手皆涩，重取略弦似数。予曰：此下疳疮之深重者。与当归龙荟丸去麝，四帖而利减，又与小柴胡去半夏，加黄连、芍药、川芎、生姜煎，五六帖而安。（《格致余论·治病必求其本论》）

附一： 摘录他人医案

◆ 郁证

罗先生（指罗知悌，编者注）治一病僧，黄瘦倦怠，罗公诊其病，因乃蜀人，出家时其母在堂，及游浙又经七年。忽一日，念母之心不可遏，欲归无腰缠，而朝夕西望而泣，以是得病。时僧二十五岁，罗令其隔壁泊宿，每日以牛肉、猪肚、甘肥等，煮糜烂与之。凡经半月余，且时以慰谕之言劳之。又曰：我与钞十锭作路费，我不望报，但欲救汝之死命尔。察其形稍苏，与桃仁承气，一日三帖下之，皆是血块痰积方止。次日只与熟菜、稀粥，将息又半月，其人遂如故。又半月余，与钞十锭遂行。因大悟攻击之法，必其人充实，禀质本壮，乃可行也。否则邪去而正气伤，小病必重，重病必死。罗每日有求医者来，必令其诊视脉状回禀。罗但卧听，口授用某药治某病，以某药监其药，以某药为引经。往来一年半，并无一定之方。至于一方之中，自有攻补兼用者，亦有先攻后补者，有先补后攻者。又大悟古方治今病焉能吻合？随时取中，其此之谓乎。是时罗又言：用古方治今病，正如拆旧屋凑新屋，其材木非一，不再经匠氏之手，其可用乎？

由是又思许学士释微论曰：予读仲景书，用仲景之法，然未尝守仲景之方，乃为得仲景之心也。遂取东垣方藁，手自抄录。乃悟治病人，当如汉高祖踪秦暴，周武王踪商之后，自非发财散粟，与三章之法，其受伤之气，倦惫之人，何由而平复也？于是定为阴易乏，阳易亢，攻击宜详审，正气须保护，以《局方》为戒哉！（《格致余论·张子和攻击注论》）

附二：冠名丹溪医案

内科医案

◆伤寒

一人，年二十九，患伤寒，头疼胁疼，四肢痛，胸膈痛，小柴胡汤加羌活、桔梗、香附、枳壳。（《丹溪治法心要·附：医案拾遗》）

一人，年三十六，患伤寒咳嗽，夜发昼可，作阴虚治之；补中益气加天冬、麦冬、贝母、五味。（《丹溪治法心要·附：医案拾遗》）

一人患伤寒，发热如火，口干饮水，小柴胡去半夏加干葛、天花粉。（《丹溪治法心要·附：医案拾遗》）

一人患伤寒，冷到膝，补中益气汤加五味子，倍用人参服之，愈。（《丹溪治法心要·附：医案拾遗》）

一人患伤寒，腰痛，左脚似冰，小柴胡加黄柏、杜仲、牛膝。（《丹溪治法心要·附：医案拾遗》）

一人年三十四，患伤寒发热，身如芒刺痛，四物汤加参、芪、术、生地、红花。(《丹溪治法心要·附：医案拾遗》)

一人年五十六，好饮酒，患伤寒，发热，口干，似火烧，补中益气汤加鸡距子、当归、川芎、芍药、地黄汁、甘蔗汁。(《丹溪治法心要·附：医案拾遗》)

◆ 感冒

一老人饥寒作劳，患头疼，恶寒，发热，骨节疼，无汗，妄语，自服参苏饮取汗，脉洪数而左甚。此胃虚作劳，阳明虽受寒气，不可攻击，当大补其虚，俟胃气充实，必自汗而解。以参、芪、归、术、陈皮、炙甘草，每贴加附一片。服五帖，诸证虽解，但口稍干、热未退。乃去附加芍药，渐思食，精爽。间与肉羹，汗自出，热退。(《丹溪纂要·卷之一》)

一男子素嗜酒，困感寒，倦怠不思食，半月后大发热，恶寒，遍身痛。脉浮大，按之豁然，左为甚。此极虚受寒，以人参为君，黄芪、芍药、归身为臣，苍术、陈皮、通草、干葛为佐，大剂与之。五帖，汗如雨，凡三易被，得睡而愈。(《丹溪纂要·卷之一》)

一男子，素嗜酒，因衣薄冒风寒，遂觉倦怠，不思食者半月。至睡，徒大发热，痛如被杖，微恶寒。天明诊之，六脉浮大，按之豁豁然，左为甚，作极虚受风寒治之。以人参为君，白术、黄芪、当归身为臣，苍术、甘草、陈皮、通草、葛根为佐

使,与之,至五贴后,周身汗出如雨,凡三易被,觉来诸证悉除。(《丹溪治法心要·卷一》)

一妇人恶寒,用苦参、赤小豆各一钱为末,齑水调服。探吐之后,用川芎、南星、苍术、酒炒黄芩,为末,曲糊丸,服五六十丸,白汤下。冬月,芩减半,加姜汁调,曲煮糊丸。(《丹溪治法心要·卷三》)

一老妇肥厚,夏恶寒战栗。啖热御绵,大汗。已得附子三十余,浑身痒甚。脉沉涩,重取稍大。知其热甚而血虚也。以四物汤去芎,倍地黄加白术、黄芪、炒檗、生甘草、人参,每帖二两。腹大泄,目无视,口无言,知其热深,药无反佐之过也。以前药熟炒,与一贴,利止。四贴精神回,十帖全愈。(《丹溪纂要·卷之二》)

一男子因气有痰,恶寒。南星三分、香附一斤、砂仁八分、乌药六两、茯苓一钱,上判,水、姜五片煎。(《丹溪摘玄·卷十五》)

一人六月得患恶寒,大便燥结,不敢见风,人肥实,起居如常,大承气汤。(《丹溪治法心要·卷四》)

一人形瘦色黑,素多酒,不困。年半百有别馆。一日大恶寒,岁战,口渴不饮,脉大而弱,右关稍实略数,重则涩。此酒热内郁,不得外泄,由表热而虚也。黄芪二两,干葛一两,煎饮之,大汗而愈。有阳虚而恶寒者,用参芪之类,甚者少加附子。(《丹溪纂要·卷之二》)

◆ **暑病**

一人年五十余，六月间，发热，大汗，恶寒，战栗不自禁持，且烦渴，此暑病也。脉皆虚微细弱而数。其人好赌，致劳而虚，遂以人参作汤，调人参四苓散，八帖而安。（《丹溪治法心要·卷一》）

一人夏天发热，谵语，肢体莫举，喜冷饮，脉洪大而数。以黄芪、茯苓浓煎如膏，用凉水调服三四次后，昏卧如死，气息如常，次日方醒而愈。（《丹溪纂要·卷之一》）

一人夏发热、大汗、恶寒、战栗、烦渴，此暑病也。脉虚微而数，其人好赌致劳而虚，以人参作汤，调辰砂四苓散八帖而安。（《丹溪纂要·卷之一》）

◆ **发热**

一人旧有下疳疮，忽头痛、发热、自汗，众作伤寒治、反剧。脉弦甚、七至，重则涩。余曰：此病在厥阴而与证不对，以小柴胡加草龙胆、胡黄连，热服。四贴而安。（《丹溪纂要·卷之一》）

一人因斋素，饥寒作劳，发热、头疼，医与小柴胡。自汗、神昏，视听不能，脉大如指，似有力，与参、术、黄芪、熟附、炙甘草作大剂服之。一日汗少，二日热减。能视，加苍术与二贴。再得汗热除，乃去苍术，作小剂服，三日而安。（《丹溪纂要·卷之一》）

一肥白人年壮，因劳倦成病。秋间发大热，已服柴胡等药七八帖矣，两手脉洪数而实，观其形色，知其脉本不实，以服凉药所致。因与温补药，黄芪附子汤冷饮。三帖，困睡微汗而解，脉亦稍软。继以黄芪白术汤，脉渐敛小而愈。是肥白人虚劳多气虚也。（《丹溪纂要·卷之一》）

一男子二十三岁，因酒肉发热，用青黛、瓜蒌仁，入姜汁，每以七桃入口数口，三月而愈。（《丹溪摘玄·卷十五》）

一男子年二十余岁，四月内因饮酒发热，乃酒毒在内，又为房劳，气血虚乏及食狗肉，用补气血之剂，如葛根以解酒毒，服之微汗出，反懈怠热如故，思气血虚未禁，葛根之散必得鸡距子方解其毒，遂于煎药中加之得愈。（《丹溪摘玄·卷十七》）

一人因酒肉多发热，青黛、瓜蒌仁、姜汁，上三味，捣，每日以数匙入口中，三日愈。（《丹溪治法心要·卷四》）

一男子年十九，凡农作不惮劳，忽一日大发热而渴，恣饮水数碗，次早热退，目不识人，言谬误自言，腹肚不能转侧，饮食不进，身体转掉不能，又至二日来告急。脉两手涩而大，右为甚，于气海灸三十壮，用白术二钱、黄芪二钱、熟附一片、陈皮半钱，与十帖不效，反增发微渴，余证仍在，却进少粥，此气豁和而血未应也。于前药去附子，加酒归以和血，因有热加人参一钱半，与三十帖而安。（《丹溪治法心要·卷四》）

一人，天明时发微寒便热至晚，两腋汗出，手足热甚，则胸满枸急，大便实而不能食，似劳怯病者，脉不数，但弦细而沉，

询知因怒气得者，但用大柴胡汤，惟胸背枸急不躁，后用二陈汤加羌活、防风、黄芩、红花。（《丹溪治法心要·卷四》）

一人，五十三岁，患发热如火，此人平日好酒色，补中益气加黄柏、知母，多用参、术。（《丹溪治法心要·附：医案拾遗》）

一人连年病疟，后生一子，三月病热，右腋下阳明、少阳之分生一疖。甫平，左腋下相对又一疖，脓血淋漓几死。医以四物汤、败毒散数倍人参、以香附为佐、犀角为使，大料饮乳母，两月而愈。逾三月忽腹胀，生赤疹如霞片。取剪刀草汁调原蚕砂敷，随消。又半月移胀入囊为肿，黄莹裂开，两丸显露水出。以紫苏叶盛麸炭末托之，旬余而合。此胎毒证也。（《丹溪纂要·卷之四》）

一人内弱，本劳苦得，汗下后大虚，脉细数，热如大灸，气短促，人参、当归、白术、黄芪、甘草、五味子、知母、竹叶、水与童便煎服，两帖而安。大病虚脱，本是阴虚，用药灸丹田以补阳，阳生阴长故也。不可用附子止，可用人参多服。（《丹溪治法心要·卷一》）

一人年二十余，九月间发热头痛，妄言见鬼，医与小柴胡十余帖，而热愈甚。其形肥，脉弦大而数，左大甚，遂作虚治之。以人参、白术为君，茯苓、芍药为臣，黄芪为佐，加附子一片为使，与二帖证不减。或言脉数大，狂热，又大渴，附子恐误。予曰：虚甚，误投寒凉之药，人肥，而左大于右，事急矣，非附子一片，行参、术，乌能有急救乎？再与一帖，乃去附子而作大

剂，与五十余帖，得大汗而愈，自又补养两月，气体犹未安。（《丹溪治法心要·卷四》）

一人年十七，出痘，发热而昏倦甚，脉大而似数，与参、术、芪、归、陈皮，大料浓汤饮之，二十帖。痘出，又与二十帖，则脓胞成，身无全肤，或用陈氏本方与之。予曰：但虚无寒，又与前方至六十帖而安。（《丹溪治法心要·卷八》）

一人因吃面，遍身痛，发热，咳嗽有痰：用苍术一钱半，陈皮一钱，半夏一钱，羌活五分，茯苓五分，防风五分，黄芩五分，川芎五分，甘草二分。上作一服，姜三片煎，半饥半饱时服。（《丹溪治法心要·卷四》）

一少年发热而昏，耳目不闻，见脉豁大而略数，知其为劳伤矣。以人参、黄芪、当归、白术、陈皮，大料浓煎，与十余帖疮始出，又二十余帖，成脓泡，无完肤。或谓合用陈氏全方。予曰：虚耳，无寒也。又数十帖而安。后询其先数日劳力出汗甚多，若用陈氏方，宁无后悔。（《丹溪纂要·卷之四》）

郑兄年二十余，秋初发热，口渴妄言，病似鬼邪。八日后，两脉洪数而有力，形肥而白，筋骨稍露脉搏手，必凉药所致，此劳倦病，温补自安。已得柴胡七八帖矣，未效，因与黄芪附子汤，冷与饮之，三帖后，微汗得睡，脉亦软，后又继之，以黄芪白术汤调补十日安，又加陈皮，与半月复归。（《丹溪治法心要·卷四》）

◆ 咳嗽

一妇人积嗽，腹有块，内蒸热：贝母、瓜蒌、南星、香附各一

两，姜黄、兰实各二钱五分，白术一两。（《丹溪治法心要·卷一》）

一妇人积痰嗽：黄芩、黄连、香附、贝母、瓜蒌、生甘草、陈皮、茯苓、白术、知母、杏仁、桑白皮。（《丹溪治法心要·卷一》）

一男子，年二十岁，因连夜劳倦不得睡，感寒嗽痰，痰如黄白脓，嗽声不出，时初春大寒，与小青龙汤四帖，觉咽喉有丝，血腥气逆上，血线自口中左边一条，顷遂止。如此每昼夜十余次，其脉弦大散弱，左大为甚，人倦而苦于嗽，予作劳倦感寒。盖始因强与甘辛燥热之剂，以动其血，不急治恐成肺痿，遂与人参、黄芪、当归身、白术、芍药、陈皮、炙甘草、生甘草、不去节麻黄，煎熟又藕汁治之，两月而病减嗽止。却于前药去麻黄，又与四帖而血止。脉大散尚未收敛，人亦倦甚食少，遂于前药去藕汁，加黄芩、缩砂、半夏，至半月而安。（《丹溪治法心要·卷一》）

一人患干咳嗽、声哑，用人参、橘红各一钱半，白术二钱半，夏曲一钱，茯苓、桑白皮、天门冬各七分，甘草、青皮各三分（五帖后去青皮），五味二十五粒，知母、地骨皮、瓜蒌子、桔梗各五分，作一帖，入姜煎。夏加黄芩五分仍与四物入童便、竹沥、姜汁并炒黄柏二药昼夜相间服，两月声出而愈。（《丹溪纂要·卷之一》）

一人患咳嗽、恶风寒、胸痞满、口稍干、心微痛、脉浮紧而数，左大于右。盖表盛里虚，闻其素嗜酒肉有积，后因行房涉寒，冒雨忍饥，继以饱食。先以人参四钱、麻黄连根节一钱半或云此丹

溪神方与二三帖，嗽止寒除。改用厚朴、枳实、青陈皮、瓜蒌、半夏为丸与二十服，参汤送下，痞除。（《丹溪纂要·卷之一》）

一人久嗽吐红，发热消瘦，众以为瘵，百方不应。予视之脉弦数日轻夜重，用倒仓法而愈，次年生子。（《丹溪纂要·卷之二》）

一人上嗽，下肾痛破，玄参、黄柏（炒）、青黛、犀角、山楂、甘草节、神曲、麦芽、桃仁、连翘。上末之，作丸。（《丹溪治法心要·卷六》）

一人痰积郁嗽：贝母、黄芩、香附、瓜蒌、青皮各一两半。（《丹溪治法心要·卷一》）

一人体肥膏粱饮酒，当劳倦发，咽痛鼻塞痰嗽，凉膈散加桔梗、荆芥、南星、枳实。（《丹溪治法心要·卷一》）

一壮年患嗽而咯血，发热肌瘦。医用补药数年而病甚，脉涩。此因好色而多怒，精神耗少，又补塞药，多荣卫不行，瘀血内积，肺气壅遏，不能下降。治肺壅非吐不可，精血耗非补不可，唯倒仓法二者兼备。但使吐多于泻耳。兼灸肺俞二穴在三椎骨下，横过各一寸半。（《丹溪纂要·卷之三》）

一壮年因劳倦不得睡，患嗽痰如脓，声不出。时春寒，医与小青龙汤。喉中有血丝，腥气逆上，渐多，有血线自口右边出，昼夜十余次，脉弦大散弱，左大。为其此劳倦感寒，强以辛甘燥热之剂动其血，不治恐成肺痿。以参、芪、归身、白术、芍药、陈皮、生甘草（带节）、麻黄，煎，入藕汁服之，二日而嗽止。乃去麻黄，与四日而血除。但脉散未收，食少，倦甚。前药除藕

汁加黄芩、砂仁、半夏，半月而愈。（《丹溪纂要·卷之三》）

◆ 喘证

一妇人，六七个月痰嗽喘急不卧。北柴胡三钱，麻黄二钱，石膏二钱，桑白皮一钱，甘草半钱，黄芩钱半，一汗而愈。后服五味子、甘草、桑皮、人参、黄芩。（《丹溪治法心要·卷二》）

一老人久喘，新秋患痢。数日咳逆作，脉豁大。以其形瘦可治。用参术汤下大补丸，以补血而安。（《丹溪纂要·卷之二》）

一女子性躁、味厚。暑月因大怒而咳逆作。举身跳动，神昏。视其形气实，一云膈上有痰，怒气连郁，痰热相搏，气不得降，非吐不可。以人参芦煎饮，大吐顽痰数碗，大汗昏睡，一日而安。人参入手太阴，补阳中之阴。芦则反是，大泻太阴之阳。女子暴怒气上，肝主怒，肺主气，怒则气逆，肝木乘火侮肺，故咳逆而神昏。今痰尽、气降、火衰，金气复位，胃气得和而解。（《丹溪纂要·卷之二》）

一人喘：南星、半夏、杏仁、瓜蒌仁、香附、陈皮、青黛、萝卜子，皂角灰酒丸。（《丹溪秘传方诀·卷之十》）

一人因久病心痛、咽酸，治愈后，至春中脘微胀，面青、气喘。意谓久病衰弱，木气凌脾，以索矩三和汤而安。（《丹溪纂要·卷之二》）

◆ 肺痨

一妇人劳瘵：四物汤加参、芪、柴胡、黄芩、鳖甲、地骨、干葛、五味、甘草，水煎服。虚劳大热之人，服芩、连寒药不得者，用参、芪、归、术、柴胡、地骨、麦冬、五味、秦艽、芍药、青蒿、半夏、甘草、胡连，上用生姜、乌梅煎服。(《丹溪治法心要·卷四》)

一男子劳弱，潮热往来，咳嗽痰血，日轻夜重，形容枯瘦，饮食不美，肾脏虚甚：参、芪、白术、鳖甲各一钱，当归、五味、炒芩、炒柏、软柴、地骨、秦艽、炒连、茯苓、半夏各五分，麦冬七分半，姜煎服，就送下三补丸。(《丹溪治法心要·卷四》)

一人年三十五，患虚损，朝寒暮热，四君子汤加软柴胡、黄芩、当归、芍药、川芎、地骨皮、秦艽。(《丹溪治法心要·卷四》)

一人气血两虚，骨蒸寒热交作，大便如常，脉细数，少食，八物汤加柴胡、知母、黄柏。(《丹溪治法心要·卷四》)

◆ 肺痿

曾治一妇人，二十余岁，胸膺间一窍，口中所咳脓血，与窍相应而出，以人参、黄芪、当归，补气血之剂，加退热排脓等药而愈。(《丹溪心法·卷二》)

◆ 心风痴

一人年壮肥实，心风痴。吐后与此：贝母、瓜蒌、南星、黄连各一两，郁金、天麻、青子、生甘草、枳实、连翘、苦参各半两，白矾、皂角各二钱，上作丸，服后用：蜈蚣(黄赤各一条，

香油炙黄），芎、防、南星、白附、白矾、牙皂各一两，郁金半两，上丸，朱砂为衣。(《丹溪治法心要·卷五》)

◆ 心悸

一人形质俱实，因大怒患心不自安，如人将捕之，夜卧亦不安，耳后火光炎上，食虽进而不知味，口干而不欲饮。以人参、白术、归身为君，陈皮少加盐炒为佐，炙黄柏、玄参煎服，半月而安。(《丹溪纂要·卷之三》)

◆ 胸痹

一人脉涩，心脾常痛：白术、半夏、苍术、枳实、神曲、香附、茯苓、台芎。上末之，神曲糊丸服。(《丹溪治法心要·卷三》)

一人心痛、疝痛：炒山栀、香附各一两，苍术、神曲、麦芽各五钱，半夏七钱，乌梅、石碱各三钱，桂枝一钱五分。上末之，姜汁炊饼为丸，每服百丸，姜汤下，冬去桂枝。(《丹溪治法心要·卷三》)

一人以酒饮牛乳，患心疼年久，身无汗，医多以丁香治之。羸弱食减，每痛以物拄之，脉迟弦涩，又苦吞酸，以二陈汤加芩、连、白术、桃仁、郁李仁、泽泻，每日服之。屡涌出酸苦黑水并如烂木耳者，服至二百余帖，脉涩退至添纯弦而渐充满，时冬暖，意其欲汗而血气未充，以参、芪、归、芍、陈皮、半夏、甘草服之，痛缓。与麻黄、苍术、芎、归等才下咽忽晕厥，须臾

而苏,大汗,痛止。(《丹溪纂要·卷之三》)

一人因心痛服热药,兼患吞酸。以二陈汤加芩、连、白术、桃仁、郁李仁、泽泻,服之。涌出酸苦黑水及如烂木耳者。服久心痛即愈,酸仍频作。有酸块自胸筑上咽喉其恶以黄连浓煎,冷,俟酸块欲上,与数滴,饮之即下,数次而愈。(《丹溪纂要·卷之二》)

一人饮热酒食物,梗塞胸痛,有死血。用白术、贝母、麦芽、香附、瓜蒌、桃仁、杏仁、牡丹皮、生甘草、葛根、山栀、黄芩、红花、荜澄茄。上为末,或丸或散,任意服。其余治法详见《医要》。(《丹溪治法心要·卷三》)

◆ 心腹痛

有人饱过患此(指心腹痛久成郁而生火,编者注),以火毒治,遂以黄连六钱、甘草一两,一服而安矣。(《脉因证治·卷上》)

◆ 谵语

一人本内伤,汗下后,谵语,初能识人,后三五日,语后更妄言,此神不守舍,慎勿攻战,脉多细数,不得睡,足冷气促,面褐青色,口干燥,用补中益气汤加人参半两,竹叶三十片,煎服,效。(《丹溪治法心要·卷一》)

一人发斑面赤,昏愦、谵语,脉洪而虚,按之无力,用人

参、生地各半两，附子一钱，大黄一钱半，煎服之。不甚泻，夏月用之。（《丹溪治法心要·卷一》）

一妇暑月赴筵，坐次失序，自愧而成病，言语失伦，脉弦数。法当导痰、清热、补脾，其家不信，用巫治之，旬余而死。此妇痰热殆甚，乃以法尺惊其神，使血不宁。法水密其肤，使汗不得泄，不死何矣？（《丹溪纂要·卷之三》）

◆ 厥证

一妇人，气实多怒不发，忽一日大发，叫而欲厥。盖痰闭于上，火起于下，上冲故也。与香附末五钱，生甘草三钱，川芎七钱，童便、姜汁煎。又以青黛、人中白、香附，末为丸，稍愈，后大吐乃安。后以导痰汤加姜炒黄连、香附、生姜汤下芦荟丸。（《丹溪治法心要·卷一》）

◆ 痫病

卢孺人因怒手足强直，十指如束，左脉弦虚，右脉弦大而强，稍坚。此风木治脾土，宜速泻肝气，助肺金，补脾土之阴。黄连二钱，南星、白术一钱，人参、黄芩、天麻、川芎、木通、陈皮、青皮半钱，甘草二钱。上作一贴，煎取一盏，入姜汁令辣，再沸热饮。（《丹溪遗书·丹溪医按》）

某孙女胎中受湿热，午后发搐，唇黑面青，每小作一次未半周，难与药，且酿乳饮之。白术八钱，陈皮、半夏、芍药、青皮

五钱，人参、川芎、木通三钱，黄连二钱，甘草一钱，黄芩三钱。上分作八贴服，效。(《丹溪遗书·丹溪医按》)

一妇久积怒与酒，病痫，目上视，扬手掷足，筋牵，喉响，流涎，定则昏昧，腹胀痛冲心，头至脚大汗，痫与痛间作。此肝有怒邪，因血少而气独行，脾受刑肺，胃间犹有酒痰为肝气所侮而为痛。酒性喜动，出入升降，入内则痛，出外则痫。用竹沥、姜汁、参术膏等药甚多。痫痛间作无度，乘痛时灸大敦在足大指甲后一韭叶三毛中，行间在足大指、次指歧缝间动脉，中脘在脐上四寸，间以陈皮、芍药、甘草、川芎汤调膏，与竹沥服之无数。又灸太冲在足大指本节后三寸，或云一寸半动脉陷中，然谷在足内踝前大骨下陷中，巨阙在脐上六寸及大指半甲肉，且言鬼怪怒骂巫者。予曰：邪乘虚而入，理或有之，与前药佐以荆沥防痰。又用秦承祖灸鬼法即鬼哭穴，以两手大指相并缚定，用大艾炷骑缝灸之，务令两甲角及甲后肉四处着火，一不着则不效，哀告我自去，余证调理而安。(《丹溪纂要·卷之三》)

一少妇气实多怒，事不如意，忽大叫而欲厥。盖痰闭于上，火起于下而上冲。用香附五钱，生甘草三钱，川芎七钱，童便姜汁炒，煎服，又用青黛、人中白、香附丸服，稍愈后用吐法乃安。再用导痰汤加姜炒黄连、香附、生姜下龙荟丸。癫狂脉虚者可治，实者难治。(《丹溪纂要·卷之三》)

一少年夏间因羞怒发昏，手搐如狂，面黑，睾丸能动。左右相过，医与金铂镇心丸，抱龙丸、妙香散、定志丸，不效。脉微弦六至，此素有湿热，因激起厥阴相火与令火，不宜麝香之药，况肝病先当救脾，诸药多燥血坏脾者。遂以黄连为君，人参为臣，酒浸芍药和白陈皮为佐，甘草为使，生姜一片。服八帖而安。（《丹溪纂要·卷之三》）

一妇人年近三十余，正月间新产，左腿右手发搐，气喘不得眠，口鼻面部黑气起，脉浮弦而沉涩，右手为甚，意其脾受湿证。遂问：怀胎时曾大渴思水否？彼云：胎三月时，尝喜汤茶水。遂以黄芩、荆芥、木香、滑石、白术、槟榔、陈皮、苍术、甘草、芍药，至四服，后加桃仁，又四服，腹有漉漉声，大便下者，视皆水晶块，大者，如鸡子黄，小者，如蝌蚪数十枚，遂搐定喘止。遂于药中，去荆芥、槟榔、滑石，加当归身、茯苓，与其调理血脉，服至十帖而安。（《丹溪治法心要·卷七》）

一男子，年二十余，患痘疮靥谢后，忽口噤不开，四肢强直，不能舒屈，时绕脐痛，痛一阵则冷汗出如雨，痛定则汗止，时止时作，其脉弦紧而急，如直状，询知此子极劳苦，意其因劳倦伤血，且山居多风寒乘虚而感之，后因痘出，其血又虚，当用温药养血，辛凉散风，遂以当归身、白芍药为君，以川芎、青皮、钩藤为臣，白术、陈皮为佐，甘草、桂皮、南木香、黄芩为使，加以红花少许，煎服而愈。予从子六七岁时出痘，身热，微渴，自利，医用木香散加丁香十粒。予观其出迟，固因自利而气弱，然其所下皆臭滞，盖因热蒸而下，恐未必寒，急止之，已投一帖矣，与黄连解毒汤加白术，近十帖以解之，利止，痘亦出。

其肌常微热，手足生痏，又与凉补一月，安。(《丹溪治法心要·卷八》)

一人痰火发作，战摇头，手动掉，状如中风相似。南星、枳实、陈皮、半夏、茯苓、甘草、瓜蒌、白术、酒黄芩、酒黄连、防风、羌活、天麻、蔓荆子，上剉，水、姜五片煎。(《丹溪摘玄·卷一》)

丹溪治一妇人如痫，或作或辍，恍惚不省人事。一日略苏醒，诊视间忽闻床上有香气，继又无所识。丹溪曰：气因血虚亦从而虚，邪因虚而入，理或有之。遂以秦承祖灸鬼法灸治……即愈。(《医学正传·卷之五》)

◆ 食积

一人，内多食积，心腹常鼓胀：南星（姜制）一两，半夏（瓜蒌制）一两半，其法以瓜蒌仁研和润之，香附（便浸）一两，青礞石（硝煅）一两，萝卜子（蒸）五钱，连翘五钱，橘红五钱，麝香少许。上末之，曲糊丸。(《丹溪治法心要·卷四》)

一人食积，痰气脾弱，贝母、连翘、麦芽、陈皮各半两，南星、黄芩、白术各一两，莱菔子二钱半。上末之，炊饼丸。(《丹溪治法心要·卷二》)

附：不食

一人不能饮食，约一月余，诸药不效，服此（二陈汤加连、荷、

干葛、白术、白芍、香附、砂仁、厚朴、枳壳，上剉，每八钱，姜五片，水煎服。编者注）遂得饮食。（《丹溪摘玄·卷十一》）

附：恶心

一人吃犬肉致饱恶心。二陈汤加葛根、藿香、香附、砂仁、白术、厚朴、芦眼（疑为"叶"，编者注）汁，如恶心不止，加青芦叶。上剉。（《丹溪摘玄·卷十一》）

一人年壮病反胃，益元散加陈皮、半夏、生姜自然汁浸，晒干为末，竹沥甘蔗汁调服。（《丹溪治法心要·卷三》）

◆ 呕吐

一人，老年，呕吐痰饮，胸大满，寒热，因伤食起：半夏、陈皮、茯苓导饮，白术补脾，柴胡、生甘草、黄芩退寒热，加苍术散表寒，缩砂仁定呕下气。（《丹溪治法心要·卷四》）

一人饥饱劳役成呕吐病，时作时止，吐清水，大便或秘或溏，腹痛上攻心背，脉弦：白术一两半，山栀一两（用茱萸炒，二钱，去茱萸不用），黄连一两（用茱萸二钱，炒，去茱萸不用），神曲、麦芽、桃仁各一两（去皮，用巴豆二十粒炒，去巴豆不用），姜黄、杏仁各一两（去皮，用巴豆二十粒，炒，去巴豆不用），香附一两，三棱一两（用巴豆二十粒，炒，去巴豆不用），蓬术一两（用巴豆二十粒，炒，去巴豆不用），白豆蔻、砂仁、木香、莱菔子、陈皮以上各五钱，南星一两（姜制），山楂

一两，大黄一两（蒸），青皮五钱。上末之，姜汁饮饼丸，每服二三十丸。（《丹溪治法心要·卷二》）

一人数年呕吐酸水，时作时止，便涩肠鸣；白术、枳实、吴萸、苍术、缩砂、陈皮、茯苓、香附、贝母、生甘草、白豆蔻、滑石，上煎服。（《丹溪治法心要·卷四》）

一人早呕酒，以瓜蒌、贝母、山栀（炒）、石膏（煅）、香附、南星、姜制神曲、炒山楂子各一两，枳实（炒）、姜黄、莱菔子（蒸）、连翘、石碱各半两，升麻二钱半。上末之，姜汁炊饼丸。（《丹溪治法心要·卷二》）

有一匠者，年近三十，勤于工作而爱妻嗜酒，其面白，脉涩重著则大而弱，乃令谢去工作，卧于牛家，取新温牛乳饮之，每夜一杯，昼夜可饮五六次，尽却食物，以渐而至七八次，半月大便润，月余而安。然口渴未正，乃酒毒未解，间饮甘蔗汁少许，当噎时鸬鹚唌唧之即可。以后常以细糠蜜丸服之，即效。（《丹溪摘玄·卷十二》）

◆ 呃逆

一女子暑月因大怒而发呃逆。（《丹溪治法心要·卷三》）

一人年近七十，患滞下后发呃逆。（《丹溪治法心要·卷三》）

一人年近五十，因怒得滞下病后发呃逆（治法俱见《医要》）。（《丹溪治法心要·卷三》）

一人七月炎暑，口干渴，滞下吃逆，以参术煎汤，调益元散服，滞下吃逆止。不足者，以参术煎汤，下大补丸，有余并痰者吐之，人参芦之类。内伤吃逆，补中益气汤加丁香。（《丹溪摘玄·卷四》）

◆ 反胃

一男子壮年，食后必吐出数口，不尽出，胃肠上时作声，面色如平人，病不在脾胃而在膈间。询得病人由，乃大怒未止辄吃面，即成此证，料之以怒甚则血苑于上，积在膈间，有得气之升降，津液因聚为痰为饮，与血相搏而动，故作声也。以二陈汤加香附、莱菔子、韭汁，服之二日，以瓜蒂散、酸浆吐之，再一日又吐痰中儿血一盏，次日再吐，见血一钟。其病得愈。夫噎病生于血干，血阴气也。阴生静，内外两静，则脏腑之火不起，而金水二气有养。阴血自生，肠胃津液传化合宜，何噎之有，触类而长。（《丹溪摘玄·卷十二》）

一人勤劳而有爱妻，且喜酒。病反胃半年，脉涩不均，重取大而无力。便燥，面白形瘦，精血耗故也。取新温牛乳细饮之，每次尽一杯。昼夜五七次，渐至八九次。半月便润，月余而安。然或口干，盖酒毒未解，间饮以甘蔗汁少许。（《丹溪纂要·卷之二》）

一中年妇人反胃，以四物汤加带白陈皮、留尖桃仁、生甘草、酒红花，浓煎，入驴尿，以防生虫，数十贴而安。（《丹溪纂要·卷之二》）

一人年四十，病反胃二月。不喜饮食，或不吐，或吐涎裹食出。得吐则快，脉涩，重取弦大。因多服金石房中药所致。时秋热，以竹沥、御米为粥，二三啜而止。频与之，遂不吐。后以流水煮粥，少入竹沥与之。间以四物汤加陈皮，益其血。(《丹溪纂要·卷之二》)

一老人反胃，瓜蒌、贝母、白术、陈皮、吴茱萸、黄连、生甘草、人参、茯苓、枳实。年少者，以四物汤清胃脘。血燥不润便，故涩，《格致余论》甚详。(《丹溪治法心要·卷三》)

一中年人，中脘作痛，食已则吐，面紫霜色，关脉涩涩，乃血病也，因跌仆后中脘即痛，投以推陈生新血剂，吐片血碗许而愈。(《丹溪治法心要·卷三》)

◆膈噎

一人先因膈噎，后食羊肉，前痰大作及咽酸，用二陈加苍术、白术、香附、砂仁、枳壳、吴萸、黄连、神曲、生姜，煎服。里急后重加木香、槟榔，痰气结核在咽。(《丹溪治法心要·卷三》)

一人但能食粥一匙，吃下膈有一菜杂于其间，便连粥俱不能下，鱼肉俱不可咽，只能食稀粥，此人起居如常，用凉膈散加桔梗。若面常觉发热，大便结，此咽膈燥痰所碍，加白蜜饮之。治反胃，未致于胃脘干槁者。(《丹溪治法心要·卷三》)

一人痰火噎塞，胸膈不宽，二陈加紫苏、厚朴、香附、砂仁、丁香、藿香、白术、白豆蔻、枳壳、姜连；心腹痛及咽酸去枳壳加吴萸；发热去枳壳、吴萸，加干葛、竹茹、枇杷叶（须用生姜汁炒）；热盛者，加连翘仁、姜。煎服。（《丹溪治法心要·卷三》）

一人咽膈间常觉有物闭闷，饮食妨碍。脉涩稍沉，形色如常。予作曾饮热酒所致，遂以生韭汁每服半盏，日三服，至二斤而愈。（《丹溪纂要·卷之二》）

一人不能顿食，喜频食。一日忽咽膈壅塞，大便燥结。脉涩，似真脏脉。喜其形瘦，面色紫黑，病见乎冬却有生意。以四物汤加白术、陈皮，浓煎，入桃仁十二粒，研，再煎沸，饮之。更多食诸般血以助药。三十帖而知，至五十帖而便润，七十帖而食进，百帖而愈。（《丹溪纂要·卷之二》）

◆ 痞满

一妇人痞结，鼓胀不通，坐卧不安，用麦芽末酒调服，良久自通。（《丹溪治法心要·卷四》）

一妇因哭子后，胸痞有块如杯。食减面淡黄黧黑，惫甚。脉弦细虚涩，日晡发寒热。知其势危，补泻兼用，以补中益气汤随时令加减与痞气丸相间服之。食前用汤，食后用丸，必汤多于丸也。一月寒热退、食稍进，仍服前药。二月后忽夜大寒热，天明退，其块如失。至晚手足下半节皆肿，遂停药数日。忽夜肿如失，天明复块有而小。二陈汤加白术、桔梗、枳实服半月而安，

次年生子。(《丹溪纂要·卷之二》)

一女子患胸腹胀满，自利十数行，脉大散无力。予曰：此表证反功里，当死。赖质厚，时又在室，可救，但寿损矣。以四物汤加参、术、陈皮、炙甘草煎服，半月未退。自用萝卜种煎浴二度，又虚其表，肿稍增。事急矣！前方去芍药、地黄，加黄芪，倍白术，大剂浓煎饮之。又以参术为丸吞之。又食难化物，自利，以参术少加陈皮佐煎汤。肉豆蔻、诃子为君，山楂为使，粥丸吞之。四五十贴而安。(《丹溪纂要·卷之二》)

一人肥大苍厚，因厚味致消渴。治愈后以黄雌鸡滋补，食至千数。患膈满呕吐，医用丁、沉之药百数而愈。后值大热中恶风、怕地气，乃堆糠铺肇蔽风而处。动止、呼吸、言语皆不能，脉四至，浮大而虚。此内有湿痰、多得燥热药成气散血耗，夏令当死。赖色苍厚、胃气尚存，以参、术、黄芪熬膏，煎淡五味汤，以竹沥调饮之，三月痊愈。(《丹溪纂要·卷之二》)

一人食必屈曲下膈硬涩微痛，脉右甚涩而关沉，左却和。此污血在胃脘之口，气因郁而为痰，必食物所致。询其去腊日饮剁剁酒三盏，遂以韭汁半盏，冷饮细呷之，尽半斤而愈。(《丹溪纂要·卷之二》)

一饮酒人，胃大满发热，夜谵语，类伤寒，右脉不如左大：补中益气汤去芪、柴胡、升麻，加半夏。以芪补气作满，柴胡、升麻又升，故去之，服后病愈。因食凉物心痛，于前药加草豆蔻数粒。(《丹溪治法心要·卷四》)

◆ 腹胀痛

一少年勤于农作，忽劳倦大热而渴，恣饮泉水，次日热退，言视谬妄。自言腹胀，不能转侧，不食、战掉，脉涩而大右为甚。灸气海三十壮，用白术、黄芪各二钱，附煮过五分，与十帖不效。又增发热而渴，但少进稀粥。予曰：此气欲利而血未应也。于前药去附，加酒当归以和血，有热加人参一钱半，与三十帖而安。（《丹溪纂要·卷之一》）

一人因久疟，腹胀、脉微弦、重取涩，皆无力。与三和汤倍术入姜汁，数贴而疟愈。小便利，腹稍减。随又小便短，此血气两虚。于前方入人参、牛膝、归身尾，大剂，百贴而安。（《丹溪纂要·卷之二》）

一友人得胀疾，自制此药（指禹余粮丸，编者注）服之。余曰：温热药多且煅，火邪尚存，宜自加减。彼不听，服之一月，口鼻出血，骨立而死。（《丹溪纂要·卷之二》）

一妇患腹隐痛，常烧砖瓦熨之面胸，畏火气，六脉和，皆微弦，苦夜不寐，悲忧一年，众作心痛治，遂觉气复自下冲上，形不痛。予谓肝受病，与防风通圣散吐之，时春寒，加桂、入姜汁调之，日三四次，夏稍热，与当归龙胆丸间枳术丸，一月安。（《丹溪纂要·卷之三》）

一老人腹痛，不禁下者，用川芎、苍术、香附、白芷、干姜、茯苓、滑石等剂而愈。（《丹溪纂要·卷之三》）

一老人，心腹大痛，而脉洪大，虚痛昏厥，不食，不胜攻击者：四君子汤加当归、麻黄、沉香。(《丹溪治法心要·卷四》)

一人脾痛：二陈汤加酒浸黄芩、苍术、羌活，用凤仙叶捣贴痛处。(《丹溪治法心要·卷四》)

一人于六月投渊取鱼，至秋雨凉，半夜小腹痛甚，大汗，脉沉弦细实，重取如循刀责责然。与大承气汤加桂二服微利，痛止，仍连日于酉时复痛，每服前药得微利痛哲止。于前药加桃仁泥，下紫黑血升余，依时复痛，脉虽减而责责然。犹在于前药加附子，下紫黑血如破絮者二升而愈。又伤食，于酉时复痛在脐腹间，脉和，与小建中汤一服而愈。(《丹溪纂要·卷之三》)

一少年自小面微黄，夏间腹大痛，医与小建中汤加丁香二帖，不效，加呕吐清汁。又与丁沉透膈汤二帖，不食，困卧，痛无休止，不可按。又与阿魏丸百粒，夜发热，不寐，脉左沉弦而数，关尤甚，右沉滑数实。与大柴胡加甘草四帖下之，痛呕虽减，食未进。与小柴胡去参、芩加芍药、陈皮、黄连、生甘草二十帖而愈。(《丹溪纂要·卷之三》)

有一女子腹痛，百方不治，脉滑数，腹皮急，脉当沉细，今反滑数，以此(云母膏，编者注))下之。云母膏丸梧桐大，百丸，阿胶烊入，酒下之，下脓血为度。(《丹溪手镜·卷之下》)

◆泄泻

孙郎中因饮食过多，腹膨泻痢，带白，用：白术、苍术、厚

朴、茯苓，下保和丸。（《丹溪秘传方诀·卷之一》）

一妇人，年十八，难产，七日后产，大便泄，口渴，气喘，面红有紫斑，小腹胀痛，小便不通，用牛膝、桃仁、当归、红花、木通、滑石、甘草、白术、陈皮、茯苓，煎汤，调益母草膏，不减后以杜牛膝，煎浓膏一碗，饮之，至一更许，大下利一桶，小便通，而愈。口渴，四君子汤加当归、牛膝，调益母膏。（《丹溪治法心要·卷七》）

一妇人产后泄泻不禁，用人参五钱，白术七钱，附子一钱半，二服而愈。（《丹溪治法心要·附：医案拾遗》）

一老人，奉养太过饮食伤脾，常常泄泻，亦是脾泄：炒白术二两、酒炒白芍药一两、炒神曲二两、山楂一两半、半夏一两、炒黄芩半两，上为末，青荷叶烧饭为丸。（《丹溪治法心要·卷二》）

一老人禀厚形瘦，夏末患泻痢，至秋深治不愈。神不悴，溺涩少不赤，脉涩颇弦，膈微闷，食减。因悟曰，必多年沉积僻在肠胃。询之，嗜鲤鱼三年，无一日缺。予曰：此痰积在肺，肺为大肠之脏，宜大肠之不周也。当澄其源而流自清，以茱萸、陈皮、青芩、鹿茸根、生姜，浓煎，和砂糖饮一碗，探吐痰半升如胶，痢减半，又饮之痢止。与平胃散加白术、黄连调理。（《丹溪纂要·卷之二》）

一老人右手风挛，患泄泻，百药不效。左手脉浮滑洪数，此太阴有积痰，肺气壅遏不能下降，大肠虚而作泻。当治上焦，用萝卜子擂，和浆水蜜探吐大块胶痰碗许，随愈。（《丹溪纂要·卷

之二》)

一男子，因辛苦发热，腰脚痛，吐泻交作：以白术二钱，人参一钱，滑石二钱，木通一钱半，甘草半钱，陈皮二钱，柴胡一钱。(《丹溪治法心要·卷二》)

一人大便虽不泻，日夜行五六度，溏薄粪，乃热极而虚也。四君子汤加黄柏、白芍、炒曲、升麻、泽泻、苍术、陈皮，上剉，伐肝补脾，加防风。奉养太过，常常作泻，加山楂、砂仁。(《丹溪摘玄·卷四》)

一人患泄泻，手足如冰，身如火，四君子加附子、干姜、芍药、泽泻，六帖愈。(《丹溪治法心要·附：医案拾遗》)

一人患泄泻，四肢强直，昏不知人，呼不回顾，四君子汤加木香、附子、干姜、乌药，服之愈。(《丹溪治法心要·附：医案拾遗》)

一人气脱而虚，顿泻不知人，口眼俱闭，呼吸甚微，殆欲死者，急灸气海，饮人参膏十余斤而愈。阴虚而肾不能司禁固之权。(《丹溪治法心要·卷二》)

一人泄泻，辛苦劳役，下痢白积，滑石末炒陈皮、芍药、白术、茯苓、甘草。上煎，食前服。(《丹溪治法心要·卷二》)

一人泻如小粉泔，肺白色之脓水，乃痰湿证也。南星、半夏、茯苓、陈皮、甘草、白芍、泽泻、苍术、厚朴、白术、炒曲、砂仁、滑石，上剉，水一钟，姜五片煎。(《丹溪摘玄·卷四》)

一人因肠风后泄泻，日夜无度，少定，经一年余，大便常糟粗不实，元气大脱，胸满不食，用大剂参、术，佐以白芍、神曲、陈皮、半夏、甘草、茯苓。服此觉胸满，加砂仁、芎䓖，小水不利加泽泻。有时亦加之里急后重，加木香、槟榔。大便了而不了，有血虚，加当归调之。（《丹溪摘玄·卷四》）

◆ 便秘

一老人因内伤挟外感，自误汗，后以补药治愈，脉尚洪数。予谓洪当作大，证非高，误汗后必有虚证，乃与参、术、归、芪、陈皮、甘草等药。自从病不曾更衣，今虚努进痛不堪，欲用利药。予谓非实秘，为气困，误汗而虚，不得充腹，无力可努，仍用前药，间以肉汁粥及锁阳粥与之，《丹溪本草》谓锁阳味甘可食，煮粥尤佳。补阴气、治虚而大便燥结。又谓肉苁蓉峻补精血，骤用动火便滑。浓煎葱椒汤浸下体，下软块五六枚。脉大未敛，此血气未复，又与前药二日小便不通，小腹满闷烦苦，仰卧则点滴而出。予曰：补药未至，倍参、芪。服二日、小便通。至半月而愈。（《丹溪纂要·卷之四》）

◆ 痢疾

东易胡兄，年四十余，患痢病已百日，百药治不效。时九月初，其六脉急促，沉弦细弱，左手为甚，日夜数十行，视瘀物甚少，惟下清滞，有紫黑血丝，食全不进，此非痢，当作瘀血治之。问瘀血何由而致？如饱后急走，极力叫骂，殴打颠扑，多受疼痛，一怒不泄，补塞太过，大酒大肉，皆能致之。盖此人去年枉受杖责，经涉两年，有此瘀血，服药后，得瘀血则生矣。遂以乳香、没药、桃仁、滑石，佐以木香、槟榔，以曲糊为丸，米汤下百余粒，夜半又不动，又依前法下二百粒，至天明大下秽物，如烂鱼肠，约一二升，困顿终日，渐与粥而安。(《丹溪治法心要·卷二》)

孙郎中因饮食过多，腹膨满，痢带白色，用苍术、白术、厚朴、甘草、茯苓、滑石，煎下保和丸三十粒。又方，有炒神曲。(《丹溪治法心要·卷二》)

一妇秋患痢，腹隐痛，夜重于日，不睡，食减，口干不饮，已得灵砂二帖矣。脉皆涩不均，恙甚。用四物汤倍白术为君，陈皮佐之，十帖愈。(《丹溪纂要·卷之二》)

一妇人痢后，血少腹痛，以川芎、当归、陈皮、芍药，上煎，调六一散服。一方治久痢，罂粟壳半两，樗白皮一钱，黑豆二十粒。(《丹溪治法心要·卷二》)

一老人面白，脉弦数，独胃脉沉滑，因饮白酒作痢，下淡水脓血，腹痛，小便不利，里急后重，参术为君，甘草、滑石、槟榔、木香、苍术为佐使，下保和丸二十粒。次日，前证俱减，独小便未利，以益元散服之。(《丹溪纂要·卷之二》)

一老人面白，脉弦数，独胃脉沉滑，因饮白酒作痢，下血淡脓水，腹痛，小便不利，以益元散数服之。(《丹溪心法类集·卷之二》)

一老人年七十，面白，脉弦数，独胃脉沉滑，因饮白酒作痢，下血淡脓水，腹痛，小便不利，里急后重。参、术为君，甘草、滑石、槟榔、木香、苍术为佐，下保和丸二十五丸，第二日前证俱减，独小便不利。以益元散与之，安。（《丹溪心法·卷二》）

一老人因饮白酒，作痢下，淡血水浓，腹痛，小便不通，里急后重，人参、白术、滑石、苍术、槟榔、木香、甘草。上煎下保和丸二十五丸。第二日前证俱减，惟小便不利，用益元散。（《丹溪治法心要·卷二》）

一人，年七十，面白，脉弦数，独胃脉沉滑，因饮白酒作痢下血，淡水浓、腹痛、小便不利，里急后重；以人参、白术为君，甘草、滑石、槟榔、木香、苍术为佐、下保和丸二十五丸。第二日证减，独小便不利，只以益元散服之效。（《丹溪治法心要·卷二》）

一人患痢不进饮食，四君子加芎、归、芍、陈皮、炒曲、黄连、砂仁、半夏、生姜，煎服。（《丹溪治法心要·卷二》）

一人患痢，腹微痛，所下褐色，后重频并，食减，或微热，脉弦涩，似数而长，喜不浮大，神气大减。予曰：此忧虑所致，心血亏、脾气弱耳。以参术为君，归身、陈皮为臣，川芎、白芍药、茯苓为佐使。时热，少加黄连，二日安。此太虚者也。（《丹溪纂要·卷之二》）

一人患痢，善食易饥。予曰：当调补自养，岂可恣味戕贼？令用熟萝卜吃粥调理而安。原论宜守禁忌及此。（《丹溪纂要·卷

之二》）

一人患痢后甚逼迫，正合承气证。予曰：气口脉虚，形虽实而面黄白，必平昔过饱胃伤，遂与参、术、陈皮、芍药十余贴。三日后胃气稍完，与承气汤二帖而安。（《丹溪纂要·卷之二》）

一人患痢久不愈，脉沉细弦促，右为甚，下清涕有紫黑血丝。予曰：此瘀血痢也。凡饱食后疾走，或极力叫号，驱跌多受疼痛，大怒不泄，补塞太过，火酒火肉皆致此病。此人以非罪受责故也。乃以乳香、没药、桃仁、滑石，佐以木香、槟榔，神曲糊丸，米汤下百丸，再服。大下秽物如烂鱼肠二三升，愈。此方每用之不加大黄则难下。（《丹溪纂要·卷之二》）

一人患滞下，一夕昏仆。目上视、溲注、汗泄，脉大无伦，此阴虚阳暴绝也。盖得之病后酒色，急灸气海穴在脐下一寸半，渐苏，服人参膏数斤而愈。（《丹溪纂要·卷之一》）

一人年五十，质弱多怒，暑月因大怒，后患痢。口渴，自饮蜜水病缓，数日后脉稍大不数。予令以参术汤调益元散饮之，痢减。数日后疲甚，发咳逆，知其久下阴虚，令守前药，痢尚未止，以炼蜜与之。众欲用姜附，予谓阴虚服之必死，待前药力到自愈。又四日咳逆止，痢除。（《丹溪纂要·卷之二》）

一人血痢，以涩药取效，任息作劳，心中昏迷惠痛，似于肉起动刻更甚，以污流于经，坠久不治，恐成偏枯，以四物汤加桃仁、牛膝、红花、茯苓、陈皮、生甘草，煎入姜汁，再入少酒顷之，委中出黑血半合许。一方无茯苓，有枳壳、木通，即通草。

（《丹溪摘玄·卷二》）

一人因醉后吃寒太过，作虚寒治之。当归、川芎、芍药、人参、白术、红花、茯苓、桃仁、陈皮，姜煎，入汁饮之。（《丹溪摘玄·卷八》）

一人饮水过多，腹胀泻痢带白，用苍、白术，厚朴，茯苓，滑石，煎汤下保和丸。（《丹溪纂要·卷之二》）

一人滞下，腹微痛，所下褐色，后重濒，并谷食大减，因忧思心血亏脾气弱所至，人参、白术为君，当归、川芎、陈皮为臣，炒芍药、茯苓为佐，时热或加黄连为使。（《丹溪摘玄·卷八》）

一壮年，奉养厚，夏秋患痢，腹大痛，或令单煮干姜与一帖，痛定。屡痛屡与屡定，八日服干姜三斤。脉弦而稍大，似数。予曰：必醉饱后吃寒凉太过，当作虚寒治之。因干姜多，以四物汤去地黄，加参、术、陈皮、酒红花、茯苓、桃仁，煎入姜汁，饮之，一月安。（《丹溪纂要·卷之二》）

有一人，年六十。忧患滞下褐色，腹微痛，后重频并，食大减，身微热，脉弦而涩，似数稍长。非滞下，乃忧患所致，心血亏脾弱也。以四物、四君合而治之愈。（《脉因证治·卷上》）

有一人，年三十，奉养浓。秋间患滞下，腹大痛，左脉弦大似数，右脉亦然，稍减，重取似紧。此乃醉饱后吃寒凉，当做虚寒治之，遂以四物，桃仁、红花，去地黄，加参、术、干姜，煎入姜汁、茯苓，一月而安。（《脉因证治·卷上》）

◆ 胁痛

一人脾病带胁痛，口微干。问已多年，时尚秋热：以二陈汤加干葛、川芎、青皮、木通煎，下龙荟丸。（《丹溪治法心要·卷四》）

一人脾疼带胁痛，口微干闷，已多年时。二陈汤加干姜、川芎、青皮、木通煎，下龙荟丸，每次二十丸。（《丹溪摘玄·卷十七》）

一人胁痛，每日至晚发热，乃阴虚也；用小柴胡汤合四物汤加龙胆、青皮、干葛；阴虚甚，加黄柏、知母。（《丹溪治法心要·卷四》）

一人胁下痰气攻痛，以控涎丹下；如面之状，用白芥子下痰，辛以散痛。（《丹溪治法心要·卷四》）

一人胸右一点刺痛虚肿，自觉内热攻外，口觉流涎不止，恐成肺痈：贝母、瓜蒌、南星去痰；紫苏梗泻肺气；芩、连（姜炒）、陈皮、茯苓，导而下行；香附、枳壳宽膈痛；皂角刺解结痛；桔梗浮上。不食加白术，凡吐水饮不用瓜蒌，恐泥用苍术之类。（《丹溪治法心要·卷四》）

一人元气极之，胁略痛。补中益气汤加白芍药、草龙胆、青皮、枳壳、香附、川芎，上剉，水二钟、姜三片煎。（《丹溪摘玄·卷十七》）

一人元气虚乏，两胁微痛，补中益气加白芍、龙胆、青皮、

枳壳、香附、川芎。（《丹溪治法心要·卷四》）

一人左胁应胸气痛：瓜蒌一两，贝母一两，南星一两，当归五钱，桃仁五钱，川芎五钱，柴胡五钱，炒黄连五钱，炒黄芩五钱，炒山栀五钱，炒香附五钱，炒姜黄五钱，芦荟三钱，青皮三钱，陈皮三钱，青黛一钱五分，炒草龙胆五钱。（《丹溪治法心要·卷四》）

有人性急味浓，在胁下一点痛，每服热燥之药，脉轻则弦，重则芤，知其痛处有脓，因作内疽病治之（用四物汤加减，编者注）。（《脉因证治·卷下》）

治一妇人胸膈满胁肋疼。二陈汤加柴胡：青皮、芍药、干葛、枳壳、桔梗、香附、砂仁、黄连（姜汁炒）、防风。（《丹溪摘玄·卷十七》）

治一妇人右胁疼，胀满，似有一块，按之不见，因气而得，时或喘急。二陈汤加枳壳、桔梗、南星、青皮、柴胡、香附、厚朴、泽泻、川芎、姜黄。上剉，水二钟、姜二片煎。（《丹溪摘玄·卷十七》）

治一妇右胁痛，月经行时得气肋生块。当归、川芎、赤芍药、陈皮、半夏、茯苓、甘草、柴胡、青皮、泽泻、木通、香附、枳壳。上剉，水二钟、姜三片煎，汁就吞下后丸。（《丹溪摘玄·卷十七》）

治一人肥白胁疼，胸膈不宽。二陈汤加枳壳、香附、砂仁（炒黑）、白芍药、青皮、川芎、苍术。上剉，水二钟、姜三片

煎。(《丹溪摘玄·卷十七》)

治一人胁疼，每日至夜身发热，乃阴虚发热，（小柴胡汤四物汤相和）加龙胆草，青皮、干葛。上剉，水二钟、姜三片煎。阴虚甚加黄柏、知母。(《丹溪摘玄·卷十七》)

◆积聚

尝记先生治一妇人，小腹中块，其脉涩，服攻药后脉见大，以四物汤倍白术、陈皮、甘草为佐，使脉充实，间与硝石丸，两月块消尽。(《丹溪治法心要·卷五》)

一妇人，死血食积痰饮成块，或在两胁间动，或作腹鸣嘈杂，眩晕身热，时发时止（方见第五卷块条下）。治妇人血海疼痛：当归一钱，甘草、木香各五钱，香附二钱，乌药一钱半，作一帖，水煎，食前服。(《丹溪治法心要·卷七》)

一妇人血块如盘，有孕难服峻剂：香附四两，醋煮桃仁一两，醋煮海石二两，白术一两，神曲糊为丸。女人血气刺心痛不可忍，木香末，酒调服。血气入脑，头眩闷不知人，苍耳嫩心，阴干，为末，酒调服之。(《丹溪治法心要·卷七》)

一人年六十，素好酒，因行暑中得痰，冷膝上，上脘有块如掌，牵引胁痛，不得眠，饮食减，不渴，已自服生料五积散三帖，六脉俱沉涩而小，按之不为弱，皆数，右甚，大便如常，小便赤，遂用大承气汤减大黄之半而熟炒，加黄连、芍药、川芎、干葛、甘草作汤，瓜蒌仁、半夏、黄连、贝母为丸，至十二帖，足冷退，块

减半，遂止药，至半月病悉除。(《丹溪治法心要·卷五》)

一人少腹块：瓜蒌、贝母、黄芩、南星、白术各一两（一作各半两），香附（醋煮）一两，熟地黄、当归、玄胡索、桃仁各五钱，三棱、蓬术各五钱，上末之，曲丸。(《丹溪治法心要·卷五》)

一人心胸痰满如一块，攻塞不开：白术一两，南星，贝母、神曲、山楂、姜黄、陈皮、茯苓各五钱，山栀半两，香附一两，萝卜子、皂角刺各三钱，上末之，姜饼丸。(《丹溪治法心要·卷五》)

一妇人，年四十余，面白形瘦性急，因有大不如意，三月后，乳房下肋骨作一块，渐渐长掩心，微痛，膈闷，饮食减四分之三，每日觉口苦，两手脉微而短涩，予知其月经不来矣，为之甚惧，勿与治，思至夜半。其妇尚能出外见医，梳妆言语如旧，料其尚有胃气，遂以人参、术、归、芎，佐以气药，作一大服，昼夜与四次，外以大琥珀膏贴块上，防其块长。得一月余，服补药百余帖，食及平时之半，仍用前药。又过一月，脉渐充，又与前药吞润下丸百余粒，月经行，不及两日而止，涩脉减五分之四，时天气热，意其经行时必带紫色，仍与前药加三棱，吞润下丸，以抑青丸十五粒佐之。又经一月，忽块已消及一半，月经及期，尚欠平时半日，饮食甘美如常，但食肉不觉爽快。予令止药，且待来春木旺时再为区处。至次年六月，忽报一夜其块又作，比旧又加指半，脉略弦左略怯于右，至数平和。自言饱食后，则块微闷，食行则自平，予意必有动心事激之，问而果然。仍以前药加炒芩、炒连，以少木通、生姜佐之，去三棱，煎汤吞润下丸，外以琥珀膏贴之，半月经行，气块散。此是肺金因火所烁，木稍胜土，土不能运，清浊相干，旧块轮廓尚在，皆由血气未尽故也。浊气稍留，旧块复起，补其血气，使肺不受邪，木气伏而土气正，浊气行而块散矣。（《丹溪治法心要·卷七》）

一人作劳，冷酒醉卧。膈痛，饥而过饱，遂成左肋痛。一块如掌，按之痛甚。倦怠不食，脉细涩沉溺不数。此阴滞于阳也，以韭汁研桃仁七枚服之。三次，块如失。痛在小腹，块如鸡卵，以童便研桃仁二十余粒，又以韭饼置痛处熨之。半日，前后通而安。（《丹溪纂要·卷之二》）

一妇性急多劳，经断一月。小腹有块偏左，块起痛减，腹渐肿胀，夜发热，食减。其脉冬间得虚微短涩，左尤甚。初与白术一斤和白陈皮半斤作二十贴煎服，以三圣膏贴块上。经宿块软，再宿近下一寸，旬日食进痛减。又与前药一料加木通三两，每贴加桃仁九个，病除。（《丹溪纂要·卷之二》）

一妇人腹中癥瘕作痛者，或气攻塞用：醋煮香附一两，当归一两，炮三棱一两，炮黑三棱一两，黑莪术一两，没药、乳香、川芎各五钱，昆布、海藻各一两，槟榔五钱，青皮一两，干漆五钱炒尽烟，木香、沉香、缩砂各五钱；上为末，米醋打糊为丸，如桐子大，每服六七十丸，空心白汤、盐汤随下，忌生冷油腻。（《丹溪治法心要·卷七》）

一妇人血块如盘，有孕，难服峻药。用香附一两（醋煮），桃仁（去皮尖）一两、海石（醋煮）二两、白术一两，神曲为

丸。（《丹溪秘传方诀·卷之六》）

一妇人血块如盘，有孕难服峻药。香附四两（醋煮），桃仁一两（去皮尖），海石二两（醋煮），白术一两。为末，神曲糊丸服。（《丹溪心法类集·卷之四》）

一妇人死血食积，痰饮成块在两胁，动作腹鸣，嘈杂眩晕，身热，时作时止。黄连一两（半吴茱炒，去吴茱；半两用益智炒，去益智），山栀（炒）、台芎、三棱、广莪（醋煮）、麸皮曲、桃仁（去皮）各半两，香附（童便浸）一两，莱菔子（炒）一两半，山楂子一两。上为末，醋糊为丸服。（《丹溪心法类集·卷之四》）

一妇患吞酸，后心痛有痞块。详见三十六篇。（《丹溪纂要·卷之二》）

一妇素好酒。因冒暑忽足冷过膝，上脘有块，引胁痛不可眠，食减不渴。已服生料五积散，脉沉涩数小而右甚，便赤用大承气汤大黄减半而熟炒，加黄连、芍药、川芎、干葛、甘草作汤，以栝蒌仁、半夏、黄连、贝母为丸吞之。至十二帖，足冷退，块减半，遂止药，半月而愈。（《丹溪纂要·卷之二》）

一妇人患食积痰饮成块在内，动则腹鸣，胃杂，眩晕，身热时作时止。黄连五钱（用吴茱萸炒），益智（炒），山栀（炒），台芎、蓬术（醋煮），青皮、桃仁（去皮尖）、神曲各五钱，香附三两（童便浸），萝卜子（炒）、白附子各一两五分，九龙子一两（醋煅），山茶、三棱各二两；上末之，醋煮曲糊丸。（《丹溪摘

玄·卷八》）

一妇因经水过多，每用涩药致气痛，胸腹有块十三枚，遇夜甚，脉涩而弱。此因涩药致败血不行，用蜀葵根煎汤，再煎参、术、青皮、陈皮、甘草稍、牛膝，入玄明粉少许，研桃仁调服二帖，连下块二枚。以其病久血耗不敢顿下，乃去葵根、玄明粉服之，块渐消而愈。（《丹溪纂要·卷之二》）

一妇人年四十余，面白形瘦，性急，因有大不如意，三月后乳房下胁骨作一块，渐渐长掩心，微痛，膈闷，饮食减四分之三，每早觉口苦，两手脉微而短涩（详见血气为病）。（《丹溪治法心要·卷六》）

◆ 鼓胀

一妇，气虚单胀面带肿，参、术、茯苓、厚朴、大腹皮、芎、归、白芍、生甘草、滑石。（《丹溪治法心要·卷三》）

一妇人，腹久虚胀单胀者，因气馁不能运，但面肿，手足或肿，气上行，阳分来应，尚可治：参、术、芎、归为主，佐以白芍药之酸敛胀，滑石燥湿兼利水，大腹皮敛气，紫苏梗、莱菔子、陈皮泄满，海金沙、木通利水，木香运行，生甘草调诸药。（《丹溪治法心要·卷三》）

一妇人年四十以上五十以下，因气得肚腹鼓胀，大小便秘结，此乃盘结鼓胀之证。治当用开鼓利尿散。陈皮、半夏、茯苓、甘草、木通、腹皮、芍药、枳壳、人参、香附、砂仁、车

前、萹蓄、滑石、王不留行、苏梗、龙骨、葶苈、海金沙，用之须审脉色流迟紧缓，加减量用，不可误。（《丹溪摘玄·卷十六》）

一人，气弱腹膨浮肿，用参、归、茯苓、芍药各一钱，白术二钱，川芎七分半，陈皮、腹皮、木通、厚朴、海金沙各五分，紫苏梗、木香各三分，数服后浮肿尽去。余头面未消，此阳明气虚，故难得退，再用白术、茯苓。（《丹溪治法心要·卷三》）

一人，嗜酒，便血后患胀，色黑而腹大形如鬼吠（俱见《医要》）。（《丹溪治法心要·卷三》）

一人嗜酒，大便见血，春患胀。色黑而生，遂成胀满，《经》曰鼓胀是也。以其外腹大，形如鬼，脉涩而数，重似弦。以四物汤加芩连、木通、白术、陈皮、厚朴、生甘草，作汤服之。近一年而安。（《丹溪纂要·卷之二》）

一人，嗜酒，病症半年，患胀，腹如蜘蛛。（《丹溪治法心要·卷三》）

一人嗜酒病疟半年，患胀满，脉弦而涩，重取则大，手足瘦，腹如蜘蛛。以参术为君，当归、芍药、川芎为臣，黄连、陈皮、茯苓、厚朴为佐，生甘草些少。日三次饮之，严守戒忌。一月后汗而疟愈。（《丹溪纂要·卷之二》）

◆ 头痛

一膏粱人，头风发即眩重酸痛：二陈加荆芥、南星、酒芩、防风、苍术、台芎，姜，水煎服。后复以酒芩、南星、半夏各一两，

皂角炭一钱，乌梅二十个。用巴豆十粒同梅煮过，去巴豆不用，将梅同前药为末，姜曲丸，津咽下。(《丹溪治法心要·卷三》)

一人筋稍露，体稍长，本虚又作劳，头痛甚，脉弦而数：以人参为君，川芎、陈皮为佐治之。六日未减，更两日当自安，忽自言病退，脉之，似稍充，又半日膈满其腹，文已隐询之，乃第自于前方加黄芪三帖矣，遂以二陈汤加厚朴、枳壳、黄连泻其卫三帖而安。(《丹溪治法心要·卷三》)

一人头风鼻塞涕下，南星、苍术、酒芩、辛夷、川芎。(《丹溪治法心要·卷三》)

一人头痛，有风痰、热痰：酒芩、连翘、南星、川芎、荆芥、防风、甘草。夫用芎带芩者，芎一升而芩便降，头痛非芎不开。荆芥清凉之剂，头痛用川芎，脑痛用台芎。(《丹溪治法心要·卷三》)

一人形实而瘦，有痰头痛：黄芩、黄连、山栀、贝母、瓜蒌、南星、香附。(《丹溪治法心要·卷三》)

一人因吃面内伤吐血，热头痛：以白术一钱半，白芍药一钱，陈皮一钱，苍术一钱，茯苓五分，黄连五分，黄芩五分，人参五分，甘草五分。上作一服，姜三片煎。如口渴加干葛二钱。再调理：白术一钱半，牛膝二钱半，陈皮一钱半，人参一钱，白芍药一钱，甘草二分，茯苓五分。又复调胃：白术二钱，白芍药一钱半，人参一钱，当归一钱，炒陈皮一钱，黄芩五分，柴胡三分，升麻二分，甘草少许。(《丹溪治法心要·卷四》)

一人有头风，鼻涕下有白带，用南星、苍术、酒芩、辛夷、川芎、黄柏（炒焦）、滑石、半夏、牡蛎粉。（《丹溪纂要·卷之四》）

一人元气惫之极，睑命门脉绝无，头痛久不得愈，难服药，因气血久羸，一时不能平复，宜补气生血，用后药（人参、黄芪各一钱半，当归、白术、川芎、沉香、蔓荆子各一钱，附子一片，羌活一钱，炙甘草七分，姜五片，煎服。编者注）服。（《丹溪摘玄·卷一》）

◆ 头昏重

一老人头自昏重，手足无力，吐痰相续，脉左散大而缓，右缓大不及左重，皆无力，饮食略减而微渴，大便三四日一行。医与风药，予曰：若然，至春深必死。此大虚证，当大补之。以参、芪、归身、芍药、白术、陈皮浓煎，下连檗丸三十九，服一年后而精力如少壮。连檗丸，姜汁炒姜糊丸，冬加干姜少许。（《丹溪纂要·卷之二》）

一男子，年七十九岁，头目昏而重，手足无力，吐痰口口相续，左手脉散大而缓，右手脉缓而大不及，于左重按皆无力，饮食稍减而微渴，大便三四日一行，若与风药至春深必死，此大虚证，当以补药作大剂服之。与黄芪、人参、当归身、芍药、白术、陈皮，浓煎作汤，使下连柏丸三十丸，服一年半，精力如少壮时。连柏丸冬加干姜少许，作令药，余三时皆根据本法。连柏皆以姜汁炒为末，用姜汁糊丸。（《丹溪治法心要·卷二》）

一妇人产后，惊扰得病，头重，心胸觉一物，重坠惊怕，身如在波浪中，恍惚不宁，用枳实、麦芽、神曲、贝母、便莎各一钱半，姜黄一钱半，半夏二钱，桃仁、牡丹皮、瓜蒌子各一钱，红花五分，上末之，姜饼丸。服后胸物消，惊恍未除，后用：辰砂、郁金、黄连各三钱，当归、远志、茯神各二钱，真珠、人参、生甘草、菖蒲各一钱半，牛黄、熊胆、沉香各一钱，红花五钱，金箔一片，胆星三钱，上末之，猪心血丸。服后惊恍减，后用：枳实、半夏、姜黄、山楂、神曲、麦芽、陈皮、山栀各五钱，白术一两，上末之，姜饼丸，服此助胃消食痰，后用：牛黄二钱，菖蒲二钱半，朱砂、郁金各三钱，远志、琥珀各二钱半，珍珠、红花、沉香各一钱，黄连、人参、胆星各五钱，当归上末之，猪心血丸。服此镇心安神，后用：干漆三钱（烧烟尽），三棱、莪术各七钱半，苍术、青皮、陈皮、针砂各一两，厚朴、当归各半两，生香附二两，上末之，炊饼丸。设此方不曾服，倒仓后服煎药：白术四钱，陈皮、黄芩、白芍药、香附子各二钱，茯苓一钱半，当归、麦门冬、青皮各一钱，枳壳六分，沉香、生甘草各五分，上分作六帖，除胸满、清热、淡渗。（《丹溪治法心要·卷七》）

◆眩晕

一妇人，体肥气郁，舌麻，眩晕，手足麻，气塞有痰，便结，凉膈散加南星、香附、川芎开之。（《丹溪治法心要·卷一》）

◆ 中风

一肥人，口㖞，手瘫，脉有力：南星、半夏、薄桂、威灵仙、酒芩、酒柏、天花粉、贝母、荆芥、瓜蒌、白术、陈皮、生姜、甘草、防风、羌活、竹沥。（《丹溪治法心要·卷一》）

一肥人，忧思气郁，右手瘫□，□补中益气汤，有痰加半夏、竹沥□□。（《丹溪治法心要·卷一》）

一肥人中风，口㖞，手足麻木，左右俱废，作痰治；贝母、瓜蒌、南星、半夏、陈皮、白术、黄芩、黄柏、羌活、防风、荆芥、威灵仙、薄桂、甘草、天花粉。多食面，加白附子、竹沥、姜汁、酒一匙行经。（《丹溪治法心要·卷一》）

一妇人，年六十余，左瘫手足，不语，健啖，防风、荆芥、羌活、南星、没药、乳香、木通、茯苓、厚朴、桔梗、甘草、麻黄、全蝎、红花。上末之，温酒调下，效。时春脉状微，以淡盐汤、姜汁、每早一碗，吐之。至五日，仍以白术、陈皮、茯苓、甘草、厚朴、菖蒲，日进二帖。后以川芎、山栀、豆豉、瓜蒂、绿豆粉、姜汁、盐汤吐之，甚快。不食，后以四君子汤服之，复以当归、酒芩、红花、木通、厚朴、鼠粘子、苍术、姜南星、牛膝、茯苓，酒糊丸，如桐子大，服十日后，夜间微汗，手足动而言。（《丹溪治法心要·卷一》）

一妇手足左瘫，口不能语，健啖。防风、荆芥、羌活、南星、没药、乳香、木通、茯苓、厚朴、桔梗、麻黄、甘草、全蝎，上为末，汤酒调下，不效。时春脉伏，渐以淡盐汤、薤汁每早一碗，吐五日。仍以白术、陈皮、茯苓、甘草、厚朴、菖蒲，日二帖。后以川芎、山栀、豆豉、瓜蒂、绿豆粉、薤汁、盐汤吐之，吐甚快。不食，后以四君子汤服之，以当归、酒芩、红花、木通、粘子、苍术、姜南星、牛膝、茯苓为末，酒糊丸。服十日后，夜间微汗，手足动而能言。（《丹溪心法·卷一》）

一人，年二十九，患中风，四肢麻木，双足难行，二陈加参、术、当归、黄柏、杜仲、牛膝、麦冬。（《丹溪治法心要·附：医案拾遗》）

一人好色，有四妾，患中风，四肢麻木无力，半身不遂，四物汤加参、芪、术、天麻、苦参、黄柏、知母、麦冬、僵蚕、地龙、全蝎。（《丹溪治法心要·附：医案拾遗》）

一人患中风，满身如刺痛，四物加荆芥、防风、蝉蜕、蔓荆子、麦门冬。（《丹溪治法心要·附：医案拾遗》）

一人患中风，双眼合闭，晕倒不知人，四君子汤加竹沥、姜汁服之愈。（《丹溪治法心要·附：医案拾遗》）

一人患中风，四肢麻木不知痛痒，乃气虚也。大剂四君子汤加天麻、麦冬、黄芪、当归。（《丹溪治法心要·附：医案拾遗》）

一人年近六十，奉养高粱，仲夏，久患滞下，而又犯房劳，忽一日如厕，两手舒撒，两目开而无光，尿自出，汗下如雨，喉如拽锯，呼吸甚微，其脉大而无伦次，部位可畏之甚，此阴先亏，而阳暴绝也。急令煎人参膏，且与灸气海穴，艾炷如小指，至十八壮，右手能动，又三壮，唇微动，所煎膏亦成，遂与一盏，至半夜后，尽三盏眼能动，尽二斤，方能言而索粥，尽五斤而利止，至十数斤而安。(《丹溪治法心要·卷一》)

一人年三十六，平日好饮酒大醉，一时晕倒，手足俱麻痹，用黄芪一两，天麻五钱，水煎加甘蔗汁半盏，服。(《丹溪治法心要·附：医案拾遗》)

一人瘫左。酒连、酒芩、酒柏、防风、羌活、川芎、当归各半两，南星、苍术、人参各一两，麻黄、甘草各三钱，附子三片，上丸如弹子大，酒化下。(《丹溪心法·卷一》)

一人体肥中风，先吐，后以药。苍术、南星、酒芩、酒柏、木通、牛膝、红花、升麻、厚朴、甘草。(《丹溪心法·卷一》)

一人右瘫，酒连、酒柏、防风各半两，半夏一钱，羌活五钱，酒芩、人参、苍术各一两，川芎、当归各五钱，麻黄三钱，甘草一钱，南星一两，附子三片。上丸如弹子大，酒化服。(《丹溪治法心要·卷一》)

一人中风，贝母、瓜蒌、南星、半夏、酒连、酒芩、酒柏、防风、荆芥、羌活、薄桂、威灵仙。(《丹溪治法心要·卷一》)

◆ 消渴

一孕妇当盛夏渴思水，与四物汤加黄芩、陈皮、生甘草、木通。数帖愈。(《丹溪治法心要·卷三》)

◆ 郁病

一女许婚后夫经商二年不归，因不食，困卧如痴、无他病、多向里床坐。此思想气结也，药难独治，得喜可解，不然令其怒。脾主思，过思则脾气结而不食。怒属肝木，怒则木气升发而冲开脾气矣。予自往激之，大怒而哭。至三时许，令父母解之。与药一帖即求食矣。予曰：病虽愈，必得喜方已。乃绐以夫回，既而果然病不举。（《丹溪纂要·卷之一》）

一少妇因大不如意事，膈满不食累月，羸甚，已午间发热，面赤，酉戌退。夜小便数而点滴。脉沉涩而短，重取皆有。经水极少。此气不遂而郁于胃口，血亦虚，中宫却因食郁而生痰，遂补泻兼施。以参、术各二钱，侠菩一钱，红花一豆大，带白陈皮一钱，浓煎，食前饮之。少顷药行，与粥半匙。少顷与神祐丸减轻粉、牵牛细丸，津咽十五丸。昼夜二药各进四服，食稍进，热退而不赤，七日而愈。（《丹溪纂要·卷之一》）

一室女素强健，六月发烦闷、困惫、不食，时欲入井。脉沉细数弱，口渐渴。医作暑病治不效。又加呕，手心热，喜暗处，脉渐伏、妄语。予制《局方》妙香丸，水下一丸，半日大便，药已出矣。遂以麝香水洗药，以针穿三孔，水吞。半日下稠痰数升，得睡，渐愈。（《丹溪纂要·卷之一》）

一室女因事忤意，郁结在脾，半年不食。但日食熟菱、枣数枚，遇喜食馒头弹子大，深恶粥饭。予意脾气实，非枳实不能

散，以温胆汤去竹茹与之，数十帖而安。（《丹溪纂要·卷之一》）

一人病眼，至春夏便当作郁治。酒浸黄芩、姜制南星、童便浸香附、童便浸苍术各二两，便浸川芎一两半，炒栀子一两，酒浸龙胆草、陈皮、连翘、蒸萝卜子、青黛各半两，柴胡三钱，为末，神曲糊丸。（《丹溪心法·卷四》）

◆ 水肿

一妇素多怒，因食烧肉，面肿。不食，身倦，脉沉涩，左豁大。此体虚有痰气，为痰所隔不得下降，当补虚利痰为主。每早以二陈汤加参术大剂与之，后探吐出药。辰时后用三和汤三倍术。睡后以神祐丸七丸挠其痰。一月而安。（《丹溪纂要·卷之二》）

一人面目肢体浮肿，大便溏，多腹胀，肠鸣时痛，饮食减少，脉弦细而缓。其人壮时常服大黄、牵牛之药，今因阴雨，其病大发。脉弦，无胃气也。知服大黄、牵牛为一时之快，不知为终身之害。遂以平胃散共白术、茯苓、半夏、草豆蔻、泽泻数服，前证摘减，只有肢体浮，以导滞通经汤之。导滞通经汤：治脾湿有余及气不宣通、面目手足浮。木香、白术、桑皮、陈皮（各）、茯苓（去皮），淋加泽泻。上剉，每五钱，水煎，加大腹皮、生姜皮。诗曰：凡观诸鼓要先知，且看脐间亚似黎。肚中青筋休闭问，阴囊无缝定难医。眼黑鼻黑终须死，掌上无纹在片时。有命只消三四日，项垂头转二朝危。仲景云：水肿本在中宫。腰以上肿者，气肿也。经亦发汗，此开鬼门也。以下肿者，血肿也。经亦利小便，此洁净府也。上下肿者，气血俱病也。经亦通大便，此去菀陈历也。水疆之疾，切忌食猪肝及猪禽兽之类。(《丹溪摘玄·卷十六》)

一人能大食，食肉必泄。忽遍身肿，头面甚，目不可开，膈满如筑，足麻至膝，恶风，阴器挺前，脉左沉，重取不应，右短小，却和滑。令单煮白术汤空心服，探吐之。食后以白术二钱，麻黄、川芎各半钱，防风三分，作汤，下保和丸五十粒。吐中得汗，上截居多，肿遂退。眼开，气顺，食进，前方去麻黄、防风，加白术三钱，木通、通草各半钱，下保和五十丸，五日而安。(《丹溪纂要·卷之二》)

◆淋证

一老人因疝疼，多服乌、附，患淋十余年。又服硝、黄诸淋药，不效。项发一大疽，淋痛愈甚，叫号困惫，脉短涩，左微似弦。皆药毒所致，凝积滞血满膀胱，脉涩为败血，短为血耗，忍痛伤血，叫号伤气。知其溺后有如败脓者，询验果然。多取土牛膝浓煎汤并四物汤大剂，与三日后，痛与败脓渐减，淋止，疮势亦定。盖四物能生血也。(《丹溪纂要·卷之三》)

一少年自生七个月患淋，五七日一发，大痛，下如膝如栗者一盏，乃定。脉轻涩重弦，形瘦长，色苍。意其父必多服下部药，遗热在胎留于子之命门而然。以紫雪和黄柏末丸，晒极干，与二百丸作一服，热汤下。经二日又与三百丸作一服，以食物压之。又半日，大痛，连腰腹。下漆粟者一大碗，病减八分。一人以陈皮一两，桔梗、木通各五钱作一帖与之，又下漆粟者一合愈。（《丹溪纂要·卷之三》）

◆ 白浊

一妇近年六十，形肥味厚，中焦不清，浊气流入膀胱，下注白浊。浊气即是湿痰，用二陈汤加升麻、柴胡、苍白术四帖，浊减大半。觉胸满，因升动胃气，痰阻满闷，用二陈加炒曲、白术。素无痰者，升动不闷（《丹溪纂要·卷之三》）

一妇人气血两虚有痰，痛风时作，阴火间起，小便白浊，或带下，亦同。青黛、蛤粉、椿末、滑石、干姜（炒）、黄柏（炒褐色），上为末，神曲糊丸，仍用前燥湿痰丸子，亦治带下病。（《丹溪心法类集·卷之三》）

一人便浊经年，或时梦遗，形瘦，作心虚主治，用珍珠粉丸，和定志丸服，效。（《丹溪心法·卷三》）

一人便浊当有半年，或时梦遗。其人形体瘦损，以珍珠，常以糯稻草浓煎汤，露一宿服之。宽膈，清上凉下。白茯一两，难豆粉二两，加五倍二钱半，上末之，洗，黄蜡入炼蜜丸，空心盐汤米任下。（《丹溪摘玄·卷十五》）

一人便浊而精不禁，用倒仓法有效。（《丹溪纂要·卷之三》）

一人虚损白浊，梦遗无度，足膝酸软无力，诊命门脉绝无。

人参一两，白术二钱，甘草七钱，当归一钱半，黄芪一钱，熟地黄一钱，五味二十二粒，白芍、黄柏各一钱，知母五钱，萆薢二两，益智七钱，沉香八钱，粉丸，和定志丸合服。定志丸：远志二两，人参二两，菖蒲一两，白茯苓二两。上末之，蜜丸，朱砂为衣。每二三十丸，米饮下。（《丹溪摘玄·卷十五》）

张子原，气血两虚，有痰痛风时作，阴火间起，小便白浊，方在前痛风中。（《丹溪治法心要·卷五》）

◆ 癃闭

一妇人忧思得水水不利，遗而涩滞，浊泻微疼，邪热在血分也。川芎、当归、生地黄、芍药、木通、萆薢、玄参，上剉，水煎，调琥珀屑服之效。（《丹溪摘玄·卷七》）

一人小便不通，医用利药益甚。脉右寸弦滑，此积痰在肺。肺为上焦，膀胱为下焦。上焦闭则下焦塞，如滴水之器必上窍通后下窍之水出焉。以药大吐之，病如失。（《丹溪纂要·卷之三》）

一人燥热伤下焦，致小便不利，当养阴，当归、地黄、知母、黄柏、牛膝、茯苓、生甘草、白术、陈皮之类。（《丹溪治法心要·卷五》）

一妇人年五十，患小便涩，与八正散，则小腹转急胀，小便不通，身如芒刺，余以所感淋淫雨湿邪，又上表，因用苍术为君，附子佐之，发其表，一服即汗，小便实时便通。（《丹溪治法心要·卷五》）

一妇人脾痛后，患大小便不通，此是痰隔中焦，气聚下焦，用二陈汤加木通，初服后，渣煎服探吐。气壮实热之人：八正散，大便动，小便自通。小便因热郁不通，赤茯苓、黄芩、泽泻、车前子、麦冬、桂、滑石、木通、甘草稍。气虚痛者，加木香、黄芪；淋痛者，加黄柏、生地黄，夏月，调益元散。痰隔中焦，二陈汤煎大碗，顿服，调其真气而吐之。否则，用砂糖汤调牵牛头末二钱，服之。伤寒后，脱泪，而小便不通，茴香调生姜自然汁，敷小腹上，服益志茴香丸并益元散服之。（《丹溪治法心要·卷五》）

一男子年八十，患小便短涩，因服分利药太过，遂致闭塞，点滴不出。余以饮食太过伤胃，其气陷于下焦，用补中益气汤，一服，小便即通，因先服多利药损其肾气，遂至通后，遗溺一夜不止息，补其肾，然后已。（《丹溪治法心要·卷五》）

◆阳痿

九月间，一病人诊得六脉俱洪缓相合，按之无力、弦，在其上是风热一下陷入阴中，阳道不行，是证合目则浑身麻，昼减而夜甚，开目则麻木渐退，久则绝止，常开其目，此证不作怕，其麻木不敢合眼致不得眠，身体沉重，有痰嗽。用补气升阳和中汤：黄芪五钱，人参三钱，炙甘草四钱，陈皮三钱，白术二钱，白芍药五钱，生甘草一两，草豆蔻一钱半，升麻一钱，白茯苓一钱，酒制黄柏各一钱，佛耳草四两，当归身三钱，泽泻、柴胡各

一钱半。上剉，每约八钱，煎。治身体麻木。(《丹溪摘玄·卷二》)

一人年二十余，前阴玉茎挺长，肿而痿，皮塌常润，摩股不能行，两胁气上，手足倦弱。先以小柴胡大剂，加黄连，行其湿热，次略与黄柏，降其逆上之气，其肿收减及半，但茎中有一块硬未消，遂以青皮一味为君，少加散气(一作散风)之剂，末，服，外以丝瓜汁调五倍末敷之而愈。(《丹溪治法心要·卷六》)

一人阳痿，炒知母、炒黄柏各一两，枸杞一两，酒浸牛膝一两，姜炒杜仲一两，人参一两，山药一两，炙龟板一两，酒洗续断一两，锁阳二两，当归二两，菟丝子、五味子、陈皮各五钱，白术一两(一方有苁蓉二两，去白术、陈皮)，上末之，糊丸。(《丹溪治法心要·卷六》)

◆ 遗精

劳心太过者，郑叔鲁，年二十余，攻举业，夜读书，每日四鼓犹未已，忽发病，卧间但阴着物，便梦交接脱精，悬空则无梦，饮食日减，倦怠少气。盖以用心太过，二火俱起，夜不得眠，血不归肾，肾水不足，火乘阴虚，入客下焦，鼓其精房，则精不得聚藏而欲走，故于睡卧之间，因阴着物，由厥气客之，遂作接内之梦，于是，上补心安神，中调脾胃升举其阳，下用益精生阴固阳之剂，不三月而病安矣。(《丹溪治法心要·卷五》)

有阴邪所著者，蒋右丞子，每夜有梦，招予视之，连二日诊脉，观其动止，终不举头，但俯视不正当人，此盖阴邪相感，叩之不肯言其所交之鬼状，因问随出入之仆，乃言一日至庙中，见一塑侍女，以手于其身摩之，三五日遂闻病此，于是，即令人入庙，毁其像，小腹中泥土皆湿，其病即安。（《丹溪治法心要·卷五》）

◆ 血证

一人因忧患病咳吐血，面黧黑色，药之十日不效，谓其兄陈状元曰：此病得之失志而伤肾，必用喜解乃可愈，即求一足衣食地处之，于是大喜，即时色退，不药而愈，所以言治病必求其本，虽药得其所病之气宜，苟不得其致病之情，则方终不效也。（《丹溪治法心要·卷五》）

一少年贫劳，冬患恶寒吐血二三日，六脉紧涩、食减、中痞。医投温胆汤、枳壳汤，三日后发潮热，口干、不渴、有痰。询知其悲泣忍饥、霜中渡水，以小建中汤去芍药加桔梗、陈皮、半夏，四贴而安。（《丹溪纂要·卷之一》）

一老妇性沉怒，大便下血十余年，食减形困，心摇动或如烟熏。早起面微浮。血或暂止则神思清，忤意则复作，百法不治。脉左浮大虚甚，久取带涩而不匀，右沉涩细弱，寸沉绝。此气郁生涎，涎郁胸中，清气不升，经脉壅遏不降，心血绝少不能自养故也。非开涎不足以行气，非气升则血不归隧道。以壮脾药为君，诸药佐之。二陈汤加酒红花、升麻、归身、酒黄连、青皮、贝母、泽泻、黄芪、参、术、酒芍药，每帖加附一片，煎服四帖后，血止。去附加干葛、牡丹皮、栀子，而烟熏除。乃去所加药，再加砂仁、炒曲、熟地黄、木香、倍参、芪、术。服半月全愈。(《丹溪纂要·卷之三》)

一人嗜酒，因逃难下血而痔痛，脉沉涩似数。此阳滞于阴也。以郁金、芎、芷、苍术、香附、白芍药、干葛、炒曲，以生姜半夏汤调服，愈。(《丹溪纂要·卷之三》)

◆ 痰饮

傅宪幕子，暑月因劳而渴，恣饮梅水，又连大惊三四次，妄言妄见，病似鬼邪。两脉皆虚弦而沉数，予曰：数为有热，虚弦是大惊，又酸浆停于中脘，补虚清热，导去痰滞，病可安。与参、术、陈皮、芩、连、茯苓，浓煎汤，入竹沥、姜汁与服，浃旬未效，众尤药之未对，予知其虚未回，痰未导，仍与前方加荆沥，又旬而安。(《丹溪治法心要·卷二》)

一妇年五十余，夜多怒，因食烧猪肉，次早面胀不食身倦，六脉沉涩而豁大，此体虚，痰隔不降，当补虚利痰。每早服二陈加参术大剂，服后探吐，令药出，辰时后与三和汤三倍加术二帖，至睡后服神丸七丸，逐其痰去牵牛，服至一月而安。(《丹溪治法心要·卷二》)

一老人，呕痰、胸满、寒热，因伤食起，用二陈导饮，白术补脾，柴胡、黄芩退寒热，苍术解表寒，砂仁定呕下气。(《丹溪

治法心要·卷二》）

一男子，年近三十，厚味多怒，秋间于髀枢左右发痛，一点延及膝骬，昼静夜剧，痛处恶寒，口或渴或否。医与治风，并补血药，至次春，膝渐肿痛甚，食渐减，形羸瘦，至春末膝渐肿如碗，不可屈伸，其脉弦大颇实，率皆数短，遂作饮食痰积右太阴、阳明治之。半夏五钱，酒炒黄柏一两，生甘草梢三钱，盐炒苍术三钱，川芎三钱，陈皮、牛膝、木通、芍药各五钱，遇喧热加条芩二钱。上为末，每服三钱重，与姜汁同研细适中，以水汤顿令沸，带热食前服之，一日夜四次与之，半月后，数脉渐减，痛缓，去犀角加牛膝、败龟板半两，当归身片半两，如前服之。又与半月余，肿渐减，食渐进，不恶寒，惟膝痿软，未能久立久行，去苍术、黄芩，时夏月，加炒柏至一两半，余以本方内加牛膝，春夏用梗，秋冬用根，惟叶汁用尤效，须绝肉酒、湿面、胡椒，中年人加生地半两，冬加茱萸、桂枝。（《丹溪治法心要·卷二》）

一人面上才见些少风，如刀刮者，身背皆不怕冷，能食。脉弦，起居如常，先以川芎、桔梗、生姜、山栀、细茶。吐痰后，服黄连导痰汤。外弟一日醉饱后，乱言妄见，且言伊亡兄生前事甚的。乃叔叱之曰：食鱼腥与酒太过，痰所为耳。灌盐汤一大碗，吐痰一升，汗因大作，困睡一宵而安。（《丹溪治法心要·卷二》）

一人气实形壮，常觉胸膈气不舒，三一承气汤下之，及与导

痰之类。(《丹溪治法心要·卷二》)

一人湿热劳倦，新婚胸膈不快，觉有冷饮脉涩大，先多得辛温导散药，血气俱伤。苍术、半夏、白术、陈皮各五钱，白芍药六钱，龟板七钱半，炒柏一钱半，黄芩三钱，砂仁、甘草各一钱；上末之，炊饼丸，食前姜汤下四五十丸。服后膈间冷痰未除，用小陷胸汤加少茱萸作向导为丸服。(《丹溪治法心要·卷二》)

一人痰饮心腹疼痛，时或呕吐酸水，成块。痰饮除宜行气，则痰自消，导痰汤加：瓜蒌、黄芩、黄连、木香、槟榔，上剉，姜煎。(《丹溪摘玄·卷八》)

一人阴虚有痰，神曲、麦芽、黄连、白术各一两，川芎七钱，瓜蒌仁、青黛、人中白各半两。上末之，姜汁搰，炊饼丸。(《丹溪治法心要·卷二》)

一人有痰，脊背拘急，胸滞恶心，头皮浮肿，持似中风之状。南星、枳实、陈皮、半夏、茯苓、甘草、羌活、苍术、香附、砂仁、酒黄芩、川芎、防风、白芷、天麻，上剉，水、姜五片煎。(《丹溪摘玄·卷一》)

一男子项强，不能回顾，动则微痛，诊其脉弦而数实，右手为甚，作痰热客太阳经治：以二陈汤加黄芩、羌活、红花服之，后二日愈。(《丹溪治法心要·卷四》)

一人项强，动则微痛，脉弦而数实，右为甚。予作痰热客太阳经治之，用二陈汤加酒浴黄芩、羌活、红花，愈。(《丹溪纂

要·卷之三》）

一人醉饱后病妄语、妄见。家人知其痰所为也，灌盐汤一大碗，吐痰一二升，大汗而愈。（《丹溪纂要·卷之三》）

金氏妇，壮年暑月赴筵后，乃姑询其坐次失序，自愧因成病，言语失伦，又多自责之言，两脉皆弦数，予曰：非鬼邪乃病也，但与补脾导痰清热，数日当自安。其家不信，以数巫者喷水而恐之，旬余而死。（《丹溪治法心要·卷二》）

◆ 虚劳

一老人，口极渴，午后燥热起，此阴虚，老人忌天花粉，恐损胃，四物去芎加知、柏、五味、参、术、麦冬、陈皮、甘草。（《丹溪治法心要·附：医案拾遗》）

一人，年六十，患虚损证，身若麻木，足心如火，以参、归、术、柴胡、白芍药、防风、荆芥、羌活、升麻、牛膝、牛蒡子。（《丹溪治法心要·附：医案拾遗》）

一人，年四十六，能饮酒，患虚损证，连夜发热不止，四物汤加甘蔗汁、鸡距子、甘葛、白豆蔻、青皮。（《丹溪治法心要·附：医案拾遗》）

一人，五十一岁，患虚损，咳嗽吐血如红缕，四物汤换生地加黄柏、知母、黄芩、贝母、桑皮、杏仁、款冬花、天冬、麦冬、五味、紫菀、小蓟汁一合，白蜡（七分）。（《丹溪治法心要·附：医案拾遗》）

一人患虚损，大吐血，四物汤换生地黄，加大黄、人参、山茶花、青黛。(《丹溪治法心要·附：医案拾遗》)

一人患虚损，发热盗汗梦遗，四物汤加参、术、黄芪、地骨皮、防风。(《丹溪治法心要·附：医案拾遗》)

一人患虚损，咳嗽吐血，四物汤加参、术、黄芩、款冬花、五味、黄柏、知母、贝母、天冬、麦冬、桑皮、杏仁。(《丹溪治法心要·附：医案拾遗》)

一人患虚损，身发潮热，四肢无力，小柴胡合四物加术、麦冬、五味。(《丹溪治法心要·附：医案拾遗》)

一人患虚损，手足心发热不可当，小柴胡汤加前胡、香附、黄连。(《丹溪治法心要·附：医案拾遗》)

一人患虚损，四肢如冰冷，补中益气汤加桂心、干姜各一钱。(《丹溪治法心要·附：医案拾遗》)

一人患虚损，一身俱是块，乃呈一身俱是痰也；二陈汤加白芥子研入，并姜炒黄连，同煎，服之。(《丹溪治法心要·附：医案拾遗》)

一人虚损吐臭痰，四君子加白芷、天冬、麦冬、五味、知母、贝母。(《丹溪治法心要·附：医案拾遗》)

◆痹证

一男子，年近三十，厚味多怒，□□□脾（疑为"髀"，编者注）枢左右发痛一点，□静□□□处，恶寒，或渴或不渴，膈或□□□风药无血补药，至次春，膝□□□甚，食减形瘦，至春末，膝肿□□□可屈伸，脉弦大颇实，寸涩，□□□皆数短，其小便数少，遂作□□□积在太阴阳明，治之其详□□□条下。（《丹溪治法心要·卷五》）

一人筋动于足大指，渐渐上至大腿，至近腰结了，奉养后，因饮□□□，湿热伤血，四物加黄芩、红花、□□。（《丹溪治法心要·卷五》）

一人，年三十，患湿气，四肢疼痛，两足难移，补中益气加牛膝、杜仲、黄柏、知母、五味子。（《丹溪治法心要·附：医案拾遗》）

一妇性急味厚，痛风挛数月，此挟痰与气，当和血疏气导痰，以潜行散入生甘草、牛膝，炒枳壳、通草、陈皮、桃仁、姜汁煎服，半年而安。（《丹溪纂要·卷之三》）

一男子，年三十六，业农而贫，秋深忽浑身发热，两臂膊及腕，两足及胯皆痛如煅，日轻夜重。医加风药则愈痛，血药则不效。以待死而已，两手脉皆涩而数，右甚于左，其饮食如平日，因痛而形瘦如削：用苍术一钱半，生附一片，生甘草二钱，麻黄五分，桃仁九个（研），酒黄柏一钱半。上作一帖煎，入姜汁些少，令辣，服至四帖后去附子，加牛膝一钱重。八帖后气上喘促，不得睡，痛却减意，其血虚必服麻黄过剂，阳虚祛发动而上奔，当补血而镇之；遂以四物汤减芎加人参五钱，五味子十二粒，以其味酸，收敛逆上之气，作一帖服，至二帖喘定而安。后三日脉之，数减大半，涩如归，问其痛，则曰不减，然呻吟之声却无，察其气似无力，自谓不弱，遂以四物汤加牛膝、白术、人参、桃仁、陈皮、甘草、槟榔、生姜三片，煎服至五十帖而安复。因举重痛复作，饮食亦少，亦以此药加黄芪三钱，又十帖方痊愈。大率痛风，因血受热。（《丹溪治法心要·卷四》）

一人患背胛缝一线痛起，上胯骨至胸前侧胁而止，昼夜不住，脉数，重取左豁大于右。意其背胛小肠经，胸胁胆经也，必思虑伤心，心脏未病而小肠腑先病，故痛从背胛起，及虑不能决，乃归之胆，故痛至胸胁，乃小肠火乘胆木。子来乘母，是为实邪。果因谋事不遂。用人参四分、木通二分煎汤为使，吞龙胆丸数服而愈。（《丹溪纂要·卷之三》）

一男子，忽患背胛缝有一线痛起，上跨肩至胸前侧胁而止，其痛昼夜不歇，不可忍。其脉弦而数，重取大豁，左大于右。夫胛小肠经也，胸胁胆也，此必思虑伤心，心上未病，而腑先病也，故痛从背胛起，及虑不能决，又归之胆，故痛上胸胁而止，乃小肠火乘胆木，子来乘母，是为实邪。询之，果因谋事不遂而病。以人参四钱，木通二钱，煎汤下龙荟丸，数服而愈。（《丹溪治法心要·卷四》）

一人贫劳，秋深浑身发热，手足皆疼如煅，昼轻夜重，服风药愈痛，气药不效，脉涩而数，右甚于左，饮食如常，形瘦，盖大痛而瘦非病也。用苍术、酒黄柏各一钱半，生附一片，生甘草三分，麻黄五分，研桃仁九个，煎入姜汁，令辣热服四帖，去附加牛膝一钱，八帖后气喘痛略减。意其血虚，因多服麻黄，阳虚被发动而上奔，当补血镇硾，以酸收之。以四物倍川芎、芍药，加人参三钱，五味十二粒，与二帖，喘定。三日后脉减大半，涩如旧、仍痛。以四物加牛膝、参、术、桃仁、陈皮、甘草、槟榔、生姜五十贴而安。后因负重复痛、食少，前药加黄芪三分二于帖愈。（《丹溪纂要·卷之三》）

一人十二月间，忽冒风气，恭至诊，脉得六脉俱弦，甚按之泛实有力，手挛急，大便闭涩，面赤，主患乃当风，始加于身也。四肢者脾也，因风寒之伤则搐而挛缩，乃风淫末，疾而寒，在外乃麻木也。用滋血通经汤：升麻、葛根各一钱，桂枝二钱，当归、人参、炙甘草各一钱，芍药五分，酒黄柏二钱。上剉，作一服，水煎，热暖房内近火摩挲其手，一服立效。（《丹溪摘玄·卷二》）

一人足跟痛有痰，有血热，治用四物汤加黄柏、知母、牛膝之类。（《丹溪治法心要·卷四》）

一少年患痢，服涩药效，致痛风（俱见《医要》）。（《丹溪治法心要·卷四》）

一壮年味厚多怒，秋间于髀枢左右发痛一点延及膝骭，痛处恶寒，昼静夜剧，口或渴，膈或痞。医用补血及风药。至春痛甚，食减，形瘦，膝肿如碗，脉弦大颇实数，寸涩甚大，作饮食、痰积在太阴阳明治之。以炒柏一两，生甘草梢、生犀角屑、盐炒苍术各三钱，川芎二钱，陈皮、牛膝、木通、芍药各五钱，遇口热加黄芩二钱为末。每三钱与姜汁同研细煎令带热食前服之，日夜四次，半月后脉减，病轻，去犀角加牛膝春夏用叶，秋冬用根，叶汁尤妙，龟板、归身尾各五钱，如前服。又半月肿减食增，不恶寒，惟脚痿软。去苍术、黄芩。夏加炒檗一两半，中年人加生地黄五钱，冬加桂、茱萸，病愈。（《丹溪纂要·卷之三》）

张子元治患气血两虚，有痰浊，阴火痛风。人参一两，白术一两，熟地黄三两，黄柏二两，山药一两，海溪石一两，锁阳五钱，天南星一两，干姜五钱，败龟板二两。上末之，粥丸。（《丹溪摘玄·卷二》）

一人臂痛：半夏、陈皮、茯苓、苍术。补药：人参、白术、山药、枸杞子、锁阳，酒糊丸。（《丹溪秘传方诀·卷之十》）

治一人臂痛麻木及耳面上常发红癌。升麻、干葛、白芍、甘草、酒芩、酒连、连翘、羌活、天南星、防风、鼠粘、白芷、威灵仙。（《丹溪摘玄·卷二》）

◆痿证

一人十月四肢痛，无力痿厥，湿热在下焦也。浊气不降，欲为满也。合目麻木不作，阳道不行故也。恶风寒，上焦之分，皮肤中气不行也。开目不寐助阳道通行，阴寒之气少退也。故头自眩晕，气药不陷于血分，不得伸越而作也。近火则有也。用冲和补气汤：羌活七分、独活三分、柴胡二分、人参一钱、炙甘草五分、白芍药五分、黄芪二钱、白术一钱、苍术二钱、陈皮二钱、黄柏三分、黄连一分、泽泻一钱、猪苓一钱、曲米二分、木香二分、豆蔻二分、麻黄二钱、当归三分、升麻五分。上剉，作二服，水煎。(《丹溪摘玄·卷二》)

一人形肥，味厚，忧怒，脉常沉涩，春病痰气，医用燥热香窜之药。至夏足弱，气上冲，食减。此热郁而脾虚痿厥，虽形肥脉沉，未当死，但药邪并火旺，难治。且与竹沥下白术膏，尽二斤，气降，食进，至一月后，仍大汗而死。(《丹溪纂要·卷之三》)

附：足肿

一妇足肿，用生地黄、黄柏、苍术、南星、红花、牛膝、龙胆草、川芎治之。(《丹溪纂要·卷之三》)

◆腰痛

一老人坠马，腰痛不可转侧，脉散大，重取则弦小而长。予谓恶血虽有，不可驱逐，且补接为先。用苏木、参、芪、芎、归、陈皮、甘草。服半月，脉散渐收。食前以前药调下自然铜等药，一月愈。(《丹溪纂要·卷之四》)

又治一人，腰似折，胯如冰。用除湿汤加附子、半夏、厚朴、苍术而愈。(张璐《张氏医通·卷二》)

◆疟病

一妇病疟，三日一发，食少，经不行，已三月，脉无。时冬

寒，议作虚寒治，以四物汤加附茱萸、神曲丸服。疑误。再诊见
其梳洗言动如常，知果误也。经不行非无血，为痰所脉无，非血
气衰，乃积痰生热结伏其脉而不见耳。当作实热治，与三花丸。
旬日后食进，脉出带微弦。予谓胃气既全，不用药，疟当自愈，
而经行也。令其淡滋味，果应。（《丹溪纂要·卷之二》）

一富人年壮病疟，自卯时寒，至酉时热，至寅初休。一日一
夜止苏一时，因思必为入房感寒所致。用参、术大补，附子行
经，加散寒以取汗。数日不得汗，病如前。因误足腑之道远，药
力难及，用苍术、芎、桃枝煎汤以器盛之，扶坐浸至膝，一食顷
以前，所服之药饮之，其汗通身大出，病即愈。（《丹溪治法心
要·卷一》）

一老人患疟半载，脉之两尺俱数而有力，色稍枯，盖因服四
兽饮等剂，中焦湿热下流，伏结于肾，以致肾火上运于肺，故疟
嗽俱作。用参、术、芩、连、升麻、柴胡调中，一二日与黄柏丸
服之，两夜梦交通，此肾中热解无忧，次日疟嗽顿止。（《丹溪治
法心要·卷一》）

一人多疟腹胀，脉不数而微弦，重取则来不滑利，轻取则无
力，遂与三和汤索氏者三倍，加白术入姜汁服之，数服，而小便
利一二行，腹胀稍减。又随小便短少，作血气两虚治，于药中入
人参、牛膝、当归身，作大剂，服四十余帖而愈。（《丹溪治法心
要·卷一》）

一人年六十，禀壮厚味，春病疟，先生教以却欲食淡，不

听。医欲截药三五帖而安。旬后又作又与，绵延至冬求治，先生知其久得汗，惟胃气未充，时天大寒，又触冒寒热，非补不可。以一味白术为末，粥丸，与二斤令其饥时，且未与食，取一二百丸热汤下，只以白糜粥调养，尽此药，当大汗而安，已而果然如此者多，但药略有加减耳。（《丹溪治法心要·卷一》）

一人形色俱实，患痎疟而且痢。自恃强健能食，但苦汗出。予曰：疟非汗不愈，可虑能食耳。此非痢也，胃热善消，脾病不化，食积与病势甚矣！宜谨，即以养胃气、避风寒、俟汗透而安。（《丹溪纂要·卷之二》）

一人性急，酒色味厚，适多忧怒，患久疟。忽大热，下臭积，大孔痛，陷下，此大虚也，脉弦大而浮。以瓦磨如钱圆，烧红，童泉淬，急取以纸裹于痛处，恐外寒乘虚而入也。以参、归、陈皮煎服，淡味，半月而安。（《丹溪纂要·卷之二》）

一人作劳发疟，医与疟药，三发变为发热、舌短、痰吼、脉洪数似滑。与独参汤加竹沥，二服。吐膏痰三块，语清。服参芪汤半日全愈。（《丹溪纂要·卷之二》）

一少妇身小味厚，痎疟月余。间日，发于申酉，头与身痛，寒多，喜极热辣汤，脉浮，面惨晦。作实热痰治之；以十枣汤为末，粥丸黍米大，服十粒，津咽，日三次，令淡饭。半月后大汗而愈。（《丹溪纂要·卷之二》）

◆ 梅核气

一妇人因七情，咽喉有核如绵，吐不出，咽不下，及两胁心口作痛，饮食少，胎已三月矣。用香附、砂仁、茯苓、陈皮各二钱，麦冬、厚朴、白术、人参、甘草各五分，枳壳、芍药、白豆蔻各八分，竹茹二钱，姜五片，煎服。心痛不止加草豆蔻。(《丹溪治法心要·卷三》)

◆ 麻木

一妇人两手麻，其妇身躯肥大。黄芪一钱二分，人参一钱，当归一两，芍药一钱，苍术一钱，川芎一钱，防风八分，荆花八分，羌活八分，连翘八分，甘草八分，天麻五分，香附一钱，白芷五分，上作一服，先用无灰酒拌湿，次用水二钟、姜五片煎八钱，食远服。(《丹溪摘玄·卷二》)

一人，年四十二，十指尽麻木，面亦麻，乃气虚证，补中益气汤加木香、附子各半钱，服之，愈。又加麦冬、羌活、防风、乌药，服之，全愈。(《丹溪治法心要·附：医案拾遗》)

一人气血两虚，元气羸之，足膝无力，阴虚发热，麻太甚，时下白浊。补中益气汤加黄柏、知母、黄芩、龙胆草、川芎、白芍药。上剉，水煎。热加连翘、酒黄连，麻甚加独活，浊加萆薢、五味子。(《丹溪摘玄·卷二》)

一人五月间，两手指麻木，四肢不用，倦怠嗜卧，引弓，热伤元气也。方用人参益母汤：黄芪八钱，炙甘草二钱，人参五钱，升麻、白芍药三钱，五味子四钱，柴胡二钱半。上剉，分作四服，水煎。治暑热伤气。(《丹溪摘玄·卷二》)

◆背伛（背沉）

一村夫背伛偻，足弯成废疾，脉沉弦而涩，以煨肾散甘遂末一钱入猪腰内煨食之与之，上吐下泻，过一月又使吐泻交作，凡三四帖而愈。（《丹溪纂要·卷之三》）

丹溪治一人，患湿气，背如负二百斤重。以肾着汤加桂心、猪苓、泽泻、酒芩、木通、苍术，服之而愈。（张璐《张氏医通·卷二》）

◆其他

一人，小腹下常唧唧如蟹声，作阴虚外治。用敢龟板（酥炙，盐酒炙亦得）、侧柏（用酒九蒸九焙）、酒黄柏、酒知母、酒川芎、酒当归各等分糊丸，每服八十丸，淡盐汤送下。（《丹溪治法心要·卷一》）

一人爱吃茶，用白术、石膏、片芩、芍药、薄荷、胆星为末，砂糖调膏，津液化下。（《丹溪纂要·卷之二》）

妇科医案

◆ 崩漏

一妇人血崩脉绝，用之（指通脉四逆汤，编者注）大效。（《丹溪摘玄·卷十八》）

一妇血崩，用白芷、香附等分。为末，作丸服。又方：用生狗头骨烧灰存性，酒调。（《丹溪治法心要·卷七》）

◆ 闭经

一婢性沉多忧，年四十，经不行三月矣。小腹中有块，初如栗，渐如盏。脉涩，重取却有，按之痛甚，扪高半寸，与《千金》硝石丸四五次。忽乳头黑且汁。恐孕。予曰：涩脉无孕，又与三五贴。脉虚豁，知干药峻矣，与四物汤倍加白术，佐以陈皮，三十贴。俟脉完，再与硝石丸数次，块消一晕，止药。又半月经行，痛甚，下黑血半升，有如椒核者数十。已消一半，累求药不豆霜另末外，为极细末，和匀，炼蜜为丸，与，待其自消。至经行三次，每下小黑块，梧子大。初服二丸，一日加一丸，渐加至大乃尽消。凡攻击之药，有病即病受之，邪轻则胃气受伤矣。夫胃气，清纯中和者也，惟与谷肉菜果相宜。药石皆偏胜之气，虽参芪性亦偏，况攻击者乎？此妇胃气弱，血亦少，若待块尽而却药，则胃气之存者几希矣。（《丹溪纂要·卷之二》）

一妇人寡居，经事久不行，腹满少食，小腹时痛，形弱身热：用当归一钱，熟地黄一钱，香附一钱，川芎一钱半，白芍药一钱半，陈皮一钱半，黄柏五分，生甘草三钱，知母五分，姜制厚朴五分，玄胡索五分，白术二钱，大腹皮三钱，红花头火酒浸九个，桃仁研九个。上咀水煎。（《丹溪治法心要·卷四》）

一妇人两月经不行，腹痛发热，行血凉血，经行病自愈。四物汤加黄芩、红花、桃仁、香附、玄胡索之类。（《丹溪治法心要·卷七》）

一人积痰伤经不行，夜则谵语，以瓜蒌子一钱，黄连半钱，吴茱萸十粒，桃仁五个，红曲少许，砂仁三钱，山楂一钱，上末之，以生姜汁炊饼丸。（《丹溪治法心要·卷七》）

一人阴虚，经脉久不通，小便短涩，身体疼痛，以四物汤加苍术、牛膝、陈皮、生甘草，又用苍莎丸加苍耳、酒芍，为丸，煎前药吞之。因热，经候先行于常时，用四物汤加芩、连、香附。经行之先作痛者，小乌沉汤加枳壳、青皮、黄芩、川芎，气实者用之，上煎空心服。（《丹溪治法心要·卷七》）

◆ 带下病

一妇人白带急痛。半夏、茯苓、川芎、陈皮、甘草、苍术、黄

柏（酒炒）、南星、牛膝（酒洗）。(《丹溪心法类集·卷之四》)

一妇人气血两虚，有痰，痛风时作，阴火间起，小便白浊或赤，带下。用青黛、蛤粉、椿木、滑石、干姜（炒）、黄柏（炒），为末，神曲糊丸，仍用燥药。(《丹溪纂要·卷之三》)

一妇人体肥带下：海石四两，南星、黄芩、苍术、香附各三两，白术、椿皮、神曲各一两半，当归二两，白芷一两二钱，川芎一两二钱半，茯苓一两半，白芍药、黄柏各一两，滑石一两半，上末之，神曲糊丸。(《丹溪治法心要·卷七》)

一老妇患赤白带一年半，只是头眩，坐立不久，睡之则安。治带愈其眩自止。(《丹溪纂要·卷之二》)

◆ 不孕症

肥者不孕，因躯脂闭塞子宫，而致经事不行，用导痰之类；瘦者不孕，因子宫无血，精气不聚故也，用四物养血养阴等药。予侄女形气俱实，得子之迟，服神仙聚宝丹，背发痈疽，证候甚危。诊其脉数大而涩，急以四物汤加减，百余帖，补其阴血，幸其质厚，易于收救，质之薄者，悔将何及！(《丹溪治法心要·卷七》)

昔神宗黄帝，臣有一药方（指神效方，编者注），老幼妇人服之有孕，服五十日无子诛臣一家。臣有妻三十九岁无子，服此药十七日果有孕。名门李贵之妻四十断产，服之三十日有孕。(《丹溪摘玄·卷十一》)

◆妊娠恶阻

一妇人形瘦性急，体本无热，怀孕三月，当盛夏，渴思水，因与四物汤加黄芩、陈皮、生甘草、木通，数帖而安。其后得子，二岁，顿有痎疟，盖孕中药少，胎毒未消，若生疮疥其病自痊，已而验。黄芩乃安胎之圣药也，俗人不知以为寒，而不敢用，谓温药可养胎，殊不知以为产前当清热，清热则血循经，不妄行，故能养胎。（《丹溪治法心要·卷七》）

一妇人年近三十，怀孕两月，病呕吐，头眩目晕不可禁，以参、术、芎、陈皮、茯苓之药，五七日愈沉重，脉弦，左为甚而且弱，此是恶阻病。因怒气所激，肝气既逆，又挟胎气，参术之补，大非所宜。只以茯苓汤下抑青丸二十四粒，五帖稍安，其脉略有数状，口干苦，稍食少粥则口酸，盖因膈间滞气未尽行，教以川芎、陈皮、山栀、生姜、茯苓，煎汤下抑青丸五十粒，十余帖，余证皆平，食及常时之半，食后觉易饥，盖由肝热未平，则以白汤下抑青丸二十粒，至二十日而安。脉之，两手虽平和而左弱甚，此胎必堕，此时肝气既平，参、术可用矣，遂以始之参、术等兼补之，预防堕胎以后之虚，服之一日，其胎自堕，却得平稳无事。（《丹溪治法心要·卷七》）

一妇孕两月，呕吐，头眩，医与参、术、川芎、陈皮、茯苓，服之愈重。脉弦，左为甚。此恶阻病，必怒气所激，问之果然。肝气即逆，又挟胎气。参、术之补大非所宜。以茯苓汤下抑青丸二十四粒，五服稍安，脉略数，口干苦，食则口酸。意其膈间滞气未尽，行以川芎、陈皮、山栀、生姜、茯苓，煎汤下抑青丸十五粒而愈。但口酸易饥，此肝热未平，以热汤下抑青丸二十粒愈。后两手脉平和而右其弱，其胎必堕，此时肝气既平，可用参、术以防之。服一日而胎自堕矣。（《丹溪纂要·卷之四》）

◆ 堕胎后出血

一妇堕胎后血不止，食少，中满、倦怠，烦躁，脉沉大而数，重取渐弦。予作怒气伤肝、感动胃气，以二陈汤加川芎、白术、砂仁，二十帖而安。（《丹溪纂要·卷之四》）

◆ 滑胎

一妇人但有孕，至三个月左右必堕，其脉左手大而无力，重则涩，知其血少也。以其妙年，只补中气，使血自荣，时初夏，教以浓煎白术汤，下黄芩末一钱，与数十帖得保全而生。因思之，堕于内热而虚者，于理为多，曰热曰虚，当分轻重，盖孕至三月，上属相火，所以易堕。不然，何以黄芩、熟艾、阿胶等为安胎药邪？（《丹溪治法心要·卷七》）

一妇有胎即堕，其脉左大无力，重取则涩，乃血少也。以其妙年，只补中气，使血自荣。浓煎白术汤调黄芩末一钱服之，至三四两得保全而生。（《丹溪纂要·卷之四》）

◆子肿

一妇孕九月，转胕，小便闭，脚肿形瘁，脉左稍和而右涩。此必饱食，气伤胎系，弱不能自举面压膀胱偏一边，气急为其所闭，当补血养气。以参、术、归、芍药、陈皮、炙甘草、半夏，服四帖。次早以渣作一服，顿饮探吐之。小便大通，皆黑水。（《丹溪纂要·卷之三》）

一孕妇小便不通，脉细弱，乃气血虚弱，胎压膀胱下口，用补药升起恐迟，反加急满。令混婆以香油抹手入产户，托起其胎，溺出如注，却以参、芪、升麻，大剂服之。或少有急满，再托如前予闻一法，将孕妇倒竖起，胎自坠转，其溺溅出，胜于手托远矣。（《丹溪纂要·卷之三》）

◆子痫

一妇有孕六个月，发痫，手扬直，面紫黑，合眼，流涎，昏聩而苏。医与震灵丹五十帖，时作时止，至产自愈。其夫疑丹毒发，未治。脉举弦按涩，至骨则沉带数。予意其病必于五月复发，至则果作，皆巳午时，乃制通圣散，其甘草生用，加桃仁、红花，或服或吐，四五剂渐轻，发疥而愈。（《丹溪纂要·卷之三》）

◆转胞

一妇人怀胎，患转胞病，两脉似涩，重则弦，左稍和，此得之忧患，涩为血少气多，弦为饮。血少则胎弱，而不能自举，气多有饮，中焦不清而溢，则胎知所避而就下，故善坠。以四物汤加参、术、半夏、陈皮、生甘草、生姜，煎，空心饮，随以指探喉中，出药汁，候少顷气定，又与一帖，次早亦然，至八帖安。此法恐不中，后又治数人，亦效，未知果何如也。(《丹溪治法心要·卷七》)

一妇人年四十，怀妊九个月转胞，小便不出三日矣。下脚急肿，不堪存活，其脉悴，右涩而左稍和。盖由饱食而气伤，胎系弱不能自举，而下遂压着膀胱，转在一偏，气急为其所闭，所以窍不能出也。转胞之病，大率如此，予遂制一方，补血养气，既正胎系，自举而不坠，方有可安之理。用人参、当归身尾、白芍药、白术、带白陈皮、炙甘草、半夏、生姜，浓煎汤，与四帖，至次早天明，以四帖药滓作一服煎，强令顿饮之，探喉令吐此药汤。小便大通里水后，遂以此方加大腹皮、枳壳、青葱叶、缩砂仁，作二十帖与之，以防产前产后之虚，果得就褥平安，产后亦健。(《丹溪治法心要·卷七》)

◆ 产后血晕

一妇面白形长，心郁，半夜生产，侵晨晕厥，急于气海脐下一寸五分灸十五壮而苏，后以参、术等药服两日而安。(《丹溪纂要·卷之四》)

一妇人，年三十余，面白形长，心中常有不平事。忽半夜诞

子，才分娩晕厥不知人，遂急于气海灼火十五壮而苏，后以参、术等药，两月而安。（《丹溪治法心要·卷六》）

◆ **产后痉病**

一产妇左脚左手发搐，气喘，面起黑气，脉浮弦而沉涩，右为甚。予意其受湿，询之产前喜羹汤茶水。遂以黄芩、荆芥、木香、滑石、苍白术、槟榔、陈皮、川芎、甘草、芍药。四服后加桃仁。又四服而漉漉有声，大下水晶块，大小如鸡子黄与蝌蚪者数十而愈。乃去荆芥、槟榔、滑石，加当归、茯苓调理。（《丹溪纂要·卷之四》）

◆ **产后失禁**

尝见尿胞因收生者之不谨，以致破损，而得淋沥病，徐氏妇壮年得此，因思肌骨破伤在外者，且可补完，胞虽在腹，恐亦可治。诊其脉虚甚，因悟曰：难产之人，多是血虚，难产之后，气血尤虚，因用峻补之药，以术、参为君，桃仁、陈皮、黄芪、茯苓为佐，而煎以猪羊胞中汤，于极饥时与之，每剂用一两，至一月而安。（《丹溪治法心要·卷七》）

◆ **乳痈**

予伯妇年四十八时得此证（指乳痈，编者注），性急，脉实，所难者，后故耳。遂以青皮单煮汤与之，间以加减四物汤，两月

而安。(《丹溪治法心要·卷六》)

◆ 乳癖

一妇形脉稍实，性躁，难于后姑，乳生隐核，以《本草》单味青皮汤，间以加减四物汤加行经络之剂，治两月而安。(《丹溪纂要·卷之四》)

一妇因忤意，乳房下结一块。长掩心微痛，膈闷食减，口苦，脉微短涩。知其经亦不行。思其举动如常，尚有胃气，以琥珀膏贴块，以参、术、芎、归佐以气药二百余贴。并吞润下丸，脉涩减渐克，经行紫色，用前汤丸加醋炒三棱佐以抑青丸，块消大半，食进，止药。待来春木旺区处，次年夏，块复作大于旧。脉平和略弦，知其事激也，以前补药加炒芩，佐以木通、生姜，去三棱，吞润下丸，贴琥珀膏，经行块散。此是肺金为火所烁，木邪胜土，土不能运，清浊相干。旧块轮廓因气血未尽复，浊气稍留而复起也。补血气使肺不受邪，木气平而土气正，浊气行而块散矣。(《丹溪纂要·卷之二》)

◆ 阴挺

一妇产二日，产户下一物如杷，有尖，约重一斤余。此胎前因劳役伤气、肝痿所致，却喜血不甚虚。急与黄芪、白术、升麻各五分，参、归各一钱，连与三帖即收，上得汗，其粘席，冻干者，落一片约五六两，盖脂膜也。脉涩，左略弦，形实。与白

术、芍药，当归各一钱半，陈皮一钱，姜一片，二三帖养之。（《丹溪纂要·卷之四》）

一妇产后阴户下一物，如合钵状，有二歧，此子宫也，气血弱而下。用升麻、当归、黄芪，大剂服二次后，觉一响而收入。但经宿着席破落一片如掌心，甚忧惧。予曰：非肠胃此也，肌肉尚可复完，以四物加人参数十帖。三年后复生子。（《丹溪纂要·卷之四》）

儿科医案

◆ 痘疹

一小儿二岁，赤疹，取七八大蜞吮其血，疹消。予曰：非其治也。三日大热而死。（《丹溪纂要·卷之四》）

◆ 发热

一少年，发热而昏，耳目不闻，见脉豁大而略数，知其为劳伤矣。以人参、黄芪、当归、白术、陈皮，大料浓煎与十余贴，疮出，又二十余贴，成脓泡，无全肤。或谓合用陈氏全方。余曰：此但虚无寒，只守前方，又数十余贴而安。后询其先数日劳力，出汗甚多，若全用陈氏方，宁无后悔？（《丹溪逸书·丹溪治痘要法》）

◆ 喘证

一小儿二岁满头有疮，一日疮忽自平，遂患痰喘，知其为胎毒也。询其母孕时，食辛热物。遂以人参、连翘、黄连、甘草、

陈皮、川芎、芍药、木通浓煎，入竹沥与之，数日而安。(《丹溪纂要·卷之四》)

一子二岁患痰喘，见其精神昏倦，病气深，决非外感，此胎毒也。盖其母孕时，喜辛辣热物所致。勿与解利药，因处以人参、连翘、芎、连、生甘草、陈皮、芍药、木通，煎，入竹沥，数日安。(《丹溪治法心要·卷二》)

◆ 痫证

一女八岁患痫，遇阴雨乃惊，则作羊鸣，吐涎。知其胎受惊也，但病深难愈，乃以烧丹丸，继以四物汤入黄连，随时令加减，且令淡味以助药功，半年而愈。(《丹溪纂要·卷之三》)

◆ 腹痛

一小儿好吃粽成腹痛，用黄连、白酒，药，为末，服之而愈。(《丹溪纂要·卷之四》)

一小儿吃粽子及糯米，食或腹痛，以白药丸末之，入黄连末、砂糖，汤调服，或丸亦可，大半则烂，或浆。(《丹溪摘玄·卷八》)

◆ 泄泻

一富儿面黄，善哕易饥，非肉不食。泄泻一月，脉大，以为湿热，当脾困而食少，今反形健而多食，不渴，此必疳虫也。大

便果有蛔，令其治虫而愈。至次年夏初复泻，不痛而口干。予
曰：昔治虫不洽治痔，故也。以去痔热之药白术汤下三日而愈。
后用白术为君，芍药为臣，川芎、陈皮、黄连、胡黄连入芦荟为
丸，白术汤下。禁肉与甜瓜，防再举。(《丹溪纂要·卷之二》)

一富家子，年十四岁，面黄善啖易饥，非肉不食，泄泻一
月，脉之两手皆大，惟其不甚疲倦，以为湿热当疲困而食少，今
反形瘦而多食，且不渴，此必病虫作痔也，视大便，果蛔虫所
为，予教去虫之药，勿用去积之药，当愈。次年春夏之交，泻，
腹不痛，口干，此去年治虫不治痔故也，遂以去痔热之剂，浓煎
白术汤之三日而泻止半，复见其人甚瘦，教以白术为君，芍药为
臣，川芎、陈皮、黄连、胡黄连，入少芦荟为丸，煎白术汤下
之，禁食肉与甜物，三年当自愈。(《丹溪治法心要·卷八》)

◆ 痢疾

一小儿八岁，下痢纯血，以食积治：苍白术、黄芩、白芍
药、滑石、茯苓、甘草、陈皮、神曲（炒），煎下保和丸。(《丹
溪纂要·卷之二》)

◆ 痉病

一少年痘疮靥谢后忽口噤不开，四肢强直，时绕脐痛一阵，
则冷汗如雨，痛定汗止，脉极强紧如直弦。知其极勤苦，因劳
倦伤血，疮后血愈虚，感风寒，当用温药养血，辛凉散风。芍

药、当归为君，川芎、青皮、钓钩藤为臣，白术、甘草为佐，桂枝、木香、黄连为使，加红花煎服，十二帖而安。（《丹溪纂要·卷之三》）

◆ 口疮

一小儿口疮，不下食，众以狐惑治之，必死。后以矾汤于脚上浸半日，顿宽，以黄柏（蜜炙）、僵蚕（炒）为末，敷，立下乳而安。（《丹溪纂要·卷之三》）

◆ 疮疡

一乳孩因胎毒两腋生疖，后腹胀，发赤疹如霞片。取剪刀草汁调原蚕砂敷愈。（《丹溪纂要·卷之四》）

外科医案

◆ 疮疡

一妇年七十，形实性急而好酒，脑生疽，才五日，脉紧急且涩，急用大黄酒煨细切，酒拌炒为末。又酒拌人参炒，入姜煎，调一钱重。又两时再与。得睡而上半身汗，睡觉病已失。此内托之意。（《丹溪心法·卷五》）

有人五十，形实，背生红肿，近骨下痛甚，脉浮数而洪紧，呕食。正冬月。（《丹溪手镜·卷之下》）

一人左丝竹空穴壅出一角，如鸡距。此少阳经气多血少。予成其断酒肉、解食毒，须针灸以开发壅滞。他工以大黄、硝、脑等冷药贴之，一夜裂开如蚶，肉血溅出，长尺余而死。此冷药外逼、热不得发故也。（《丹溪纂要·卷之四》）

一人唇上生疮，以白荷丛瓣贴之。治重舌，用好胆矾研细贴之。（《丹溪治法心要·卷六》）

尝治一妇人，年二十余，胸膺间溃一窍，于口中所咳脓血与窍相应而出，以人参、黄芪、当归补气血剂，加退热排脓等药。

（《丹溪治法心要·卷六》）

一老妇形实性急嗜酒，胸生疽，方五日，脉紧急且涩，用大黄细切酒炒，为末，以人参酒炒，入姜煎汤，调末一钱服，少时再服，得睡，上身汗出而愈。（《丹溪纂要·卷之四》）

一人发背疽，得内托十宣多矣。见脓、呕逆、发热，又用嘉禾散加丁香。时天热，脉洪数有力，此溃疡尤所忌。然形气实，只与参膏竹沥饮之，尽药十五六斤，竹百余竿而安。后不戒口味、夏月醉坐水池中。经年余，左胁旁生软块，二年后成疽。自见脉证呕逆如前，仍服参膏等而安。若与十宣，其能然乎？（《丹溪纂要·卷之四》）

一少年天寒极劳，骸骨痛。两月后生疽，深入骨边，卧二年，取剩骨而安。此寒搏热者也。（《丹溪纂要·卷之四》）

有人年五十，形实色黑，背生红肿，近骨下痛甚，脉浮数而洪紧，食亦大呕，时冬月。麻黄、桂枝冬月用之，生附脉紧用之、黄柏（酒炒）、栝蒌、甘草节、羌活、青皮、半夏、人参、黄芪，姜煎。（《脉因证治·卷下》）

一男子，年五十，形实色黑，背生红肿，及胂骨下痛，其脉浮数而洪紧，食亦呕。正冬月，与麻黄桂枝汤加酒黄柏、生附、瓜蒌子、甘草节、羌活、青皮、人参、黄芩、半夏、生姜，六帖而消。（《丹溪心法·卷五》）

一后生骸骨疼，以风药饮酒一年。予以防风通圣散去硝黄、加生犀角、浮萍，与百余帖。成一疽，近皮革脓出而愈。后五六年其处再痛，予曰：旧病作，无能为矣。盖发于新娶之后，多得香辣肉味，若能茹淡远房劳，犹可生也。出脓血四五年，沿及腰背皆空，又三年而死。此纯乎病热者。(《丹溪纂要·卷之四》)

一老人背发疽径尺，已与五香十宣散数十帖，呕逆、不睡。素有淋病。急以参芪归术膏以牛膝汤入竹沥饮之，淋止思食。尽药四斤，脓自涌出而愈。(《丹溪纂要·卷之四》)

一人背痈径尺，穴深而黑。急作参芪归术膏饮之三日，略以艾芎汤洗之。气息奄奄，然可饮食。每日做多肉馄饨，大碗与之。尽药膏五斤，馄饨三十碗，疮渐合。肉与馄饨，补气之有益者也。(《丹溪纂要·卷之四》)

一人形实色黑，背生红肿。近髀骨下痛甚，脉浮数而洪紧。正冬月，与麻黄桂枝汤加酒柏、生附子、瓜蒌子、甘草节、人参、羌活、青皮、黄芪、半夏、生姜，六帖而消。(《丹溪纂要·卷之四》)

姪妇因得子迟服神仙聚宝丹，背生痈甚危。脉散大而涩。急以加减四物汤百余帖补其阴血。幸其质厚，易于收效。(《丹溪纂要·卷之四》)

一士人于背臀腿节次生疽，用五香连翘汤、十宣散而愈。后脚弱懒语、肌起白屑、脉洪浮稍鼓。予以极虚处治，作参芪归术膏以二陈汤化下，尽药一斤半，白屑没大半，呼吸有力。其家嫌缓，自作风病治之而死。(《丹溪纂要·卷之四》)

予之从叔，多虑神劳，年近五十，左膊外侧红肿如栗。予曰：勿轻视，且先与人参浓汤，得微汗乃佳，与数十帖而止。旬余值大风拔木，疮上起一红线，绕背抵右肋，予曰：必大料人参汤加芎术补剂，与之，两月而安。（《丹溪治法心要·卷六》）

一人质弱忧患，右（一作左）髈外侧生核，脉浮大弦数，重似涩。此忧患伤血，宜用补以防变证。以人参膏下竹沥。他工以十宣、五香间与，后值大风，核高大有胀，中起红线过肩脊及左（一作右）肋下。急作参膏入芎汤、姜汁饮之。尽参三斤，疮溃。又多与四物加参、术、芎、归、陈皮、甘草、半夏、生姜，服之而愈。（《丹溪纂要·卷之四》）

一人面白神劳，胁下生一红肿如桃，或教用补剂。不信，乃用流气饮、十宣散，血气俱惫而死。以上二证乃少阳经多气少血之部分也。（《丹溪纂要·卷之四》）

一女子腹痛，百方不治，脉滑数，时作热，腹微急。孙曰：痛病脉当沉细，今滑数，此肠痈也。以云母膏一两，为丸梧子大。以牛皮胶溶入酒中，并水吞之。饷时服尽，下脓血愈。（《丹溪纂要·卷之四》）

一人形瘦肤厚，忧患作劳，好色。左腿外侧廉上一红肿，大如粟。医以大腑实，用承气汤二帖下之。又一医与大黄、朱砂、甘草、麒麟竭二贴。事去矣。此证乃厥阴经多气少血之部分也。（《丹溪纂要·卷之四》）

一后生作劳，风寒，夜发热，左乳痛、有核如掌，脉细涩而数，此阴滞于阳也。询之已得酒，遂以瓜蒌子、石膏、干葛、台

芎、白芷、蜂房生姜同研，入酒饮之，四帖而安。（《丹溪纂要·卷之四》）

李兄子年三十，连得忧患，且好色，又有劳，左腿外侧廉一红肿如栗，一医与承气汤两帖下之矣，又一医教以解毒汤下之。予乃视之曰：脉大实，后果死。（《丹溪治法心要·卷六》）

一女髀枢穴生附骨疽，在外侧廉少阳之分，始末悉用五香汤、十宣散。一日恶寒发热，膈满犹大，服五香汤，一夕喘死。此升散太多，阴血已绝、孤阳发越于上也。（《丹溪纂要·卷之四》）

◆ 疠风

予治五人矣，其不死者唯一妇人，因贫甚无物可吃也。余者皆三四年后再发。孙真人云：尝治四五百人，终无一人免于死。非真人不能治，盖无一人能守禁忌耳。其妇于本病外又是百余帖加减四物汤，半年之上月经行，十分安愈。按《内经》以风成为疠用刺法，刺肌肉骨髓出汗以泄荣卫之怫热。《灵枢》以锐针刺肿上，按出恶气恶血。张子和用吐汗下之法。河间用疏泄火热之剂。至于《三因》乃谓多因内伤而受邪淫，且亦有传染者，当推所因，不可例以风药治之。大抵此疾必外受之邪与内积之毒所致。古人治法盖相为用而不可偏废者。丹溪于此又分在上在下、气血妥病多少而施者，用药殆无余绝矣。（《丹溪纂要·卷之四》）

◆ 疝气

一人疝，痛作腹内块，痛止则块止：三棱（醋煮）一两，蓬

205

术（醋煮）一两，神曲、麦芽（以上炒）各一两，姜黄一两，南星（姜制）一两，白术二两，木香、沉香各三钱，黄连一两（同吴茱萸炒，去茱萸不用），山栀、枳核（以上炒）各五钱，上末之，姜饼丸。（《丹溪治法心要·卷五》）

一人癫疝：山栀、山楂、枳实、香附、南星、川楝，以上各一两，海藻、桃仁各七钱半，吴茱萸二钱半，上末之，姜饼丸。（《丹溪治法心要·卷五》）

一人疝痛心痛：炒山栀二两，香附一两，苍术、神曲、麦芽各五钱，半夏七钱，乌头、石碱各三钱，桂枝一钱半，上末之，炊饼丸，如绿豆大，每服百丸，姜汁盐汤下。（《丹溪治法心要·卷五》）

一人疝痛作，腹内块痛止；疝痛止，块痛作。三棱、莪术（醋煮）、炒神曲、姜黄、南星各一两，山楂二两，木香、沉香、香附各三钱，黄连（用茱萸炒，去茱萸，用五钱，净），萝卜子、桃仁、栀子、炒枳核各半两；上为末，姜汁浸，蒸饼为丸。（《丹溪心法·卷四》）

予尝治一人，病后饮水，患左丸痛甚。灸大敦穴，适有摩腰膏，内有乌附、丁香、麝香，将与摩其囊上横骨端，火温帛覆之，痛即止。一宿，肿亦消。（《丹溪心法·卷四》）

治一人病后饮水，患左丸痛甚，灸大敦，适有摩腰膏，内用乌、附子、麝香，将以摩其囊上抵横骨端，多湿帛覆之，痛即止，一宿肿亦消。（《丹溪治法心要·卷五》）

◆下疳

一人旧患下疳疮，夏初患白痢，膈微闷，得治中汤，遂昏闷若死，两脉皆涩重，略弦似数。此下疳之重者，与当归龙荟丸五帖，利减。又与小柴胡去半夏，加黄连、芍药、川芎，煎五六帖而安。(《丹溪治法心要·卷六》)

一人性狡躁，素患下疳疮，或作或止。夏初患白痢，膈微闷，医与理中汤，闷厥而苏。脉涩，重取略弦而数。予曰，此下疳之深重者，与当归龙荟丸去麝，四贴而痢减。又与小柴胡汤去半夏加黄连、芍药、川芎、生姜，数帖而安。(《丹溪纂要·卷之二》)

◆痔疮

一人肛门生痔疮后不收口，有针窍三孔，劳力有脓，黄芪、条芩、连翘、秦艽，上末之，曲丸。(《丹溪治法心要·卷五》)

◆阴茎肿胀

一少年玉茎挺长，肿而萎、皮塌常润、磨股难行，两胁气冲上，手足倦弱。先以小柴胡加黄连大剂行其湿热，少加黄柏降其逆上之气。肿渐收，茎中有坚块未消。以青皮为君，少佐以散风之药，末服之。以丝瓜子汁调五倍子末敷愈。(《丹溪纂要·卷之四》)

◆ 交肠

一人嗜酒，痛引不醉。忽糟粕出前窍，尿溺出后窍，脉沉涩。与四物汤，加海金沙、木香、槟榔、木通、桃仁，八帖而安。(《丹溪纂要·卷之二》)

一妇肠中痛甚，大便自小便出。李生诊之曰：芤脉见于肠部，此肠痈也。以云母膏作百十丸，煎黄芪汤吞之。利脓数升而安。李曰：寸芤积血在胸，关芤为肠痈。此丹溪引《王氏余话》。(《丹溪纂要·卷之四》)

◆ 铅丹中毒

曾见中年一妇人因多子，于月内服铅丹二两，四肢冰冷强直，食不入口。时正仲冬，急服理中汤加附子，数十贴而安。(《丹溪心法类集·卷之一》)

五官科医案

◆ 失明

一老人忽盲，他无所苦，予以大虚治之，急煎人参膏二斤。服二日，一医与青磁石药，予曰：今夜死矣，果然。(《丹溪纂要·卷之三》)

一男子，三十五岁，九月间，早晨起，忽目无光，视物不见，急欲视，片时才见，人物竟不能辨，饮食减平时之半，神思极倦，已病五日，脉之缓大，四至之上，作受湿处治。询之，果因卧湿地半月而得，以白术为君，黄芪、陈皮为臣，附子为佐，十余帖而安。(《丹溪治法心要·卷一》)

一人形实好热酒，忽目盲，脉涩，此热酒所伤胃气，汗浊血死其中而然也。以苏木作汤调人参末，服二日鼻及两掌皆紫黑。予曰：滞血行矣，以四物加苏木、桃仁，红花、陈皮煎调人参末，服数日而愈。(《丹溪纂要·卷之三》)

一壮年人早起忽视物不见，就睡片时，略见而不明，食减，倦甚，脉缓大，重则散大而无力。意其受湿所致，询之果卧湿地

半月，遂以白术为君，黄芪、茯苓、陈皮为臣，附子为使，十余帖而安。（《丹溪纂要·卷之三》）

◆眼内陷

一人眼内陷：生地、熟地各一斤，杏仁四两，石斛、牛膝各半斤，防风六两，枳壳五两，蜜丸，服之。（《丹溪治法心要·卷六》）

◆咽痛

一人体肥，膏粱饮酒，常劳倦发咽痛，鼻塞痰嗽，凉膈散加桔梗、荆芥、南星、枳实。杜清碧通神散，治喉痹吐出风痰，甚效。方见风条下。喉风吐剂，僵蚕、牙皂、白矾，为末，黄齑汁调，探吐。针法：以三棱针于少商穴，刺之出血，立愈。（《丹溪治法心要·卷六》）

◆舌上出血

一人舌上无故出血，仍有尔穴，名活衄：槐花不以多少，上为末，敷之而愈。（《丹溪摘玄·卷十九》）

◆舌痛

一妇人，舌上长起厚苔，并痛，心下时坚。阳明痰热：黄柏、知母（俱蜜炙）、贝母各二两，瓜蒌、枳实、麦芽、姜黄、牛膝各半两。为末，可留于舌上。再用白术二两，荜澄茄、莱菔子、连翘、石膏各半两，青子风硝、升麻各三钱。上末，炊饼丸服。二陈治痰要药，世多忽之，且平胃散为常服之药，二陈汤反不可服乎？但能随症加减，用之无不验。世人贵耳贱目不特此也。(《丹溪治法心要·卷二》)

一妇人八十余，貌似四十。询之曾有恶病，服人尿至此四十余年。老健无他病。(《丹溪纂要·卷之二》)

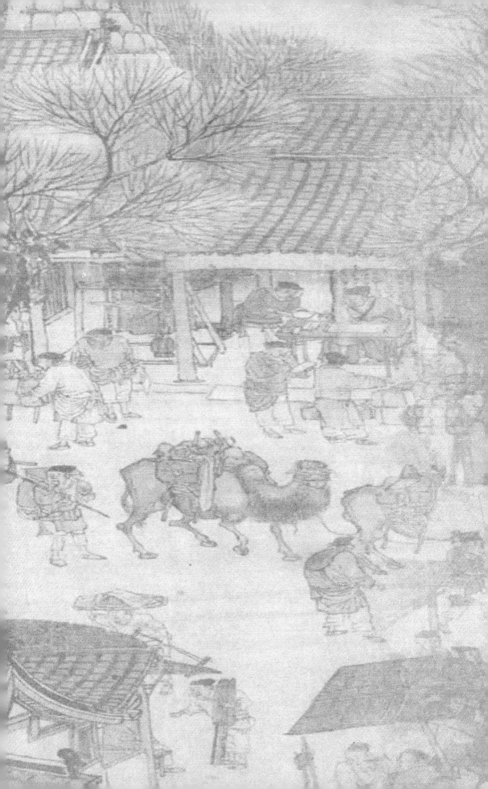

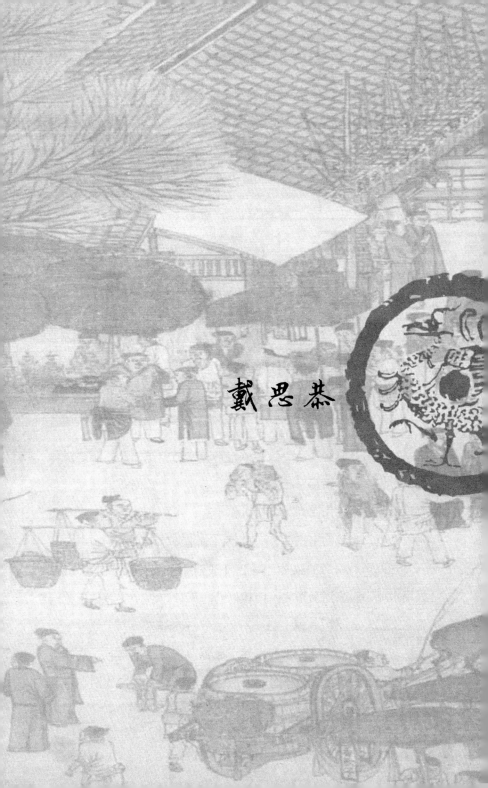

戴思恭

内科医案

◆ 伤寒（太阳病）

又记人有初病具太阳证而呕，一家少长，患状悉类，进养胃汤八服，无不立效。此时行之气，适然如此。是为伤寒杂病，又非可以正经伤寒律之。（《秘传证治要诀及类方·卷之二》）

◆ 发热

一人肩井后肿痛，身热且嗽，其肿按之不坚，此乃湿痰流结也。遂用南星、半夏、栝蒌、葛根、芩、连、竹沥作煎饮之，烧葱根熁肿上；另用白芥子、白矾作小丸，用煎药吞二十丸。须臾痰随嗽出，半日约去三四碗而愈。（《推求师意·卷之上》）

一人每晨饮烧酒数杯，后终日饮常酒，至五六月，大发热，医用水摊心腹，消复增之，内饮以药，三日乃愈。（《推求师意·卷之上》）

一人年二十，于四月病发热，脉浮沉皆有，不足意，其间得洪数一种，随热进退，彼时知非伤寒也。因问必是过饮酒，毒在内，今为房劳，气血虚乏而病作耶？曰：正月间，每晨饮烧酒，吃大肉近一月矣！予得病情，遂用补气血药，加干葛以解酒毒。服一帖，微汗，反懈怠，热如故。因思是病气血皆虚，不禁葛根之散，必得枸杞子方可解也。偶有一小枝在书册中，幸不腐烂而干，加前药内，煎服，一帖而愈。吁！孙真人云：医者意也。但患病情察之未到，药味思之未得，若病药两投，何患不痊！（《推求师意·卷之上》）

愚曾治患人（指至晡时发热，五更复退，而大便自利，用姜附辛热剂而愈。戴思恭强调说，日晡潮热并非都是胃家实，按阳明证应用下法，还须参以他证。编者注）沈其姓之子。乃所亲见而亲试者也。（《秘传证治要诀及类方·卷之二》）

曾人发热畏寒，身疼头痛，医谓太阳证，以五积散表之。六日后，发渴谵语，大便自得病竟不通，用小柴胡汤，继以大柴胡汤。得利后，忽四肢逆冷，舌卷囊缩，气息喘急，面里睡卧，用真武汤。利不止，而病如故，遂用附子理中汤、四逆汤，方得利止，手足稍温。当夜贴然，次日忽又发热，谵语口渴，小便赤痛。又经六七日，大便仍复不通，再用润肠丸，通得大便，而诸证不减。后来只用温胆汤加人参，及减桂五苓散，久而渐愈。此病用凉药则阴胜，随手辄变，皆是用之过也。若四逆之后，阳证仍复，医苟不审，再用大柴胡承气之属，必又复为阴。所以终收功于温胆汤、五苓散，以平稳故也。故出为用药太过之戒。（《秘传证治要诀及类方·卷之二》）

曾治邻叟范家，身热，头略不痛，进小柴胡汤八服才愈。（《秘传证治要诀及类方·卷之二》）

◆ 咳嗽

许先生论梁宽父病右胁肺部也，咳而唾血，举动喘逆者，肺胗也，发热，脉数，不能食者，火来刑金，肺与脾俱虚也。肺脾俱虚而火乘之，其病为逆。如此者，例不可补泻，若补金则虑金与火持而喘咳益增，泻火则虑火不退位而痃癖反盛，正宜补中益气汤先扶元气，少以治病药加之。闻已用药而未获效，必病势苦逆而药力未到也，远期秋凉庶可复耳！盖肺病恶春夏火气，至秋冬火退，只宜于益气汤中，随四时升降寒热及见有症增损服之。或觉气壅，间与加减枳术丸；或有饮，间服《局方》枳术汤。数日逆气少回，逆气回则治法可施，但恐今日已至色青、色赤及脉弦、脉洪，则无及矣！病后不见色、脉，不能悬料。以既愈复发言之，惟宜依准四时用药，以扶元气，庶他日既愈不复发也。其病初感必深，且所伤物恐当时消导尚未尽停滞，淹延变生他症，以至于今，宜少加消导药于益气汤中，庶可渐取效也。（《推求师意·卷之下》）

一老人，六十岁，患疟而嗽，多服四兽饮，积成湿热，乘于下焦，几致危困。余诊尺脉数而有力，与补中益气加凉剂，三日，与黄柏丸，次早尺数顿减，因问：有夜梦否？曰：然，幸不泄尔。余谓年老精衰，固无以泄。盖以大热结于精房，得泄火益

阴之药，其火散走于阴器之窍，病可减矣。再服二日，又梦，其
疟、嗽全愈。(《推求师意·卷之上》)

一老人疟、嗽半载，两尺脉数有力，色稍枯，盖服四兽饮等
剂，中焦湿热下流，伏结于肾，以致肾水上连于肺，故疟、嗽俱
作。参、术、芩、连、升麻、柴胡调中一二日，与黄柏丸两日，
夜梦交通。此肾热欲解，故从前阴精窍而走散。无忧也，次日
疟、嗽顿止。(《推求师意·卷之上》)

◆ 胃脘痛

一中年人，中脘作痛，食已乃吐，面紫霜色，两关脉涩，乃
血病也。因跌仆后中脘即痛，投以生新推陈血剂，吐血片碗许而
愈。(《推求师意·卷之上》)

◆ 呕吐

一少年，食后必吐出数口，却不尽出，膈上时作声，面色如平
人。病不在脾胃而在膈间，问其得病之由，乃因大怒未止辄吃曲，
即有此症，想其怒甚则死血菀于上，积在膈间，碍气升降，津液因
聚为痰为饮，与血相抟而动，故作声也。用二陈汤加香附、韭汁、
莱菔子，服二日，以瓜蒂散、败酱吐之，再一日又吐，痰中见血一
盏，次日复吐见血一钟而愈。(《推求师意·卷之上》)

◆ 腹痛

一人年十八，自小面带微黄，五月间腹大痛。医以小建中加

丁香两帖，不效，加呕吐清汁；又与十八味丁香透膈汤两帖，食全不进，痛无休止，如此者五六日；又与阿魏丸百余粒，至夜发热不睡，口却不渴，脉左二部沉弦而数实，痛处不可按；遂与大柴胡汤四帖加甘草下之，痛呕虽减，食犹未进；遂与小柴胡汤去黄芩、人参，加芍药、陈皮、黄连、生甘草，二十帖而愈。（《推求师意·卷之下》）

◆ 癃闭

一妇年五十，患小便涩，治以八正散等剂，小肠胀急不通，身如芒刺。余以所感霖淫雨，湿邪尚在表，因用苍术为君，附子佐之发表，一服即汗，小便随通。（《推求师意·卷之上》）

一人年八旬，小便短涩，分利太过，致涓滴不出。盖饮食过伤，其胃气陷于下焦。用补中益气汤，一服即通。（《推求师意·卷之上》）

附：小便多

有人每日从早至午前，定尿四次。一日之间，又自无事，此肾虚所致，亦由脾肾泄，早泄而晚愈。次日又复然者也。（《秘传证治要诀及类方·卷之八》）

◆ 遗精

一人二十余岁，夜读书至四鼓犹未已，遂发此病（指遗精，编者注）。卧间茎但着被与腿，便梦精遗，悬空则否，饮食日减，倦怠少气。余以用心太过，二火俱起，夜不得眠，血不归肝，则肾水不足，火乘阴虚，入客下焦，鼓其精房，则精不得聚脏而走失矣。因玉茎着物，犹厥气客之，故作接内之梦。于是上则补心安神；中则调理脾胃，升举其阴，下则益精生阴固阳。不三月而愈。（《推求师意·卷之上》）

一人每夜有梦，余连诊二日脉，观其动静，终不举头，但俯视不正，必阴邪相著，叩之不言其状。遍问随其出入之仆，乃言至庙见侍女，以手抚摩其身久之，不三日遂病。令法师入庙毁其像，小腹中泥土皆湿，其病遂安。此则鬼魅相感耳！（《推求师意·卷之上》）

◆ 血证

又治一人，因忧病咳唾血，面黧黑色，药之不效。曰：此必得喜可解。其兄求一足衣食地处之，于是大喜，即时色退，不药而瘳。经曰：治病必求其本。又曰：无失气宜。是知药之治病，必得其病之气宜，苟不察其得病之情，虽药亦不愈也。（《推求师意·卷之上》）

一人年十七，家贫多劳，十一月病恶寒而吐血两三日，六脉紧涩，一月后食减中痞。医投温胆汤、枳壳汤，三日后发热，口干不渴，口中有痰。予曰：此感寒也。询之，八日前曾于霜中渡水三四次，心下有悲泣事，腹亦饥。遂以小建中汤去芍药，加桔

梗、陈皮、半夏，四帖而愈。（《推求师意·卷之下》）

余尝治三人，不咳唾而血见口中，从齿缝舌下来者，每用滋肾水、泻相火治之，不旬日而愈。（《推求师意·卷之上》）

◆疟病

一富家子，年壮病疟，自卯足寒，至酉分方热，至寅初乃休，一日一夜止苏一时。因思必为入房感寒所致，问云：九月暴寒夜半，有盗急起，不着中衣，当时足即冷，十日后疟作。盖足阳明与冲脉合宗筋会于气街，入房太甚则足阳明与冲脉之气皆夺于所用，其寒乘虚而入，舍于二经；二经过胫，会足跗上，于是二经之阳气益损，不能渗荣其经络，故病作，卒不得休。因用参、术大补，附子行经，加散寒以取汗。数日不得汗，病如前。因思足跗道远，药力难及，再以苍术、川芎、桃枝煎汤，盛以高桶，扶坐，浸足至膝，食顷，以前所服药饮之，汗出通身病愈。（《推求师意·卷之上》）

◆虫证

曾记一人，阳黄吐蛔，又大发斑，阳毒证。口疮咽痛，吐蛔，皆以冷剂取效，非亦有阳证矣。（《秘传证治要诀及类方·卷之二》）

一妇腹渐大如怀子，至十月，求易产药。察其神色甚困难。与之药，不数日，产白虫半桶。盖由妇之元气大虚，精血虽凝不能成胎，而为秽腐蕴积之久，湿化为热，湿热生虫，理之所有。亦须周十月之气发动而产，终是不祥，其妇不及月死。湿热生虫，譬之沟渠污浊积久不流，则诸虫生于其中矣！（《推求师意·卷之下》）

◆ 脚气

一人两足酸重，不任行动，发则肿痛。一日在不发中，诊脉二部皆大，两手加葱管无力，身半以上肥盛。予以其膏粱妄御，嗜恣无穷，精血皆不足，湿热太盛，因用益精血于其下，清湿热于其上。二方与之，或言脚气无补法，故不肯服。三月后痛作，一医用南法治不效，一医用北法泻之，即死于溺器上。吁！不识病之虚实，执方误人多矣。（《推求师意·卷之上》）

妇科医案

◆ 滑胎

一妇经住三月后，尺脉或涩，或微弱，其妇却无病，知是子宫真气不全，故阳不施阴，不化精血，虽凝终不成形，至产血块，或产血胞。（《推求师意·卷之下》）

一妇年三十余，或经住，或成形未具，其胎必堕。察其性急多怒，色黑气实。此相火火盛，不能生气化胎，反食气伤精故也。因今住经第二月，用黄芩、白术、当归、甘草，服至三月尽止药，后得一子。（《推求师意·卷之下》）

外科医案

◆ 肠痈

一妇以毒药去胎后，当脐右结块，块痛甚则寒热，块与脐高一寸，痛不可按，脉洪数，谓曰：止瘀血流溢于肠外肓膜之间，聚结为痈也。遂用补气血、行结滞、排脓之剂，三日决一锋针，脓血大出，内如粪状者臭甚。病妇惊怕，予谓气血生肌则内外之窍自合。不旬日而愈。（《推求师意·卷之上》）

◆ 疠风

一妇两足胫疮溃，眉落，与再造散一服愈。年少不能断欲、忌口，一年复发。（《推求师意·卷之下》）

一人面浮油光，微肿色变，眉脱，痒。二世疠风死者三人。与醉仙散，出涎水如盆而愈。（《推求师意·卷之下》）

一人面肿，色变黑，燥痒，眉须脱落，手足皮燥厚折，痛痒无全肤，有时痒入骨髓，抓至血出，稍止复作，昼夜不眠，与二药（指醉仙散、再造散，编者注）则愈。（《推求师意·卷之下》）

◆疝气

一人病后饮水，病左丸（指左侧睾丸，编者注）痛甚，灸大敦，以摩腰膏摩囊上，上抵横骨，灸温帛覆之，痛即止，一宿肿亦消。(《推求师意·卷之下》)

予旧有柑橘积，后山行饥甚，食橘、芋，橘动旧积，芋复滞气，即时寒热，右丸肿大。先服调胃剂一二帖，次早注神使气至下焦，觉积动，呕逆，吐之复吐，后和胃气、疏通经络而愈。(《推求师意·卷之下》)

五官科医案

◆ 口疮

曾有舌上病疮，久蚀成穴，累服凉剂不效，后来有教服黑锡丹，遂得渐愈。此亦下虚，故上盛也。(《秘传证治要诀及类方·卷之十》)

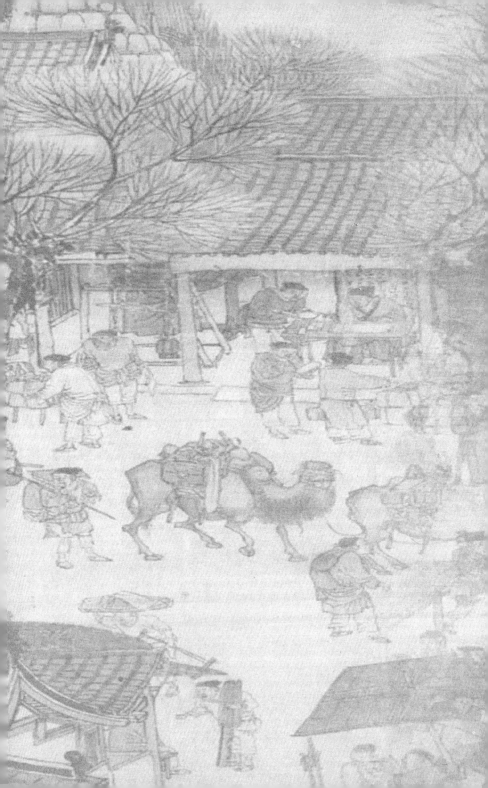

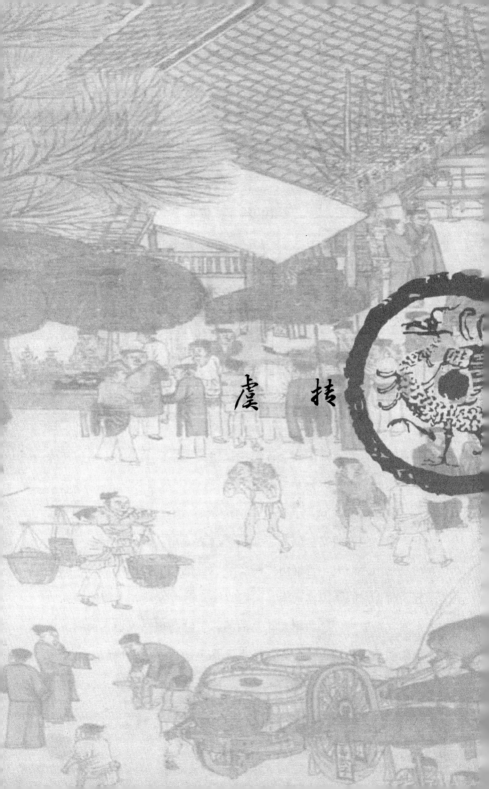

虞 挣

内科医案

◆ 发热

东阳杜世良乃兄，三月间得伤寒证，恶寒发热，小便淋涩，大便不行。初得病时，茎中出小精血片，如枣核大。由是众医皆谓房事所致，遂作虚证治而用补中益气等药。七八月后热愈甚，大渴引饮，胃中满闷，语言错乱。召予诊视，六脉俱数甚，右三部长而沉滑，左手略平，亦沉实而长。予曰：此大实大满证，属阳明经，宜大承气汤。众皆惊愕，曰：先生误矣。予不听，作大剂，连进二服，大泻后热退气和。病愈十数日后，因食鸭肉太多，致复热，来问，予教用鸭肉烧灰存性，生韭汁调下六七钱，下黑粪一碗许而安。（《医学正传·卷之一》）

东阳卢廉夫，善推明丹溪之医学者也，自病亦误治。年四十五，时正月间，因往永康，路途跋涉，劳倦发热，身体略痛而头不痛，自以为外感而用九味羌活汤，三帖汗出热不退，前后又服小柴胡汤五六帖，热愈甚，经八日召予诊视。至卧榻前，见煎成汤饮一盏在案，问之，乃大承气汤，将欲饮。诊其脉，右三部浮洪略弦而无力，左三部略小，而亦浮软不足。予曰：汝儿自杀矣。此内伤虚证，服此药大下必死。伊曰：我平生元气颇实，素无虚损证，明是外感无疑也。予曰：将欲作阳明内实治而下之软？脉既不沉实，而又无目疼鼻干、潮热谵语等证。将欲作太阳表实治而汗之钦？脉虽浮洪而且虚，又无头痛脊强等证。今经八日，不应仍在其表，汝欲作何经而处治之乎？伊则唯唯不语。以补中益气汤加附子三分，作大剂与之，是夜连进二服，天明往诊，脉略平和。伊言尚未服，仍谓前药无效，欲易外感退热之药。予曰：再饮前药二服，不效当罪我。又如前二服，脉证俱减半。伊始曰：我几误矣。去附子，再煎二服与之，得热退气和而愈，予则告回。其热虽退，体犹困倦，伊如前自合二十余帖，服后方得强健复元而安。（《医学正传·卷之二》）

东阳戚，十八岁，四月间得伤寒证，恶寒发大热而渴，舌上白胎。三日前，身脊百节俱痛。至第四日，惟胁痛而呕，自利。六日来召予治，诊其脉左右手皆弦长而沉实，且数甚。予曰：此本三阳合病，今太阳已罢，而少阳与阳明仍在。与小柴胡合黄连解毒，服三服，胁痛呕逆皆除，惟热尤甚。九日后，渐加气筑痰响，声如拽锯，出大汗退后而身复热愈甚，法当死。看其面上有红色，洁净而无贼邪之气，言语清亮，间有谵语而不甚含糊。予故不辞去而复与治，用凉膈散倍大黄，服二服，视其所下仍如前，自利清水，其痰气亦不息。与大承气汤合黄连解毒汤，二服，其所下亦如前。予曰：此盖热结不开而燥屎不来耳。后以二方相间，日三四服，每药又各服至五帖，始得结粪如肥皂子大者十数枚，痰气渐平，热渐减，至十五日热退气和而愈。一知医者问曰：《伤寒论》谓下后不可再下，连日用此峻剂而获安者，何也？曰：燥屎未下而脉尚实，胡为不可再下。是故为医者，不可胶柱而调瑟也。（《医学正传·卷之一》）

东阳邑庠邹掌教先生一证，发大汗战，鼓栗振掉，片时许，发燥热，身如火烧，又片时许，出大汗如雨，身体若冰冷而就发寒战如前，寒后有热，热后有汗，三病继作而昼夜不息。庠生卢明夫与作疟，不效。召予，诊其右手阳脉数而浮洪无力，阴脉略沉小而亦虚，左三部比右差小而亦浮软。予曰：此阳虚证也。用补中益气汤，倍参、芪，减升、柴一半，加尿浸生附子一钱半，炒黄柏三分，干姜、薄桂各五分，大枣一枚，同煎服。一服而病去三分，二服而减半，四服寒热止而身尚有微汗，减去桂、附、干姜一半，服二全愈。（《医学正传·卷之三》）

上湖吕俊文，得内伤虚证，发热自汗，如雨不止，服补中益气汤十数帖不效。予以前方加减，每帖用蜜制黄芪一钱，人参一钱，白术、甘草、陈皮各七分，当归、白芍药各一钱，升麻、柴胡各一分，加桂枝三分，麻黄根七分，浮小麦一撮，炮附子三分，三帖而汗止，热亦退而安。（《医学正传·卷之五》）

骆氏妇，年四十余，夜间发热，早晨退，五心烦热，无休止时，半年后求予治。六脉皆数，伏而且牢，浮取全不应。予与东垣升阳散火汤，四帖而热减大半，胸中觉清快胜前。再与二帖，

热悉退。后以四物汤加知母、黄柏，少佐以炒干姜，服二十余帖全安。（《医学正传·卷之二》）

上湖吕氏子，年三十余，九月间因劳倦发热。医作外感治，用小柴胡、黄连解毒、白虎等汤，反加痰气上壅，狂言不识人，目赤上视，身热如火，众医技穷。八日后召予诊视，六脉数疾七八至，右三部豁大无力，左略弦而芤。予曰：此病先因中气不足，又内伤寒凉之物，致内虚发热，因与苦寒药太多，为阴盛格阳之证，幸元气稍充，未死耳。以补中益气汤，加制附子二钱，干姜一钱，又加大枣、生姜煎服。众医笑曰：此促其死也。黄昏时服一剂，痰气遂平而熟寐。伊父报曰：自病不寐，今安卧，鼾声如平时。至半夜方醒，始识人，而诸病皆减。又如前再与一剂，至天明时，得微汗气和而愈。（《医学正传·卷之二》）

一男子，年二十九岁，三月间，房事后骑马渡溪，遇深渊沉没，幸得马健无事，连湿衣行十五里抵家。次日憎寒壮热，肢节烦疼，似疟非疟之状。一医作虚证治，而用补气血药，服月余不效。又易一医，作劳瘵治，用四物汤加知母、黄柏、地骨皮，及丹溪大补阴丸倍加紫河车服至九月，反加满闷不食。乃顾倩有乳妇人在家，止吃人乳汁四五杯，不吃米粒。召予诊视，六脉皆洪缓，重按若牢，右手为甚。予作湿郁处治，用平胃散，倍苍术，加半夏、茯苓、白术、川芎、香附、木通、砂仁、防风、羌活，加姜煎服。黄昏服一帖，一更时又进一帖，至半夜，遍身发红丹如瘾疹，片时遂没而大汗。索粥，与稀粥二碗。由是诸病皆减，

能食。仍与前方，服三帖。后以茯苓渗湿汤倍加白术，服二十余帖平安。（《医学正传·卷之二》）

◆ 喘证

东阳一羽士，年五十余，素有喘病，九月间得发热恶寒证，喘甚，脉洪盛而似实。一医作伤寒治，而用小柴胡汤加枳壳、陈皮等药。六日后欲行大承气。一医曰：不可，当作伤食治，宜用枳实导滞丸。争不决，召予视之。二医皆曰：脉实气盛，当泻。予为诊后，晓之曰：此火盛之脉，非真实也。观其气短不足以息，当作虚治。乃用补中益气汤加麦门冬、五味子，入附子三分，煎服。二帖脉收敛，四帖而病轻减，六帖病痊安。（《医学正传·卷之二》）

东阳李文会内子陈氏，年二十九，三月间得瘟疫证，病三日经水适来，发热愈甚，至七八日病剧，胸中气筑作痛，莫能卧。众医技穷辞去，黑夜来迎予诊治。病者以绵花袋盛托背而坐于床，令婢磨胸不息，手六脉俱微，数极而无伦次，又若虾游状。予问曰：恐下早成结胸耳？主人曰：未曾下。予再思之，三日而经水适来，致中气虚，与下同。用黄龙汤、四物汤、小陷胸汤共合一剂，加姜、枣煎服。主人曰：此药何名？曰：三合汤也。一服而诸病悉减，遂能卧。再服，热退而病全安。愈后，又因食粥太多而病复热，又作内伤处治，而用补中益气汤出入加减调理而愈。（《医学正传·卷之二》）

◆ 胃脘痛

一男子，年三十五，胃脘作痛久矣，人形黄瘦，食少而胸中常若食饱。来求治，与加味枳术丸，服不效，而日渐大痛，叫号声闻四邻，别父母妻子，嘱咐后事，欲自杀。予以桃仁承气汤作大剂与之，连二服，大下瘀血四五碗许，困倦不能言语者三日，教以稀粥少食，渐渐将理，病全安，复壮如旧。（《医学正传·卷之四》）

◆ 痞满

山头沉三十一丈，年三十余，身材肥盛，夏秋间因官差丈量田地辛苦，至冬间得痞满证，两胁气攻，胸中饱闷，不能卧，欲成胀满证。历数医者，皆与疏气耗散之药，皆不效。十一月初旬，召予诊治，两手关前皆浮洪而弦涩，两关后脉皆沉伏。予曰：此膈上有稠痰，脾土之气敦阜，肝木郁而不伸，当用吐法，木郁达之之理也。奈何值冬月降沉之令，未可行此法，且先与豁痰疏肝气，泻脾胃敦阜之气。用平胃散加半夏、茯苓、青皮、川芎、草龙胆、香附、砂仁、柴胡、黄连、瓜蒌子等药，病退之十有三四。待次年二月初旬，为行倒仓法，平安。（《医学正传·卷之三》）

◆ 呕吐

在城黄氏妇，年将三十，产后因食伤，致胃虚不纳谷，四十余日矣，闻谷气则恶心而呕，闻药气亦呕，求予治。予曰：药不能入口，又将何法以治之乎。恳求不已，遂制一方，用人参、白术、茯苓各五钱，甘草二分，陈皮、藿香、砂仁各五分，炒神曲一钱，十年以上陈仓米一合，顺流水二大白盏煎沸，泡伏龙肝研细，搅浑，放澄清，取一盏，加姜枣，同煎前药至七分，稍冷服。此药遂纳而不吐，别以陈仓米煎汤时时与之，日进前药二三服，渐能吃粥而安。后以此法治十数人，皆验。（《医学正传·卷之三》）

一人吐泻三日，垂死嘱咐后事。予为灸大枢、气海三穴，立止。（《医学正传·卷之二》）

◆ 呃逆

东阳李氏子，病伤寒阳明内实，医与补药治而成发呃，十日后召予。诊其脉长而实大，与大承气汤大下之，热退而呃亦止。（《医学正传·卷之三》）

盘松周氏子，得伤寒证，七日热退而呃连声不绝。举家傍徨，召予诊其脉，六脉皆沉细无力，人倦甚。以补中益气汤作大剂，加炮附子一钱，一日三，兼与灸乳根、气海三处，当日呃止，脉亦充而平安。（《医学正传·卷之三》）

◆ 噎膈

梅林骆氏妇，予妻婶也，年四十九，身材略瘦小，勤于女工，得膈噎证半年矣，饮食绝不进，而大便结燥不行者十数日，小腹隐隐然疼痛，求予治。诊之，六脉皆沉伏。予以生桃仁七个令细嚼，杵生韭汁一盏送下。片时许，病者云：胸中略见宽舒。以四物汤六钱，加瓜蒌仁一钱，桃仁泥半钱，酒蒸大黄一钱，酒红花一分，煎成正药一盏，取新温羊乳汁一盏，合而服之。半日后，下宿粪若干。明日腹中痛渐止，渐可进稀粥而少安。后以四物汤出入加减，合羊乳汁，服五六十帖而安。(《医学正传·卷之三》)

苏溪金贤九里，年五十三，夏秋间得噎证，胃脘痛，食不下，或食下良久复出，大便燥结，人黑瘦殊甚，求予治。诊其脉，右手关前弦滑而洪，关后略沉小，左三部俱沉弦，尺带芤。予曰：此中气不足，木来侮土，上焦湿热郁结成痰，下焦血少，故大便燥结。阴火上冲吸门，故食不下。用四物以生血，用四君子以补气，用二陈以祛痰，三合成剂，加姜炒黄连、炒枳实、瓜蒌仁，少加砂仁。又间服润肠丸，或服丹溪坠痰丸。半年，服前药百余，病全安。(《医学正传·卷之三》)

◆腹痛

杜门傅氏妇，予族侄女也，年三十岁，因劳倦伤食，致腹痛䐜胀面黄，十数日后求予治。诊得右手气口脉洪盛而滑，右关脉浮诊虚大而滑，重按则沉实，左寸关亦弦滑而无力，两尺皆虚而伏。予曰：此中气不足，脾气弱而不磨，当补泻兼施而治。初与补中益气汤二服，次日与枳实导滞丸八十丸，大便去二次，次日

又与补中益气汤。如此补一日，泻一日，二十日服补药十数帖，导滞丸千数丸，腹胀渐退而安。（《医学正传·卷之二》）

一黄氏妇，年五十余，小腹有块作痛二月余。一医作死血治，与四物加桃仁等药，不效；又以五灵脂、玄胡索、乳香、没药、三棱、莪术等作丸服，又不效。召予治，诊其六脉皆沉伏，两尺绝无。予曰：乃结粪在下焦作痛耳，非死血也。用金城稻藁烧灰淋浓汁一盏服之，过一时许，与枳实导滞丸一百粒催之，下黑粪如梅核者一碗许，痛遂止。后与生血润肠之药十数，调理平安。（《医学正传·卷之四》）

一壮年男子，寒月入水网鱼，饥甚，遇凉粥食之，腹大痛，二昼夜不止。一医先与大黄丸，不通；又与大承气汤，下粪水而痛愈甚。召予治，诊其六脉皆沉伏而实，面青黑色。予曰：此大寒证，及下焦有燥屎作痛。先与丁附治中汤一，又与灸气海穴二十一壮，痛减半。继以江子加陈皮、木香作丸，如绿豆大。生姜汁送下五粒，下五七次，平安。（《医学正传·卷之四》）

予曾治一妇人，因采桑，见桑有金虫如蚕者，被其毒，谓之金蚕毒，腹中疗痛欲死，召予治。予以樟木屑浓煎汤与之，大吐，吐出有金丝如乱发者一块，腹痛减十分之七八，又与甘草汤，连进二三盏而安。（《医学正传·卷之四》）

◆泄泻

一人泄泻，日夜无度，诸药不效。偶得一方，用针砂、地

236

龙、猪苓三味，共为细末，生葱捣汁，调方寸匕，帖脐上，小便长而泻止。(《医学正传·卷之二》)

◆ 痢疾

一子年将五十，夏秋间得痢疾，月余服药而少愈，秽积已，但尽糟粕，不食，昼夜五六次入厕，兼脱肛不安，又半月诸药不效。予记祖传一方，用池塘中鳖一个，如法修事，多用生姜米糟作羹，入砂糖一小块，不用盐酱熟煮，吃一二碗，三日不登厕，大肠自此实矣，肛门亦收而不脱。夫此证盖因脾土受虚，致肺与大肠俱养化源之所滋养，是故大肠不行收令也，此母能令子虚耳。鳖乃介虫属金，而有土性温，能补脾肺。又况肺恶寒，先得芩、连等寒凉之味已多，今用生姜之辛以补肺金，用砂糖之甘以补脾土，肺气既实，其大肠亦随而实，故得以行收令也，故其功效如是之验焉。(《医学正传·卷之三》)

◆ 便秘

本邑赵德秀才之母，年五十余，身材瘦小，得大便燥结不通，饮食少进，小腹作痛，召予诊治，六脉皆沉伏而结涩。予作血虚治，用四物汤加桃仁、麻仁、煨大黄等药，数服不通，反加满闷。与东垣枳实导滞丸及备急大黄丸等药，下咽片时即吐出，盖胃气虚而不能久留性速之药耳。遂以备急大黄丸外以黄蜡包之，又以细针穿一窍，令服三丸。盖以蜡匮者，制其不犯胃气，故得出幽门达大小肠取效也。明日，下燥屎一升许。继以四物汤加减作汤，使吞润肠丸。如此调理月余，得大便如常，饮食进而平安。（《医学正传·卷之六》）

予族侄百一通判之子，因出痘大便闭结不通。儿医云：便实为佳兆。自病至痘疮愈后，不入厕者凡二十五日，肛门连大肠不胜其痛，叫号声达四邻外。医及予二三人议药调治，用皂角末及蜜煎导法，服以大小承气汤及枳实导滞丸、备急丸皆不效，计无所出。予曰：此痘疮余毒郁热，结滞于大小肠之间而然。以香油一大盏令饮，自朝至暮亦不效。予画一计，令侍婢口含香油，以小竹筒一个套入肛门，以油吹入肛内。过半时许，病者自云：其油入肠内，如蚯蚓渐渐上行。再过片时许，下黑粪一二升止，困睡而安。（《医学正传·卷之六》）

◆ 胁痛

金氏子，年四十余，因骑马跌扑，次年左胁胀痛。医与小柴胡汤加草龙胆、青皮等药，不效。来求治，诊其脉左手寸尺皆弦数而涩，关脉芤而急数，右三部惟数而虚。予曰：明是死血证。用抵当丸一剂，下黑血二升许，后以四物汤加减调理而安。（《医学正传·卷之四》）

◆ 黄疸

一男子年三十余，得谷疸症，求予治。以胃苓汤去桂加茵陈，数十帖黄退，自以为安，不服药。十数日后，至晚目盲不见物。予曰：此名雀目，盖湿痰盛而肝火有余也。用猪肝煮熟和夜明砂作丸服之，目遂明如故，来谢。予曰：未也，不早服制肝补脾消痰之剂，必成蛊胀。伊不信，半月后腹渐胀痞满，复来治。予仍以胃苓汤倍二术，加木通、麦门冬，煎汤下褪金丸，一月平安。（《医学正传·卷之六》）

◆ 鼓胀

梅林妻侄孙骆智二，得肿胀证，亦令戒前四事（戒酒色盐酱，编者注），用前法（以参术为君，加利水道、制肝木、清肺金等药。编者注）服药四五十而愈，颇安五年，一日叹曰：人不吃盐酱，与死何异。遂开盐，十数日后，旧病大作，再来求治，不许。又告欲行倒仓法，予曰：脾虚之甚，此法不可行于今日也。逾月，鼓胀而死。予用丹溪之法治肿胀，愈者多矣，不能尽述，待书此二人不守禁忌者，以为后人病此者之戒云。（《医学正传·卷之三》）

◆ 眩晕

木邑在城金儒元，国子生也，年五十余，身略瘦，十年前得内伤挟外感证，一医用发表疏利之剂，十数日后，热虽退而虚未复，胸中痞满，气促眩晕，召予治。以补中益气汤，间与东垣消痞丸、陈皮枳术丸等药调理而安，但病根未尽除而住药，故眩晕或时而举，不甚重来。延至此年，因往杭城跋涉辛苦，而兼色欲之过，还家眩运大作。历数医，皆与防风、羌活、荆芥、南星、半夏、苍术等祛风散湿消痰之剂，病愈重，一日十数次厥去，片时复苏，凡动或转侧，即厥不知人事。举家徨徨叫哭，召予治，诊其六脉皆浮洪而濡。予晓之曰：此气血大虚证，幸脉不数而身无大热，不死。但恐病愈后，而有数年不能下榻行动。病者曰：只要有命，卧亦甘心。与大补气血之药，倍人参、黄芪，或加附子引经，合大剂一日三，又煎人参膏及作紫河车丸、补阴丸之类间服，如此调理二月余，服煎药二百余，丸药三五料，用人参五六斤，其证渐不撼，饮食如故，但未能行动耳。次年闻王布政汝言往京师，道经兰溪，以舟载去彼，俟候求诊。王公曰：此证阴虚，风痰上壅，因误服参、芪多，故病久不愈。立方以天麻、菊花、荆芥、川芎等清上之药，亦未见效，住药。后越五六年，方得起而步履如初。儒元不思昔日病剧而借参、芪等药之功，遂以王公之语，耶。归咎于予用药之误。噫！彼时若非峻补，何以得一儒元见王公呜呼！此诚得鱼忘筌、得兔胜蹄也，可忘叹哉。

(《医学正传·卷之三》)

◆ 中风

予长嫂何氏，年五十七，身肥白，春初得中风，暴仆不省人事，身僵直，口噤不语，喉如拽锯，水饮不能入；六脉浮大弦滑，右甚于左。以藜芦末一钱，加麝香少许，灌入鼻窍，吐痰一升许，始知人事，身体略能举动。急煎小续命汤倍麻黄，连进二服，复以衣被，得汗，渐苏醒，能转侧，但右手足不遂，语言謇涩。后以二陈汤加芎、归、芍药、防风、羌活等药，合竹沥、姜汁，日进二三服。若三四日大便不去，则不能言语，即以东垣导滞丸或润肠丸微利之，则语言复正。如此调理，至六十四岁，得他病而卒。（《医学正传·卷之一》）

◆ 水肿

予族八一兄，素能饮酒，年五十，得肿胀病，通身水肿，腹胀尤甚，小便涩而不利，大便滑泄，召予治。予曰：若戒酒色盐酱，此病可保无危，不然去生渐远。兄曰：自今日戒起。予以丹溪之法，而以参术为君，加利水道、制肝木、清肺金等药。十帖而小水长，大便实，肿退而安。又半月，有二从弟平日同饮酒者曰：天民弟素不饮酒，山中之鹿耳。我与兄，水中之鱼也。鹿可无水，鱼亦可无水乎。三人遂痛饮，沉醉而止。次日病作甚于前，复来求治。予曰：不可为矣。挨过一月而逝。（《医学正传·卷之三》）

◆ 白浊

一人便浊，尝有半年，或时梦遗，形瘦，作心虚主治，以珍珠粉丸和定志丸服效。方见怔忡门。（《医学正传·卷之六》）

◆ 癃闭

予长兄修德翁，年七十，秋间患小便不通，二十余日，百方不效，后得一方，取地肤草捣自然汁服之遂通。虽至微之物，而有回生起死之功，故录于此，以为济利之一助云。地肤草，一云白地苈是也。（《医学正传・卷之六》）

◆ 遗精

莲塘朱显重，病遗精潮热，不起床三月矣，召予治。脉之，左右寸关皆浮虚无力，两尺洪大而软，与补中益气汤加熟地黄、知母、黄柏、地骨皮煎，吞下珍珠粉丸。外做小蒐笼一个，以笼阴茎，勿使搭肉。服药三十余帖，一月平安。（《医学正传・卷之六》）

◆ 血证

一男子年四十余，素饮酒无度，得大便下血证，一日入厕二三次，每次便血一升许，予以四物汤加条芩、防风、荆芥、白芷、槐花等药，连日与服，不效，后用橡斗烧灰二钱七分，调入前药汁内服之，又与灸脊中对脐一穴，血遂止而平安，其病自此不发。（《医学正传・卷之五》）

◆ 痰饮

予侄妇何氏在室时，四月间因多食青梅，得痰饮病，日间胸膈中大痛如刀锥，至晚胸中痛止而膝髌大痛，盖痰饮随气升降故也。一医作胃寒治，用干姜、良姜、官桂、乌、附、丁、沉辈，及煮胡椒粥间与。病日剧，加之口渴，小水淋涩。求予治，诊其六脉洪数而滑，予作清痰处治，令其急烹竹沥服。三日口不渴，小水亦不淋涩，但胸中与膝互痛如旧。用萝卜子研汁，与半碗，吐痰半升许，至夜痛尤甚于前，正丹溪所谓引动其猖狂之势一耳。次日用人参芦一两，逆流水煎服，不吐。又次日与苦参煎汤服，又不吐；又与附子尖、桔梗芦，皆不吐，一日清晨，藜芦末一钱，入麝香少许，酸浆水调与，始得大吐，至次日天明，吐方定，前后得顽痰及稠饮一小桶许，其痛如脱，后以软粥将理而安。（《医学正传·卷之二》）

◆ 痹证

一男子年四十岁，因感风湿，得白虎历节风证，遍身抽掣疼痛，足不能履地者三年，百方不效，身体羸瘦骨立，自分于死。一日梦与木通汤服愈，遂以四物汤加木通服，不效，后以木通二两锉细，长流水煎汁顿服，服后一时许，遍身痒甚，上体发红丹如小豆大粒，举家惊惶，随手没去，出汗至腰而止，上体不痛矣。次日又如前煎服，下体又发红丹，方出汗至足底，汗干后通身舒畅而无痛矣。一月后，人壮气复，步履如初。后以此法治数人皆验。故录于此，以示后学。（《医学正传·卷之四》）

◆ 痉病

陶氏妇，年三十余，身材小璅，形瘦弱，月经后，忽一日发痉，口噤，手足挛缩，角弓反张。予知其去血过多，风邪乘虚而

入，用四物汤加防风、羌活、荆芥，少加附子行经，二帖病减半，六帖病全安。(《医学正传·卷之五》)

◆ 疟病

予壮年过杭，同舟有二男子，皆年逾四十，已各得疹疟三年矣，俱发于寅申巳亥日，一人昼发于巳而退于申，一人夜发于亥而退于寅。予曰：但到杭，可买药俱与痊可。昼发者，乃阴中之阳病，宜补气解表，与小柴胡汤倍柴胡、人参，加白术、川芎、葛根、陈皮、青皮、苍术。夜发者，为阴中之阴病，宜补血疏肝，用小柴胡合四物，加青皮。各与十帖，教其加姜、枣煎，于未发前二时服，每日一帖。服至八帖，同日得大汗而愈，永不再发。(《医学正传·卷之二》)

◆ 肠痈

东阳吕俊文，得潮热，微似疟状，小腹右边有一块，大如鸡卵作痛，右脚不能伸缩。一医作奔豚气治，十余日不验。召予诊候其脉，左寸芤而带涩，右寸芤而洪实，两尺两关俱洪数。予曰：此大小肠之间欲作痈耳，幸脓未成，犹可治疗。与五香连翘汤加减与之，间以蜈蚣炙黄，酒调服之，三日内平安。(《医学正传·卷之六》)

◆ 其他

予仲兄怀德处士，年四十五，平生体瘦弱血少，值庚子年岁金太过，至秋深燥金用事，久晴不雨，得燥证，皮肤折裂，手足枯燥，搔之屑起血出痛楚，十指甲厚，反而莫能搔痒。予制一方，名生血润肤饮，服数十帖，其病如脱，后治十数人皆验。（《医学正传·卷之二》）

　　一妇人年二十七，美貌，得一证如醉如痴，颊赤面青，略有潮热，饮食不美，其脉乍疏乍数而虚……一医与八物汤，服数十帖不效。召予治之……取……胆汁丸安神定志之药，以八物汤吞下。服药十数帖，丸药一料，以安其神。丸药用远志、石菖蒲、川归、黄连、茯神、朱砂、侧柏叶、草龙胆等药。（《医学正传·卷之五》）

妇科医案

◆ 崩漏

一老妇人年五十三，血崩久不止，诸药不效。予以橡斗、苍耳草根二物烧存性，用四物汤加白芷、茅花、干姜煎汤调服，其经血自此而止，再不行矣。(《医学正传·卷之七》)

◆ 带下病

一人上有头风鼻涕，下有白带，用南星、苍术、酒芩、辛夷、川芎、黄柏（炒焦）、滑石、半夏、牡蛎粉，丸服。(《医学正传·卷之七》)

◆ 妊娠恶阻

一妇孕两月，呕吐头眩，医以参、术、川芎、陈皮、茯苓服之，愈重，脉弦，左为甚，此恶阻病，必怒气所激，问之果然。肝气既逆，又挟胎气，参、术之补，大非所宜。以茯苓汤下抑青丸二十四粒，五服稍安，脉略数，口苦干，食即口酸，意其膈间滞气未尽行，以川芎、陈皮、栀子、生姜、茯苓煎汤，下抑青丸十五粒而愈。但口酸易饥，此肝热未平，以热汤下抑青丸二十粒，愈后两手脉平和，而右甚弱，其胎必堕。此时肝气既平，可用参、术以防之。服一日而胎自堕矣。（《医学正传·卷之七》）

◆ 滑胎

一妇有胎即坠，其脉左大无力，重取则涩，乃血少也。以其妙年，只补中气，使血自荣。浓煎白术汤，调黄芩末一钱服之，至三四两，得保全而生。（《医学正传·卷之七》）

◆ 转胞

吴宅宠人患此（指妊娠转胞，编者注），两手脉似涩，重按似弦，左稍和。予曰：此得之忧患，涩为血少气多，则胎气弱而不能举，弦为有饮，血少则胎弱，气多有饮，中焦不清而隘，则胞知所避而就下。乃以上药与服，随以指探喉中，吐出药汁，候少顷气定，又与之，次早亦然，至八帖安。犹恐此法偶中，后又治数人，亦效。（《医学正传·卷之七》）

◆ 小便失禁

有产妇因收生者不谨，损破尿脬，而致淋沥不禁。因思肌肉破，尚可完补。诊其脉虚甚，盖难产因气血虚，故产后犹虚，试与峻补，以参、术为君，芎、归为臣，桃仁、陈皮、黄芪、茯苓为佐，以猪羊胕煎汤熬药汁，极饥饮之，一月而安。盖气血骤长，期胕即完，恐稍迟亦难成功也。（《医学正传·卷之七》）

儿科医案

◆便秘

一小儿痘后二十日不大便，其粪燥作痛垂死，曾用大黄、芒硝、枳壳、巴豆等药，及用蜜导法，又服香油一碗许，俱不通。愚令一人以真麻油含口内，用小竹筒一个，纳谷道中、吹油入肠内，须臾即通，真良方也。（《医学正传·卷之八》）

◆痢疾

一小儿八岁，下痢纯血，作食积治，苍术、白术、黄芩、白芍药、滑石、茯苓、甘草、陈皮、神曲煎汤，下保和丸。（《医学正传·卷之三》）

外科医案

◆ 疮疡

一人患脑疽，每八日肿硬如拳，即日晚服此药（指升阳益胃汤，编者注）。初患二三日者服之立消，作脓者立溃，随病上下食前后服。一个患脑疽，每八日肿硬如拳，即日晚服此药一剂，次日便平复，肿势消，更不疼痛，又服半剂，七日全愈如常。明之言：凡疮皆阴中之阳、阳中之阴二证而已。我治此疮，阳药七分，阴药三分，名曰升阳益胃散，胜十宣也，老人宜之，亦名复煎散，或加乳香没药各一钱尤妙。（《医学正传·卷之六》）

贾德茂小男，于左大腿近膝股内，出附骨疽，不辨肉色，漫肿光泽木硬，疮势甚，又且左脚，乃肝之髀上也，更在足厥阴肝经之分，少侵足太阴脾经之分，其脉左二部细而弦，按之洪缓微有力，与此药（指内托黄芪柴胡汤，编者注）。而安。（《医学正传·卷之六》）

一老人年七十，因寒湿地气，得附骨疽于左腿外侧少阳胆经之分，微侵足阳明经分，阔六七寸，长一小尺，坚硬漫肿，不辨肉色皮泽，但行步作痛，以指按至骨，大痛。与此药（指黄连消毒饮，编者注）一服即止，次日坚软肿消而愈。（《医学正传·卷之六》）

◆破伤风

安文陈珍四兄，因劝斗殴，眉棱骨被打破，得破伤风，头面大肿发热。予适在彼家，以九味羌活汤服取汗，外用杏仁捣烂，入白面少许，新汲水调敷疮上，肿消热退而愈。后以此法治若干人，皆验。（《医学正传·卷之六》）

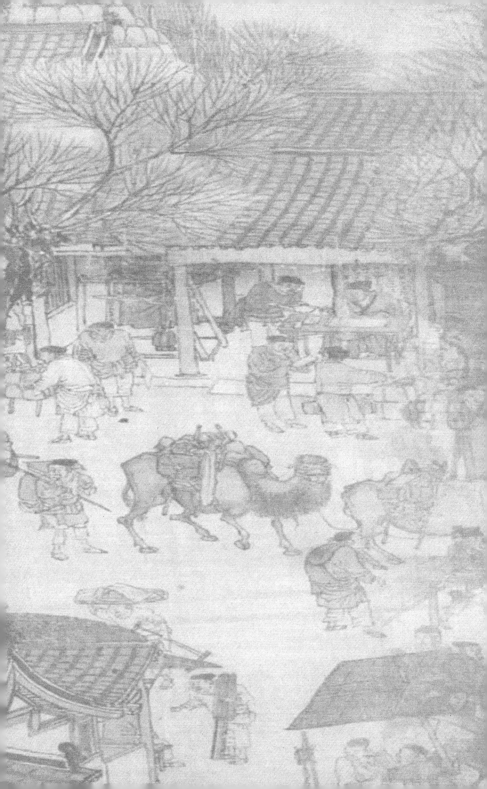

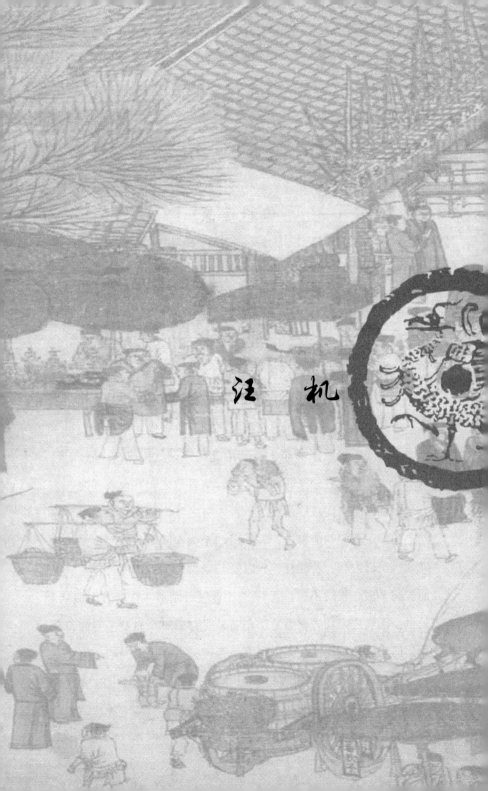

汪　机

内科医案

◆ 发热

一人……仲冬感寒，头痛发热，腹及右胁胀痛，气喘溏泻，内黑外红，日夜五六次，内热不减，饮食难进。医用三乙承气汤三帖，继用木香枳术丸，诸症稍定。午后内热愈炽，遇食愈胀，得泻略宽，头痛不减。诣予诊治，脉皆浮濡近驶。曰：气属阳当升，虚则下陷矣，又屡服消克攻下之剂，所谓虚其虚也，安得不胀而濒泻乎？经云下者举之，其治此病之谓欤！或曰：胀满者，气有余也；积块者，气固结也。经云结者散之，有余者损之。今有余而补固结，而益何谓？予曰：人身之气，犹天之风，风性刚劲，扬沙走石，孰能御之？孟子曰"至大至刚"是也。馁则为物障蔽，反以为病。若能补养，以复其刚大之性，则冲突排荡，又何胀满不散、积块不行？经曰"壮者气行则愈，怯者著而成病"是也。盖气之强壮者，则流动充满。或有积滞，亦被冲突而行散矣，何病之有？气之怯弱，则力小迟钝，一有积滞，不免因仍承袭，积著成病。故此病法当升阳益胃。遂以参苓白术散煎升麻

汤，调服月余，仍令丸服一料而愈。（《石山医案·卷之上》）

陈校，瘦长而脆，暑月过劳，饥饮烧酒，遂病热汗，昏懵语乱。居士（指汪机，编者注）视之，脉皆浮小而缓，按之虚豁。曰：此暑伤心、劳伤脾也。盖心藏神，脾藏意，二脏被伤，宜有此症。法宜清暑以安心，益脾以宁意。遂用八物汤加麦门冬、山栀子、陈皮，煎服十余帖而愈。（《石山医案·附录》）

庠生罗君辅，年三十余。尝因冒寒发热，医用发表不愈，继用小柴胡，热炽汗多，遂昏昏愦愦，不知其身之所在，卧则如云之停空，行则如风之飘毛，兼又消谷善饥，梦遗诸证。居士观其形类肥者，曰：此内火燔灼而然，虚极矣。诊其脉皆浮洪如指。曰：《脉经》云脉不为肝衰者，死，在法不治。所幸者，脉虽大，按之不鼓，形虽长，而色尚苍，可救也。医以外感治之，所谓虚其虚，误矣。经云邪气乘虚而入，宜以内伤为重。遂以参、芪、归、术大剂，少加桂、附，服十余帖，病减十之二三。再除桂、附加芍药、黄芩，服十余贴，病者始知身卧于床，足履于地，自喜曰可不死矣。服久果起。（《石山医案·附录》）

一人年十九，形瘦，面色黄白。三月间微觉身热，五月间因劳，伤于酒肉，遂大热膈闷，梦遗盗汗，午后热甚。或作食积，或作阴虚，或作痰火，治皆不应。予为诊之，午间脉皆洪滑。予曰：食饱之余，脉不定也。来早再诊，脉皆收敛而弱，右脉尤弱。遂以人参三钱，黄芪钱半，白术、麦门冬各一钱，黄柏、知母、山楂各七分，枳实、甘草各五分。煎服一帖，热减汗除。五服，去泰去甚，惟梦遗，一月或二次或三次。令服固精丸五六两，仍令节食守淡味，病当愈也。后又觉热，前方减甘草，加石膏钱半，牡丹皮八分。（《石山医案·卷之中》）

一人年五十余，形色苍古。五月间泛木，与人争辩，冒雨劳役受饥，且有内事，夜半忽病。发热恶食，上吐下泻，昏闷烦躁，头痛身痛。因自发汗，汗遂不止。遣书来示，脉皆洪数。予曰：脉果洪数，乃危症矣。盖吐泻内虚，汗多表虚，兼之脉不为汗衰，亦不为泻减，在法不治。但古人有言，医而不活者有也，未有不医而活者也。令用人参五钱以救里，黄芪五钱以救表，白术三钱，干姜七分，甘草五分以和中安胃，白茯苓一钱，陈皮七分以清神理气。水煎，不时温服一酒杯，看其病势何如。服至六七帖，则见红斑，而四肢尤甚，面赤，身及四肢胀闷，人来告急。予曰：斑症自吐泻者多吉，谓邪从上下出也。但伤寒发斑，胃热所致。今此发斑由胃虚，而无根失守之火游行于外也，可补而不可泻，可温而不可凉。若用化斑汤、玄参、升麻之类，则死生反掌矣。仍令守前方服十余帖，诸病悉减，斑则成疮，肢肿亦清而愈。（《石山医案·卷之中》）

一人年逾三十，神色怯弱。嘉靖八年客外，七月患热淋，诸药不效，至十一月行房方愈。九年正月复作，亦行房而愈。至三月伤寒，咳嗽有痰，兼事烦恼，延至十月少愈，后复作，服芦吸散而愈。但身热不解，因服小便，腹内鼓胀，小腹作痛。后又因晚卧，左胁有气触上，痛不能睡，饮食减半，四肢无力。食则腹胀痛或泻，兼胸膈饱闷。口舌干燥，夜卧盗汗。从腰已下常冷，久坐腰痛脚软，手心常热。诊其左手心脉浮数而滑，肾肝二脉沉弱颇缓，右手肺脉浮虚而驶，脾脉偏弦而驶，命门散弱而驶。第二日再诊，心肝二脉细软，稍不见驶矣。肾脉过于弱，肺脉浮软，亦不见驶。脾脉颇软，命门过浮略坚。予曰：膀胱者，津液之府，气化出焉。淋者，由气馁不能运化，故津液郁结为热而然也。房后而愈者，则郁结流利而热解矣。三月天日和煦，何得伤寒？多由肺气不足，莫能护卫皮毛，故为风邪所袭，郁热而动其肺，以致痰嗽也。得芦吸散而愈者，以辛温豁散其痰与热也。嗽止、身热不退者，因嗽久肺虚，肺虚则脾弱，脾肺之气不能荣养皮肉，故热作也。经曰形寒饮冷则伤肺，又曰脾胃喜温而恶寒。今服小便之寒凉，宁不愈伤其脾肺耶？是以腹胀作痛，胁气触上，或泻或汗，种种诸病，皆由损其脾肺也。而脉时或变易不常者，亦由气血两虚，虚而为盈，难乎有常矣。遂用参、芪各一钱，茯苓、白术各一钱，归身、牛膝各七分，厚朴、陈皮、木香、甘草各五分，薄桂三分。煎服二十余帖，诸症悉退。后因解头劳倦，诸症复作。来就予治，脉与前颇同，但不数不驶而已。仍用参、芪各三钱，麦门冬、归身、厚朴、枳实、甘草、黄芩等剂而愈。（《石山医案·卷之下》）

又一少年，九月间发热头痛，妄语大渴，形肥，脉数大左甚，以参术君，茯苓臣，芪佐，附一片使。盖人肥而脉左大于右，事急矣，非附，则参、芪无捷效。五十贴大汗而愈。此皆左脉

大，丹溪悉以内伤治之，若依东垣认作外感，宁不杀人？（《外科理例·卷三》）

福州李俊，年三十余。忽病渴热昏闷，面赤倦怠。居士诊之，脉皆浮缓而弱，两尺尤甚，曰：此得之色欲，药宜温热。其弟曰：先生之言诚是也，但病热如此，复加热药，惑矣。居士曰：经云寒极生热。此症是也。肾虚寒者，本病也；热甚者，虚象也。譬之雷火，雨骤而火愈炽，日出火斯灭矣。遂以附子理中汤煎热冷服，三帖热渴减半，再服清暑益气汤，十余帖而安。（《石山医案·附录》）

一人因劳而患怠惰，发热，脉洪大，按之无力，宜用补中益气汤十六。彼不信，辄服攻伐之剂，吐泻不止亦死。此凭脉因补，误治致死。（《外科理例·卷三》）

一人形短苍白，平素善饮。五月间忽发寒热，医作疟治，躁渴益甚，时常啖梨，呕吐痰多，每次或至碗许，饮食少进，头晕昏闷，大便不通，小便如常或赤，夜梦不安，或一日连发二次，或二日三日一发，或连发二日，平素两关脉亦浮洪，邀予，适以事阻，令服独参汤二三钻，呕吐少止，寒热暂住。三日，他医曰：渴甚脉洪，热之极矣，复用独参以助其热，非杀之而何？及予往视，脉皆浮洪近数。予曰：此非疟而亦非热也。脉洪者，阴虚阳无所附，孤阳将欲飞越，故脉见此，其病属虚，非属热也。渴甚者，胃虚津少，不能上朝于口，亦非热也。盖年逾六十，血气已衰，加以疟药性皆燥烈，又当壮火食气之时，老人何以堪此？然则邪重剂轻，非参所能独活。遂以参、芪各七钱，归身、麦门冬各一钱，陈皮七分，甘草五分，水煎。每次温服一酒杯，服至六七帖，痰止病除食进。大便旬余不通，导之以蜜，仍令服三十余帖以断病根，续后脉亦收敛而缓，非复向之鼓击而驶也。（《石山医案·卷之中》）

汪世昌，形肥色紫，年逾三十。秋间病恶寒发热，头痛，自汗，恶心，咯痰，恶食，医以疟治。居士诊之，脉浮濡而缓，右寸略弦，曰：非疟也，此必过劳伤酒所致。饮以清暑益气汤，四五服而愈。（《石山医案·附录》）

◆ 恶寒

一人年逾三十，神色清减，初因伤寒过汗，是后两足时冷，身多恶寒，食则易饥，日见消瘦，梦遗甚频，筋骨疼痛，久伏床枕，不出门户。医用滋阴降火不效。予视，左脉浮虚而缓，右脉浮弦而缓，此阳虚也。病者言易饥善食，梦遗甚频，似属阴虚，若作阳虚而用参、芪，恐增病矣。予故为之备论其病。古人谓脉数而无力者，阴虚也；脉缓而无力者，阳虚也。今脉皆浮虚弦缓，则脉为阳虚可知矣。参症论之，病属阴虚，阴虚则发热，午后属阴，当为午后则遍身发热，恶热，揭胸露手，蒸蒸热闷而烦躁也。今患并无是症，何得认作阴虚？夫阳虚则恶寒，虽天暖日和，犹恐出门，怕寒恶风。今患两足时冷，身多畏寒，皆阳虚之验矣。又被汗多亡阳，非阳虚而何？今日食则易饥，非阴虚火动也。盖脾胃以气为主，气属阳，脾胃之阳已虚，又被苦寒属阴之药以泻其阳，则阳愈虚而内空竭，须借谷气以扶助之，故易饥而欲食，食亦不生肌肉也。经曰饮食自倍，肠胃乃伤，又曰饮食不为肌肤，其此之谓欤。梦遗亦非特阴虚。经曰阳气者，精则养神，柔则养筋。今阳既虚，则阳之精气不能养神，而心藏神，神失所养，则飘荡飞扬而多梦矣；阳之柔气不能养筋，而肝主筋以藏魂，筋失所养，则遍身筋骨为之疼痛。魂亦不藏，故梦寐欠安，何得而不遗乎？经曰气固形实。阳虚则不能固，而精门失守，此遗之所以频而不禁也。经曰肾者，胃之关也。今若助阳以使其固，养胃以守其关，不患遗之不止矣。遂用参、芪各二钱，白术一钱，甘草五分，枳实、香附、山楂、韭子各五分，煎服半年，随时令寒暄升降而易其佐使，调理而安。（《石山医案·卷之下》）

◆ 咳嗽

其弟（指歆呈坎罗斯聪之弟，编者注）斯俊，形实而黑，病咳，痰少声嘶，间或咯血。居士诊之，右脉大无伦，时复促而中止，左脉比右略小而软，亦时中止。曰：此肺、脾、肾三经之病也。盖秋阳燥烈，热则伤肺，加之以劳倦伤脾，脾为肺母，母病而子失其所养。女色伤肾，肾为肺子，子伤必盗母气以自奉，而肺愈虚矣。法当从清暑益气汤例而增减之。以人参二钱或三钱，白术、白芍、麦门冬、茯苓各一钱，生地、归身各八分，黄柏、知母、陈皮、神曲各七分，少加甘草五分，煎服。或曰：《明医杂著》云凡病喘嗽咳血，肺受火邪，误用参、芪，多致不救，谓何？曰：医者意也。徒泥陈言而不知变，乌足以言医？人参虽温，杂于酸苦甘寒群队药中，夺于众势，非惟不能为害，而反为人用矣。孟子曰一薛居州，独如宋王何？此之谓欤。患者闻之喜曰：非通儒者，论不及此。锐意煎服，月余而安。（《石山医案·附录》）

吴福孙之媳，年几三十。因夫在外纳宠，过于忧郁，患咳嗽，甚则吐食呕血，兼发热、恶寒、自汗，医用葛氏保和汤不效。居士诊其脉，皆浮濡而弱，按之无力，晨则近驶，午后则缓。曰：此忧思伤脾病也。脾伤则气结，而肺失所养，故咳嗽。家人曰：神医也。遂用麦门冬、片黄芩以清肺，陈皮、香附以散郁，人参、黄芪、芍药、甘草以安脾，归身、阿胶以和血。服数帖，病稍宽。后每帖渐加人参至五六钱，月余而愈。（《石山医案·附录》）

吴良鼎，形瘦而苍，年逾二十。忽病咳嗽，咯血，兼吐黑痰，医用参、术之剂，病愈甚。居士诊之，两手寸关浮软，两尺独洪而滑，此肾虚火旺而然也。遂以四物汤加黄柏、知母、白术、陈皮、麦门冬之类。治之月余，尺脉稍平，肾热亦减。依前方再加人参一钱，兼服枳术丸加人参、山栀以助其脾，六味地黄丸加黄柏以滋其肾，半年痊愈。（《石山医案·附录》）

一妇产后咳嗽痰多，昼轻夜重，不能安寝，饮食无味，或时

自汗。医用人参清肺汤，嗽愈甚。予为诊之，脉浮濡近驶。曰：此肺热也。令服保和汤五帖而安。（《石山医案·卷之上》）

一妇常患咳嗽，加以疟疾，因仍左胁有块。疟止有孕，嗽尚不宁，咳干痰少，或时呕出顽痰钟许方止，夜亦如是，常觉热盛，胸膈壅满，背心亦胀，常要打摩。妊已六月。夜半如厕，身忽寒战厚覆，少顷乃愈。越二日，夜半又发，寒热如疟，肢节痛，上身微汗，口中觉吐冷气，胸喉如有物碍，心前虚肿，按之即痛，头痛气喘，坐卧不宁。医作伤寒发散，又作痰症而用二陈，不效。予往视之，脉皆濡而近滑。曰：胃虚血热也。先以四君子汤加黄芩、枳壳、麦门冬，煎服二三帖，以保胃气。继以四物汤加槟榔、枳壳、麻仁、大黄，三服下之。遂滞下后重，虚坐努责，怠倦不食，时或昏闷乱叫，食则胀，不食饥，四肢痛，脚肿。予曰：胃虚，非汤药所宜。令合枳术丸加人参、当归、黄芩，服月余，诸证悉除，胎亦无损。（《石山医案·卷之上》）

一妇年三十，质脆弱，产后咳嗽，痰臭。或作肺痈治，愈剧。延及两脚渐肿至膝，大便溏，小腹胀痛，午后发热，面红气促，不能向右卧。予诊，脉虚小而数。予曰：凡咳嗽左右向不得眠者，上气促下泻泄者，发热不为泻减者，此皆病之反也。按此皆原于脾。经曰脾主诸臭，入肺腥臭，入心焦臭，入肝腐臭，自入为秽臭。盖脾不能运行其湿，湿郁为热，酿成痰而臭矣。经曰左右者，阴阳之道路也。脾虚则肺金失养。气劣行迟，壅遏道路，故咳嗽气促不能右卧也；脾虚必夺母气以自养，故心虚发热而见于午也；脾主湿，湿胜则内渗于肠胃为溏泄，外渗于皮肤为浮肿。令用参、芪、甘草补脾为君，白术、茯苓渗湿为臣，麦门冬以保肺气，酸枣仁以安心神为佐，陈皮、前胡以消痰下气为使，用东壁土（以受阳光最多用之）以为引用。盖土能解诸臭，用以补土，亦易为力矣。此窃取钱氏黄土汤之义也。服一帖，前症略减，病者甚喜。予曰：未也，数帖后无反复，方是佳兆，否则所谓过时失治，后发寒热，真阳脱矣。泄而脚肿，脾气绝矣，何能收救。予侄文焕妻亦患此，医作肺痈治，而用百合煎汤煮粥，食之反剧。予诊，其脉细弱而缓，治以参、芪甘温等剂，二三帖而愈，此由治之早也。（《石山医案·卷之下》）

一妇年逾四十，两眼昏昧，咳嗽头痛似鸣，而痛若过饥，恶心。医以眼科治之，病甚。予诊脉皆细弱，脾部尤近弦弱。曰：脾虚也。东垣云五脏六腑，皆禀受于脾，上贯于目。脾虚，则五藏精气皆失所司，不能归明于目矣。邪逢其身之虚，随眼系入于脑，则脑鸣而头痛。心者，君火也，宜静。相火化行其令，劳役运动则妄行，侮其所胜，故咳嗽也。医不理脾养血，而从苦寒治眼，是谓治标不治本。乃用参、芪钱半，麦门冬、贝母各一钱，归身八分，陈皮、川芎、黄芩各七分，甘草、甘菊花各五分，麦芽四分，煎服二帖，诸症悉除。（《石山医案·卷之上》）

一妇年逾五十，其形色脆弱。每遇秋冬，痰嗽气喘，自汗体倦，卧不安席，或呕，恶心。诊之，脉皆浮缓而濡。曰：此表虚不御风寒，激内之郁热而然。遂用参、芪各三钱，麦门冬、白术

各一钱，黄芩、归身、陈皮各七分，甘草、五味各五分，煎服十余帖而安。每年冬寒病发，即进此药。（《石山医案·卷之上》）

一疬妇咳而无痰，咽痛，日晡发热，脉浮数。先以甘桔汤少愈，后以地骨皮散而热退，更以肾气丸及八珍汤加柴胡地骨皮而愈。此凭脉症也。（《外科理例·卷七》）

一仆年逾三十，嗽久不愈，气壅不利睡卧，脓血甚虚，其主已弃矣。予以宁肺散一服少愈，又服而止大半，乃以宁肺汤数剂而痊。所谓有是病，必用是药，若泥前散性涩而不利，何以得愈？此凭症也。（《外科理例·卷七》）

一人春间咳嗽，唾脓腥秽，胸满气促，皮肤不泽，项强脉数。此肺疽也。盖肺系在项，肺伤则系伤，故牵引不能转侧；肺主皮毛，为气之本，肺伤不能摄气，故胁胀气促而皮肤纵。东垣云：肺疮脉微紧而数者，未成脓，紧甚而数者已有脓。其脉紧数，脓为已成，以参、芪、归、芎、白芷、贝母、知母、桔梗、防风、甘草、麦门、瓜蒌仁，兼以蜡矾丸及太乙膏，脓尽脉涩而愈。至冬脉复数。经曰：饮食劳倦伤脾，脾伤不能主肺；形寒饮冷伤肺，肺伤不能主肾；肾水不足则心火炽盛，故脉洪数。经曰：冬见心而莫治。果殁火旺之月。（《外科理例·卷七》）

一人咳嗽，项强气促，脉浮而紧，以参苏饮二剂少愈，更以桔梗汤四剂而安。此凭脉症也。（《外科理例·卷七》）

一人咳嗽、恶寒、胸痞、口干、心微痛，脉浮紧而数，左大于右。盖表盛里虚，闻其素嗜酒肉有积，后因行房涉寒，冒雨忍饥，继以饱食。先以人参四钱，麻黄连根节钱半，与二三帖，嗽止寒除。改用厚朴、青、陈皮、瓜蒌、半夏为丸，参汤送下，二十服而痞除。夫既咳嗽嗜酒，不可谓肺无火也，复因行房感冒，不可谓阴不虚也，初服人参四钱，再用参汤送药，不可谓不多服也，何如不死？（《石山医案·附录》）

一人咳嗽喘急，发热烦躁，面赤咽痛，脉洪大。用黄连解毒汤二剂少退，更以栀子汤四剂而安。此凭脉症也。（《外科理例·卷七》）

一人咳嗽气急，胸膈胀满，睡卧不安。以葶苈散二服少愈，更桔梗汤差。此凭症也。（《外科理例·卷七》）

一人年前病肺痈，后又患咳嗽，头眩唾沫，饮食少思，小便频数，服解散化痰药不应，诊之脾肺二脉虚甚。予谓眩晕唾涎，属脾气不能上升；小便无度，乃肺气不得下制。内未成痈，宜投以加味理中汤，四剂诸症已退大半，更用钟乳粉汤而安。此凭脉也。（《外科理例·卷七》）

一人年逾三十，形近肥，色淡紫。冬月感寒咳嗽，痰有血丝，头眩体倦。医作伤寒发散，不愈。更医，用四物加黄柏、知母，益加身热自汗，胸膈痞闷，大便滑泻，饮食不进，夜不安寝。诣予诊治，右脉洪缓无力，左脉缓小而弱。曰：此气虚也。彼谓痰中有红、或咯黑痰者，皆血病也，古人云黑人气实，今我形色近黑，何谓气虚？予曰：古人治病，有凭色者，有凭脉者。丹溪云脉缓无力者，气虚也。今脉皆缓弱，故知为气虚矣。气宜温补，反用寒凉，阳宜升举，反用降下，又加以发散，则阳气之存也几稀。遂用参、芪各四钱，茯苓、白芍、麦门冬各一钱，归身八分，黄芩、陈皮、神曲各七分，苍术、甘草各五分，中间虽稍有加减，不过兼以行滞散郁而已。煎服百帖而安。（《石山医案·卷之中》）

一人年逾三十，形色清癯，病咳嗽，吐痰或时带红。饮食无味，易感风寒，行步喘促，夜梦纷纭，又有癫疝。医用芩连二陈，或用四物降火，或用清肺，初服俱效，久则不应。邀予诊之。脉皆浮濡无力而缓，右手脾部濡弱颇弦。曰：此脾病也。脾属土，为肺之母，虚则肺子失养，故发为咳嗽；又肺主皮毛，失养则皮毛疏豁，而风寒易人；又脾为心之子，子虚则窃母气以自养，而母亦虚，故夜梦不安。脾属湿，湿喜下流，故人肝为癫疝，且癫疝不痛而属湿。宜用参、术、茯苓补脾为君，归身、麦门冬、黄芩清肺养心为臣，川芎、陈皮、山楂散郁去湿为佐，煎服累效。后以参四钱，芪三钱，术钱半，茯苓一钱，桂枝一钱，尝服而安。（《石山医案·卷之中》）

一人年逾三十，质弱色苍，初觉右耳不时冷气呵呵，如箭出一阵。越两月余，左耳亦如右而气出，早晨声哑，胸前有块攒热，饭后声哑稍开，攒热少息，顷间又复攒热，咳嗽恶酸水，小便频赤，大便溏泄，睡熟被嗽而醒，哕恶二三声，胸腹作胀，头脑昏痛不堪，或时发热，遍身疼痛，天明前病少息，惟攒热不除，近来午后背甚觉寒，两腿麻冷。令用人参二钱半，茯苓、门

冬、白术各一钱，黄连、甘草、枳实各五分，贝母、归身各一钱，白芍八分，煎服而愈。(《石山医案·卷之中》)

一人年逾三十患咳嗽，项强气促，右寸脉数。此肺疽也。东垣云：风伤皮毛，热伤血脉，风热相搏，血气稽留于肺，变成疮疽。今脉滑，疽脓已成，以排脓托里之药及蜡矾丸，脉渐涩而愈。此凭脉症也。(《外科理例·卷七》)

一人肾气素弱，咳唾痰涎，小便赤色，服肾气丸而愈。此凭症也。(《外科理例·卷七》)

一人形长色苍瘦，年逾四十。每遇秋凉，病痰嗽，气喘不能卧，春暖即安，病此十余年矣。医用紫苏、薄荷、荆芥、麻黄等以发表，用桑白皮、石膏、滑石、半夏以疏内，暂虽轻快，不久复作。予为诊之，脉颇洪滑。曰：此内有郁热也。秋凉则皮肤致密，热不能发泄，故病作矣。内热者，病本也。今不治其本，乃用发表，徒虚其外，愈不能当风寒；疏内，徒耗其津，愈增郁热之势。遂以三补丸加大黄酒炒三次，贝母、瓜蒌丸服，仍令每年立秋以前服滚痰丸三五十粒，病渐向安。(《石山医案·卷之上》)

一人形色苍白，年三十余，咳嗽，咯血，声哑，夜热自汗。邀予诊视，脉皆细濡近驶。曰：此得之色欲也。遂以四物加麦门冬、紫菀、阿胶、黄柏、知母。煎服三十余帖，诸症悉减。又觉胸腹痞满，恶心畏食，或时粪溏。诊之，脉皆缓弱，无复驶矣。曰：今阴虚之病已退，再用甘温养其脾胃，则病根去矣。遂以四君子汤，加神曲、陈皮、麦门冬。服十余帖病安，视前尤健。

（《石山医案·卷之中》）

一人形色颇实，年四十余。病嗽咯血而喘，不能伏枕。医用参苏饮、清肺饮，皆不效。予诊之，脉皆浮而近驶。曰：此酒热伤肺也。令嚼太平丸六七粒，其嗽若失。（《石山医案·卷之中》）

一人形瘦色悴，年三十余，因劳咳嗽吐血，或自汗痞满。每至早晨嗽甚，吐痰如腐渣乳汁者一二碗，仍复吐尽所食稍定。医用参苏饮及枳缩二陈汤，弥年弗效，众皆危之。邀予诊治。脉皆濡弱近驶。曰：此脾虚也，宜用参、芪。或曰：久嗽肺有伏火。《杂著》云咳血呕血，肺有火邪，二者禁用参、芪。今病犯之，而用禁药，何耶？予曰：此指肺嗽言也。五脏皆有嗽，今此在脾。丹溪曰脾具坤静之德，而有乾健之运。脾虚不运，则气壅逆，肺为之动而嗽也。故脾所裹之血，胃所藏之食，亦随气逆而呕吐焉。兹用甘温以补之，则脾复其乾健之运。殆必壅者通，逆者顺，肺宁而嗽止，胃安而呕除，血和而循经，又何病之不去哉？遂以参、芪为君，白术、茯苓、麦门冬为臣，陈皮、神曲、归身为佐，甘草、黄芩、干姜为使。煎服旬余遂安。（《石山医案·卷之中》）

一人因劳，咳嗽不止，项强而痛，脉微紧而数。此肺痈也，尚未成脓，欲用托里益气药。彼不信，仍以发散药，以致血气愈虚，吐脓不止，竟致不救。（《外科理例·卷七》）

一弱人咳脓，日晡发热，夜间盗汗，脉浮数而紧。用人参五味汤数剂顿退，以紫菀茸汤月余而痊。此凭症也。（《外科理例·

卷七》）

孙杲，年二十余。病咳嗽，呕血，盗汗，或肠鸣作泻，午后发热。居士往视，其脉细数，无复伦次，因语之曰：《难经》云七传者，逆经传也。初因肾水涸竭，是肾病矣。肾邪传之于心，故发热而夜重；心邪传之于肺，故咳嗽而汗泄；肺邪传之于肝，故胁痛而气壅；肝邪传之于脾，故肠鸣而作泄；脾邪复传于肾，而肾不能再受邪矣。今病兼此数者，死不出旬日之外矣。果如期而逝。（《石山医案·附录》）

◆ 肺痈

一妇年近三十，形色瘦白，素时或咳嗽一二声，月水或前或后。夏月取凉，遂嗽甚，不能伏枕者月余，痰中或带血，或兼脓，嗽紧则吐食。医用芩连二陈不效，复用参、芪等补药病重。予视左脉浮滑，右脉稍弱而滑。又伤手腕，掌不能伸，右脉似难凭矣。乃以左脉验之，恐妊兼肺痈也。遂以清肺泻肺之剂进之。三服而能着枕，痰不吐，脓不咯，惟时或恶阻。予曰：此妊之常病也。教用薏苡仁、白术、茯苓、麦门冬、黄芩、阿胶煎服，病减。月余，复为诊脉，皆稍缓而浮。曰：热已减矣。但吐红太多，未免伤胃，教用四君子加陈皮、黄芩、枳壳煎服调理。妊至六月，食鸡病作，却鸡而愈。至九月，病又复作，声哑，令服童便获安。予曰：产后病除，乃是佳兆，病若复来，非吾所知。月足而产，脾胃病作，加泄而卒。（《石山医案·卷之中》）

一妇唾脓，五心烦热，口干胸闷。以四顺散三剂少止，以排脓散数服而安。此凭症也。(《外科理例·卷七》)

一人咳而脓不止，脉不退，诸药不应，甚危。用栝黄丸一服少愈，再服顿退，数服痊。溃者尤效。此凭症也。(《外科理例·卷七》)

一人咳嗽，胁胀满，咽干口燥，咳唾腥臭。以桔梗汤四剂而唾脓以排脓，数服而止，乃以补阴托里之剂而瘳。此凭症也。(《外科理例·卷七》)

一人面白神劳，咳而胸膈隐痛，其脉滑数。予以为肺痈，欲用桔梗汤。不信，乃服表药，致咳嗽愈甚，唾痰腥臭始悟。乃服前汤四剂，咳嗽少止，又以四顺散四剂而脉静，更以托里药数剂而愈。此凭脉症也。(《外科理例·卷七》)

一有患此吐脓（指肺痈，编者注），面赤脉大。予谓肺病脉宜涩，面宜白，今面赤脉大，火克金，不可治，果殁。(《外科理例·卷七》)

◆ 肺痿

村庄一妇，年五十余。久嗽，咯脓血，日轻夜重。诣予诊视，脉皆细濡而滑。曰："此肺痿也，曾服何药？"出示其方，非人参清肺散，乃知母茯苓汤也。二药皆犯人参、半夏，一助肺中伏火，一燥肺之津润，故病益加。为处一方：天麦门冬、阿胶、贝母为君，知母、生地、紫菀、山栀为臣，桑白皮、马兜铃为

佐，款冬花、归身、甜葶苈、桔梗、甘草为使。煎服五帖遂安。（《石山医案·卷之中》）

一人患肺痿，咳嗽喘急，吐痰腥臭，胸满咽干，脉洪数。用人参平肺散六剂及饮童便，诸症悉退，更以紫菀茸汤而愈。此凭脉症也。（《外科理例·卷七》）

一妇患肺痿咳嗽，吐痰腥臭，日晡发热，脉数无力，治以地骨皮散，热止，更用人参养肺汤，月余而安。此凭脉症也。（《外科理例·卷七》）

◆ 喘证

程福仁，体肥色白，年近六十。痰喘声如拽锯，夜不能卧。居士诊之，脉浮洪，六七至，中或有一结，曰：喘病脉洪可治也。脉结者，痰凝经隧耳，宜用生脉汤加竹沥。服之至十余帖，稍定。患者嫌迟，更医服三拗汤，犹以为迟，益以五拗汤，危矣。其弟曰：汪君王道医也，奈何欲速至此？于是复以前方服至三四十帖，病果如失。（《石山医案·附录》）

一人喘咳，脉紧数，以小青龙汤一剂，表证已解，更以葶苈大枣汤喘止，乃以桔梗汤愈。此凭脉症也。（《外科理例·卷七》）

黄豹，年逾六十。病气喘，顾谓其子曰：愿得石山先生来，吾无憾矣。其子黄夜舁至，视其脉皆萦萦如蛛丝。问曰：吉凶何如？居士久之，若有难言者。彼悟曰：吾不得济矣。是夜书讫标书五纸付其子而逝。（《石山医案·附录》）

一人年逾四十，喘咳胁痛，胸满气促，右寸脉大。此风热蕴于肺也，尚未成疮，属有余之症，欲用泻白散。彼谓肺气素弱，自服补药，喘嗽愈盛。两月后复请视，汗出如雨，喘而不休。此肺气已绝，安用治？果殁。夫肺气充实，邪何从袭？邪气既入，则宜散之。故用泻白散，乃泻肺之邪气，邪气既去，真气自实。（《外科理例·卷七》）

◆ **心悸**

南畿提学黄公，年四十余。溲精久之，神不守舍，梦乱心跳。用清心莲子饮无效，又取袖珍方，治小便出髓条药服之，又服小菟丝子丸，又服四物汤加黄柏，俱无效。居士诊视，一日之间，其脉或浮濡而驶，或沉弱而缓。曰：脉之不常，虚之故也。语曰无而为有，虚而为盈，难乎有恒，此之谓乎。其症初因肾水有亏，以致心火亢极乘金，木寡于畏而侮其脾，此心、脾、肾三经之病也。理以补脾为主，兼之滋肾养心，病可痊也。方用人参为君，白术、茯神、麦门冬、酸枣仁、山栀子、生甘草为佐，莲肉、山楂、黄柏、陈皮为使，其他牡蛎、龙骨、川芎、白芍、熟苄（应指熟地黄，编者注）之类，随其变症而出入之。且曰：必待人参加至五钱病脱。公闻言，疑信相半。服二十余日，人参每服用至三钱，溲精觉减半矣。又月余，人参加至五钱病全减。公大喜曰：初谓人参加至五钱，病脱，果然。医岂神乎！凡此皆活法，非定方也。其妙如此，殆非心通造物而执其死生之柄者欤！

（《石山医案·附录》）

一女，年十五。病心悸，常若有人捕之，欲避而无所也。其母抱之于怀，数婢护之于外，犹恐恐然不能安寝。医者以为病心，用安神丸、镇心丸、四物汤不效。居士诊之，脉皆细弱而缓，曰：此胆病也。用温胆汤服之而安。（《石山医案·附录》）

◆ 胸痹

一妇年三十余，性躁多能，素不孕育，每啜粥畏饭，时或心痛，春正忽大作，或作气而用香燥，或作痰而用二陈，或作火而用寒凉，因粪结进润肠丸，遂泄不禁，小便不得独利。又发寒热，热则咳痰不止，寒则战栗鼓颔，肌肉瘦削，皮肤枯燥，月水不通，食少恶心，或烦躁而渴，或昏昏嗜卧，或小腹胀痛，诸治罔效。医皆视为死症，诣请予往治之，右脉浮大弦数，左脉稍敛而数，热来左右脉皆大而数，寒来脉皆沉微似有似无。经言脉浮为虚，脉大必病进。丹溪谓脉大如葱管者，大虚也。经又谓弦脉属木，见于右手，肝木克脾土也。又以数脉所主为热，甚症为虚。左脉稍敛者，血分病轻也。今患素畏饭者，是胃气本弱矣。心痛即胃院痛，由脾虚不运，故胃脘之阳不降，郁滞而作痛也。泻泄不禁，小便不得独行者，盖阳主固，且经言膀胱者，津液之府，气化则能出矣，今阳虚不固于内，故频泄也，膀胱气虚不化，故小便不能独行也。又寒热互发者，盖气少不能运行而滞于血分，故发热；血少不得流利而滞于气分，故发寒。仲景曰"阳

273

入于阴则热，阴入于阳则寒"是也。寒则战栗鼓颔者，阴邪入于阳明也。热则咳痰不已，阳邪入于阳明也。此则阴阳两虚，故相交并而然也。肌肉瘦削者，盖脾主身之肌肉，脾虚食少，故瘦削也。皮肤枯燥者，经曰脾主于胃，行其津液，脾虚不能运行津液，灌溉于肌表，故枯燥也。月水不通者，经曰二阳之病发心脾，男子少精，女子不月。二阳，手足阳明大肠与胃也。阳明虚，则心脾皆失所养，而血不生，故不月也。食少恶心，躁渴，嗜卧，皆脾胃所生之症也。小腹胀痛者，乃阳虚下陷使然也。经曰阳病极而下是也。乃用人参五钱，黄芪四钱，白术三钱为君，升麻八分，茯苓一钱，猪苓、泽泻各七分为臣，苍术五分，香附七分为佐，归身七分，麦门冬一钱为使。煎服三帖不效。一医曰：此不先驱邪，一主于补，所谓闭门留贼。一医曰：此属阴虚火动，今不滋阴降火而徒补气，将见气愈盛、火愈炽矣。风鉴相其夫曰：奸门清白，必主丧妻；日者推其命曰：运限俱倒，其死必矣。其夫皱眉告予曰：每日扶之，似身渐重，皮枯黑燥，恐不济矣。予思仲景有曰泄利不止，五脏之阳虚于内；寒热互发，六腑之阳虚于外。是则内外两虚，在法不治。所恃者，年尚壮，能受补而已。但病家宁可于死中求活，岂可坐以待毙！且补药无速效，今服药不满四五剂，即责以效，岂王道之医乎？因令勉服前药六七帖，寒已除，但热不减，汗出不至足。令壶盛热水蒸其足，汗亦过于委中矣。续后前症渐减，始有生意。追思医谓不先去邪者，因其寒热往来也。然去邪不过汗、吐、下三法。今病自汗、吐痰、泄利三者俱矣，再有何法而施乎？且病有实邪、有虚邪，虚可补而实可泻。今病属虚，而以实邪治之，虚虚之祸，咎将谁归？谓当滋阴降火，因其月事不通，病发于夜也。且服降火药，遂小腹胀而大便泄，是不宜于此矣。殊不知滋阴降火，皆甘寒苦泻之剂。今病食少、泄利，明是脾虚，且脾胃喜温而恶寒，今泥于是，宁不愈伤其胃而益其泄乎？吁，危哉！故不敢不辩。（《石山医案·卷之下》）

一妇五十七岁，五月间因劳夜卧，天热开窗，醒来遍身胀痛，疑是痧症，刮背起紫疙瘩，因而胸膈胀痛，磨木香服之，致小腹作痛，咳嗽气壅，不能伏枕，吐痰腥臭，每次一二碗，亦或作泄，肛门胀急，自汗不止，身表浮肿。医作伤寒，而用发散；或作肺痈，而用寒凉，延绵一月，医皆辞去。其子来告予，予曰：第未知得何脉耳？告曰：医谓脉洪数也。予曰：年逾五十，血气已衰，又加以小劳，而当酷热之时，又不免壮火食气。且脉洪数，乃热伤元气而然，非热脉也。所可虑者，脉不为汗衰，为泄减耳。彼曰：用生脉汤，人参二钱，门冬二钱，五味一钱，病似觉甚。予曰：邪重剂轻也。理宜黄芪五钱以固表，人参五钱以养内，白术三钱、茯苓钱半渗湿散肿，陈皮七分、吴茱萸四分消痰下气，再加甘草五分以和之，门冬一钱以救肺，依法煎服十余帖，后虽稍安，脉与病反，终不救。（《石山医案·卷之中》）

◆ 不寐

一壮年，因劳倦不得睡，咳痰如脓，声不出。时春寒，医与小青龙汤，喉中有血丝，腥气逆上，渐有血线自口右边出，昼夜十余次。脉弦大散弱，左大为甚。此劳倦感寒，强以辛甘燥热之剂动其血，不治恐成肺痿。遂以参、芪、归、术、芍药、陈皮、生甘草、带节麻黄，煎入藕汁。服二日，嗽止。去麻黄与四日，血除。但脉散未收，食少倦甚，前药除藕汁加黄芩、砂仁、半夏，半月而愈。夫嗽痰如脓，声不出者，不可谓肺不热也，又以甘辛燥热动其血，不可谓血不病也，服参、芪亦不可谓不多也，又复何如而不死？凡此诸病，以王氏言之，未免皆作酒色伤阴，而用滋阴泻火之药。然而丹溪率以参、芪等剂治之而愈，并不见其助火增病者。盖病有所当用，不得不用也。虽劳嗽吐红，亦有所不避也。且古今治劳莫过于葛可久，其保真汤、独参汤何尝废人参而不用？但详其所挟之症何如耳，岂可谓其甘温助火，一切弃而不用哉！（《石山医案·附录》）

◆ 神昏

尝见覆车压伤者，七人仆地呻吟，一人未苏，俱令以热童便灌之，皆得无事。又曾被重车研伤，瞀闷，良久复苏，胸满如筑，气息不通，随饮热童便一碗，胸宽气利，惟小腹作痛，与复元活血汤一剂，便血数升许，痛肿悉退，更服养血气药而痊。（《外科理例·卷六》）

胡本清甫，形肥色紫，年逾七十。忽病瞀昧，但其目系渐急，即合眼昏懵如瞌睡者，头面有所触皆不避，少顷而苏。问之，曰：不知也。一日或发二三次，医作风治，病加重。居士诊其脉，病发之时，脉皆结止，苏则脉如常，但浮虚耳，曰：此虚病也。盖病发而脉结者，血少气劣耳。苏则气血流通，心志皆得所养，故脉又如常也。遂以大补汤去桂，加麦门冬、陈皮，补其气血而安。三子俱邑庠生，时欲应试而惧。居士曰：三年之内，保无恙也，越此，非予所知。果验。(《石山医案·附录》)

一人病胸膈壅满，昏不知人。予以杏仁、薏苡之剂灌之，立苏，继以升麻、黄芪、桔梗消其脓，逾月而愈。予所以知其病者，以阳明脉浮滑，阴脉不足也。浮为风，滑为血聚，始由风伤肺，故结聚客于肺；阴脉不足，过于宣逐也。诸气本于肺，肺气治则出入顺而菀陈除，故行其肺气而病自已。此凭症也。(《外科理例·卷七》)

◆气短

一士人，形肥色白，因《名医杂著》（疑为《明医杂著》，编者注）谓人皆阴不足，服补阴丸至数十年，乃病虚短气。予反之，用辛热剂，决去滞余，而燥其重阴，方得平和无恙。此则未达方书而枉自误，不可不戒也。(《石山医案·卷之下》)

◆痫证

石门陈奈，形短颇肥，色白近苍，年逾二十。因析雨过劳，遂病手足瘈疭，如小儿发惊之状，五日勺水不入口，语言艰涩。

或作痰火治，或作风症治，皆不验。居士视之，脉皆浮缓而濡，按之无力。曰：此因劳倦伤脾，土极似木之病也。经云："亢则害，承乃制"是矣。夫五行自相制伏，平和之时，隐而不见，一有所负，则所胜者见矣。今病脾土受伤，则土中之木发而为病，四肢为之瘛疭也。盖脾主四肢，风主动故也。若作风痰治之，必致于死，惟宜补其脾土之虚，则肝木之风自息矣。遂以参、术为君，陈皮、甘草、归身为臣，黄柏、麦门冬为佐。经云泄其肝者，缓其中，故用白芍为使，引金泄木，以缓其中。一服，逾宿遂起，服至十余帖全安。（《石山医案·附录》）

休宁程勇，年三十余。久病痫症，多发于晨盥时，或见如黄狗走前，则昏瞀仆地，手足瘛疭，不省人事，良久乃苏，或作痰火治而用芩连二陈汤，或作风痰治而用全蝎姜蚕寿星丸，或作痰迷心窍而用金箔镇心丹，皆不中病。居士诊之，脉皆缓弱颇弦，曰：此木火乘土之病也。夫早晨阳分，而狗阳物，黄土色，胃属阳土，虚为木火所乘矣。经云诸脉皆属于目，故目击异物而病作矣。理宜实胃泻肝而火自息。《本草》云泄其肝者，缓其中。遂以参、芪、归、术、陈皮、神曲、茯苓、黄芩、麦门冬、荆芥穗。煎服十余帖，病减，再服月余而安。（《石山医案·附录》）

一人年十五，色黄悴。十二月间，忽呕瘀血一二碗，随止。当请小儿科丁氏调治，肌体尚弱，常觉头晕。近乎三月间，天热行路，出汗逾日，又少费力颇倦，日仄顿然昏晕，不省人事，手足扰乱，颠倒错乱，将一时久方定。次日亦然。续后每日午时前后，如期发一次。近来渐早，自辰至午，连发二次，渐至三四次，比前稍轻。发时自下焦热，上至胸壅塞，则昏晕良久方苏，始疑是疟和痫。医云火动，又云痰症，用牛黄丸以竹沥、姜汁磨服二次，共四丸，又与煎药多清痰火之剂。服后，每日只发一次。止则汗多，口干，食少，身热时多，凉时少。予脉之，皆浮虚洪数，不任寻按，坐起则觉略小，亦不甚数。脉书曰数脉所主为热，其症为虚。三日后再诊，左脉小而滑，右脉大而滑，独肺部浮软，按之似蛰蛰有声。与昨脉不同者，虚之故也。夫阳气者，清纯冲和之气也。或劳动过度，或酒食过伤，则扰动其阳，变而为邪热矣。然脾胃以阳气为主，阳变为热，血必沸腾而越出于上矣。昏晕者，由热熏灼，故神昏晕倒而类风也。风之旋转运动，与火相类。每觉下焦热上，胸膈壅塞而即发者，脾脉从足入腹至胸，今下焦热上，乃脾火也。然胸膈，心肺之分，为阳之位。清阳居上，今邪热扰之，则阳不得畅达，而心肺之神魄不免为之而昏乱矣。况五脏皆赖胃气以培养，胃受火邪则五脏皆无所禀，而所藏之神亦无所依，故肺之魄，心之神，肝之魂，脾之意，肾之志，安得不随之溃乱躁扰而昏瞀耶？多发于午前后者，乃阳气所主之时。阳为邪扰，不能用事，故每至其时而辄发也。且汗多津液泄，口干津液少，医用牛黄、朱砂、琥珀、南星、半夏等而复燥之，是愈益其燥，故暂止而复发，不能拔去其病根也。因取参、芪各二钱半，远志、山楂、川芎、黄芩各七分，天麻、茯神、麦门冬各一钱，甘草、陈皮各五分，归身八分，白术

一钱半，煎服十余帖，而病不复发矣。(《石山医案·卷之下》)

◆惊风

一女患惊风甚危，诸医莫救，自用一丸（指活络丹，编者注）即愈，且不再作。(《外科理例·卷五》)

◆狂证

槐充胡本修，监生，年逾三十。形肥色白，酒中为人折辱，遂病心恙，或持刀，或逾垣，披发大叫。居士诊之，脉濡缓而虚，按之不足，曰：此阳明虚也，宜变例以实之，庶几可安。先有医者，已用二陈汤加紫苏、枳壳等药进二三帖矣。闻居士言，即厉声曰：吾治将瘥，谁敢夺吾功乎？居士遂告回。医投牛黄清心丸，如弹丸者三枚，初服颇快，再服躁甚，三服狂病倍发，抚膺号曰：吾热奈何？急呼水救命，家人守医者言，禁不与。迨楼见神前供水一盂，一呷而尽，犹未快也。复迨厨房得水一桶，满意饮之，狂势始减半，其不死，幸尔。复请居士治之。以参、芪、甘草甘温之药为君，麦门冬、片黄芩甘寒之剂为臣，青皮疏肝为佐，竹沥清痰为使，芍药、茯苓随其兼证而加减之，酸枣仁、生山栀因其时令而出入之。服之月余，病遂轻。然忽日系渐急，即瞀昧不知人事，良久复苏。居士曰：无妨，此气虚未复，神志昏乱而然。令其确守前方，夜服安神丸，朝服虎潜丸，以助其药力。年余，熟寝一月而瘥。(《石山医案·附录》)

居士弟樟之妻，瘦长色苍，年三十余。忽病狂言，披发裸形，不知羞恶，众皆谓为心风。或欲饮以粪清，或欲吐以痰药。居士诊其脉，浮缓而濡，乃语之曰：此必忍饥，或劳倦伤胃而然耳。经云二阳之病发心脾。二阳者，胃与大肠也。忍饥、过劳，胃伤而火动矣，延及心脾，则心所藏之神，脾所藏之意，皆为之扰乱，失其所依归矣，安得不狂？内伤发狂，阳明虚也，法当补之。遂用独参汤加竹沥，饮之而愈。(《石山医案·附录》)

◆ **胃脘痛**

一人形长苍紫，素善食，喜啖肉。年近六十时，六月伤饥，又被雨湿。既而过食冷物，腹中疼胀呕吐。次年至期，前病复作。医作伤食，或作冷气，率用香燥消导之药，时作时止，第三年十月，病又作，食则胃脘励痛。近来忽吐瘀血如指者三四条，大便溏泻，亦皆秽泻，又常屡被盗惊，今犹卧则惊窹。予诊左脉沉弱，右脉浮虚，但觉颇弦。次早复诊，左脉濡小无力，右脉虚豁。令用人参二钱，白术钱半，茯神、当归、生地、黄芪、酸枣仁各一钱，石菖蒲五分，山栀七分。五帖，觉力健而食进。尚噯气，失气未除，饮食少味。令人参加作三钱，白术加作二钱。服愈。(《石山医案·卷之中》)

◆ **吞酸**

一妇年二十余，饮食后，每有怒气，吞酸噯腐，或兼腿根胯内燉肿，服越鞠丸不应。此肝气虚，湿气下注而然。以六君子加香附、砂仁、藿香、炮姜数剂少愈，更以六君子数剂而愈。此条因症而制方也。（《外科理例·卷五》）

一人年逾三十，形色瘦黑。饮食倍进，食后吐酸，食饭干恶难吞。尝有结痰注于胸中，不上不下。才劳则头晕眼花，或时鼻衄，粪后去红或黑。午后至晚，胸膈烦热，肩心时疼。好睡，醒来口舌干苦，盗汗梦遗脚冷。手及臀尖生脓疱疮。医以四物汤凉血之剂治之，不效。诣予诊治。左脉小弱而数，右脉散弱而数，俱近六至。曰：症脉皆属阴虚。作阴虚治之不效何也？此必脾虚湿郁为热而然也。今用滋阴降火，反滋湿而生热，病何由安？宜用参、芪甘温之剂，补脾去湿可焉。问曰：丹溪论瘦黑者、鼻衄者、脉数者，参、芪皆所当禁。予曰：固也，岂可执为定论而不知变通乎？《脉经》云数脉所主，其邪为热，其症为虚。遂以人参二钱，黄芪钱半，白术、麻黄根、生地、茯苓、麦门冬各一钱，归身、川芎各八分，黄芩七分，麦芽、厚朴、黄柏、枳实、五味各五分，服之而愈。因劳病症，仍用前方除麻黄根、牡蛎、麦芽、枳实、厚朴、黄柏、五味，加泽泻、柴胡、青皮、山栀各七分，甘草五分。服十余帖，胸腹腰脐生小疥而愈。（《石山医案·卷之中》）

◆ 痞满

歙呈坎罗斯聪，年逾三十，病中满。朝宽暮急，屡医不效。

居士诊视，脉浮小而弦，按之无力，曰：此病宜补。以人参二钱，白术、茯苓各一钱，黄芩、木通、归尾、川芎各八分，栀子、陈皮各七分，厚朴五分，煎服。且喻之曰：初服略胀，久则宽矣。彼疑气无补法，居士曰：此世俗之言也。气虚不补，则失其健顺之常，痞满无从消矣。经曰塞因塞用，正治此病之法也。服之果愈。（《石山医案·附录》）

一人年逾三十，形瘦苍白，病食，则胸膈痞闷，汗多，手肘汗出尤多，四肢倦怠或麻，晚食若迟，来早必泄，初取其脉，浮软近驶，两关脉乃略大。予曰：此脾虚不足也。彼曰：已服参术膏，胸膈亦觉痞闷，恐病不宜于参、芪耶？予曰：膏则稠黏，难以行散故也。改用汤剂，痞或愈乎。令用参、芪各二钱，白术钱半，归身八分，枳实、甘草各五分，麦门冬一钱，煎服一帖，上觉胸痞，下觉失气。彼疑参、芪使然。予曰：非也。若参、芪使然，只当胸痞，不当失气，恐由脾胃过虚，莫当枳实之耗耶！宜除枳实，加陈皮六分。再服一帖，顿觉胸痞宽，失气作，精神爽恺，脉皆软缓，不大亦不驶矣。可见脾胃虚者，枳实须散用为佐使，况有参、芪、归、术为之君，尚不能制，然则医之用药，可不慎哉！（《石山医案·卷之中》）

郑村汪钿，长瘦体弱，病左腹痞满。谷气偏行于右，不能左达，饮食减，大便滞，居士诊其脉，浮缓而弱，不任寻按。曰：此土虚木实也。用人参补脾，枳实泄肝，佐以芍药引金泄木，辅以当归和血润燥，加厚朴、陈皮以宽胀，兼川芎、山栀以散郁。

服十余帖，稍宽。因粪结滞，思饮人乳，居士曰：只恐大便滑耳。果如言。遂辞乳媪，仍服前药，每帖加人参四五钱。后思香燥物。曰：脾病气结，香燥无忌也。每日因食香燥榧一二十枚，炙蒸饼十数片，以助药力，年余而安。（《石山医案·附录》）

一人病脾胃，服补剂及针灸脾俞等穴不应，几殆，服八味丸三料而平。（《外科理例·卷一》）

一人患脾，服此（指八味丸，即金匮肾气丸，编者注）将验，而庸医阻之，反用寒药，遂致不救。（《外科理例·卷一》）

◆ 呕吐

一人五十，形色苍白。性急，语不合，则叫号气喊呕吐。一日，左奶下忽一点痛。后又过劳，恼怒，腹中觉有秽气冲上，即嗽极吐。或亦干咳无痰，甚则呕血，时发如疟。或以疟治，或以痰治，或以气治，药皆不效。予往诊之，脉皆浮细，略弦而驶。曰：此土虚木旺也。性急多怒，肝火时动。故左奶下痛者，肝气郁也；秽气上冲者，肝火凌脾而逆上也；呕血者，肝被火扰不能藏其血也；咳嗽者，金失所养又受火克而然也；呕吐者，脾虚不能运化，食郁为痰也；寒热者，水火交战也。兹宜泄肝木之实，补脾土之虚，清肺金之燥，庶几可安。遂以青皮、山栀各七分，白芍、黄芪、麦门冬各一钱，归身、阿胶各七分，甘草、五味各五分，白术钱半，人参三钱。煎服月余，诸症尽释。（《石山医案·卷之中》）

　　一人年十七八，时因读书饥感寒得疟，延缠三年疟愈，寒气，脐左触痛，热熨而散，仍或发或止。后因新娶，往县复受饥寒，似病伤寒，吐二日夜不止。接服理中汤、补中益气汤、固本丸、补阴丸、猪肚丸，其吐或作或止，饮食或进或不进。续后受饥劳倦，食则饱闷，子至午前，睡安略爽，食稍进，午后气升，便觉胀闷，胸膈漉漉水响，四肢微厥，吐水或酸或苦，亦有间日吐者，大便燥结，小便赤短，身体瘦弱，不能起止。予曰：须不见脉见症，必是禀赋素弱，不耐饥寒，宜作饮食劳倦为主，而感冒一节，宜置诸度外。夫气升胀闷触痛者，脾虚不能健运，以致气郁而然。胸膈漉漉水声，谓之留饮。乃用独参汤补养其气血，加姜以安其呕吐，黄柏以降其逆气。初服三帖，脐左痛除，吐止。将人参加作一两，吐又复作。此由补塞太过，而无行散佐使故也。人参减作七钱，附五分，炮姜七分，半夏八分，苍术七分，厚朴七分，茯苓一钱。服至二十余帖，吐止食进，余病皆减，颇喜肉味。以手揉擦其肚，尚有水声汩汩。微感寒，腹中气犹微动，或时鼻衄数点。近来忽泻，二日而自止。才住前药，又觉不爽。前方加黄芪四钱，山栀七分，减黄柏，如旧煎服。或曰：吐水或酸或苦，大便闭燥，小便赤短，诸书皆以为热。凡病昼轻夜重，诸书皆为血病，今用姜附何也？予曰：吐水酸苦，由脾虚不能行湿，湿郁为热，而水作酸苦也。姜附性热辛散，湿逢热则收，郁逢热则散，湿收郁散，酸苦自除。大便燥结者，由吐多而亡津液也。小便短少，由气虚不能运化也。兹用人参以养血气，则血润燥除，气运溷通矣。若用苦寒之药，则苦伤血，寒伤气，宁不愈益其病哉？日轻夜重为血病者，道其常也。此则不然，须似血病而实气病也。医作血病，而用固本补阴等药反不解，非血病可知。所以日轻者，日则阳得其位而气旺，故病减；夜则阳失其位而气衰，故病重，经曰"至于所生而持，自得其位而起"是也。故病则有常有变，而医不可不达其变也。病将愈，犹或鼻衄数点者，此浮溜之火也。加山栀气味薄者以潜伏之，久当自愈。后闻食母猪肉，前病复作。予曰：脏腑习熟于药，病亦见化于药，再无如之何矣。（《石山医案・卷之上》）

临河程正刚，年三十余，形瘦体弱，忽病上吐下泻，勺水粒米不入口者七日，自分死矣。居士诊脉，八至而数，曰：当仲夏而得是脉者，暑邪深入也。上吐下泻，不纳水谷，邪气自甚也，宜以暑治焉。或曰：深居高堂，暑从何入？居士曰：东垣云远行劳倦，动而得之为伤热；高堂大厦，静而得之为伤暑。此正合静而伤暑之论也。但彼用温热，以暑邪在表，此则暑邪已深入矣，变例而用清凉之剂可也。遂以人参白虎汤进半杯，良久再进一杯，遂觉稍安。家人皆大喜，曰：药能起死回生，果然。三服后，减去石膏、知母，再以人参渐次加作四五钱，黄柏、陈皮、麦门冬等，随所兼病而为佐使，一月后，平复如初。（《石山医案・附录》）

◆ 噎膈

一人年六十逾，色紫。平素过劳好酒，病膈。食至膈不下，就化为脓痰吐出，食肉过宿，吐出尚不化也。初卧则气壅不安，稍久则定。医用五膈宽中散、丁沉透膈汤，或用四物加寒凉之剂，或用二陈加耗消之剂，罔有效者。来就余治。脉皆浮洪弦虚。予曰：此大虚症也。医见此脉，以为热症，而用凉药，则愈助其阴，而伤其阳。若以为痰为气，而用二陈香燥之剂，则愈耗其气，而伤其胃，是以病益甚也。况此病得之酒与劳也。酒性酷烈，耗血耗气，莫此为甚。又加以劳伤其胃，且年逾六十，血气已衰，脉见浮洪弦虚，非吉兆也。宜以人参三钱，白术、归身、麦门冬各一钱，白芍药八分，黄连三分，干姜四分，黄芩五分，陈皮七分，香附六分，煎服五帖，脉敛而膈颇宽，食亦进矣。（《石山医案·卷之上》）

竹园陈某，形瘦而苍，年逾五十。居士诊视其脉，皆弦涩而缓，尺脉浮而无根。曰：尺脉当沉而反浮，所主肾水有亏，其余脉皆弦涩而缓者，弦脉属木，涩为血少，缓脉属脾。以脉论之，似系血液枯槁，而有肝木凌脾之病，非膈则噎也。问之，胸膈微有碍。曰：不久膈病成矣，病成非药可济。后果病膈而卒。（《石山医案·附录》）

◆ 恶食

郡侯张歉斋公，年逾五十，过劳怠倦，烦闷，恶食不爽。居士诊之，脉浮小濡缓。曰：此合东垣劳倦伤脾之论也。冬春宜仿补中益气汤例，夏秋宜仿清暑益气汤例，依法守方，服之良愈。

又常虑子迟，居士复为诊之，曰：浮沉各得其位，大小不逾其矩，后当有子，果如所言。（《石山医案·附录》）

◆ 反食

李一之，年近四十，病反食，与近邻二人脉病颇同。居士曰：二人者，皆急于名利，惟一之心宽可治。遂以八物汤减地黄，加藿香为末，用蜜、韭汁调服而愈。二人逾年果没。（《石山医案·附录》）

◆ 反胃

九江钞厂主事郑君希大，皮长而色青白，性急刚果，年三十余，病反胃，每食入良久复出，又嚼又咽，但不吐耳。或作气治而用丁香、藿香，或作痰治而用半夏、南星，或作寒治而用姜附，药俱罔效。居士脉之，皆缓弱稍弦。曰：非气非痰，亦非寒也，乃肝凌脾之病。经云能合脉色，可以万全。君面青性急，肝木甚也，脉缓而弱，脾土虚也。遂用四君子汤加陈皮、神曲，少佐姜炒黄连，以泄气逆。服月余而愈。（《石山医案·附录》）

◆ 腹痛

一人年三十，形瘦淡紫。才觉气缠，腹痛背胀则吐，腹中气块翻动嘈杂，数日乃吐黑水一盂盆，而作酸气。吐后嗳气，饮食不进，过一二日方食。大便二三日不通，小便一日一次。常时难向右卧，午后怕食，食则反饱胀痛，行立坐卧不安，日轻夜重。二年后，诣予诊治。脉皆浮弦细弱。曰：此脾虚也。脾失健运，故气郁而胀痛。吐黑水者，盖因土虚不能制水，故膀胱之邪乘虚而侮其脾土，经云"以不胜侮其所胜"是也。酸者，木之所司。脾土既虚，水挟木势而凌之焉。医作痰治，而用二陈刚剂，则脾血愈虚；又作血治，而用四物柔剂，则是以滞益滞；又作热治，而用黄连解毒，则过于苦寒；又作气治，而用丁、沉、藿香，则过于香燥，俱不适中。遂以人参三钱，黄芪钱半，归身一钱，香附、陈皮、神曲各七分，黄芩、甘草各五分，吴茱萸三分。煎服旬余，又犯油腻，病作如前而尤重。仍以前方加减，或汤或散或丸，服至半年而愈。(《石山医案·卷之中》)

大坑方细，形瘦，年三十余。忽病腹痛，磊块起落如波浪然，昼轻夜重。医用木香、沉香磨服，及服六君子汤，皆不验。居士诊其脉，浮缓弦小，重按似涩。曰：此血病也，前药作气治谬矣。彼谓血则有形，发时虽有块垒，痛或则消而无迹，非气而何？盖不知有形者，血积也；无形者，血滞也。滞视积略轻耳，安得作气论耶？若然，则前药胡为不验？遂用四物汤加三棱、蓬术、乳香、没药。服之，痛遂脱然。(《石山医案·附录》)

居士之甥汪宦，体弱色脆，常病腹痛，恶寒发热，呕泄倦卧，时或吐虫，至三五日或十数日而止。或用丁沉作气治，或用姜附作寒治，或用消克作积治，或用燥烈作痰治，罔有效者。居士诊视，脉皆濡小近驶，曰：察脉观形，乃气虚兼郁热也。遂用参、芪、归、术、川芎、茯苓、甘草、香附、陈皮、黄芩、芍药，服之而安。或曰：诸痛不可用参、芪并酸寒之剂，今犯之何也？曰：病久属郁，郁则生热。又气属阳，为表之卫，气虚则表失所卫，而贼邪易入，外感激其内郁，故痛大作。今用甘温以固表，则外邪莫袭，酸寒以清内，则郁热日消，病由是愈。（《石山医案·附录》）

罗汝声，年五十余，形瘦而黑，理疏而涩，忽病腹痛，午后愈甚。医曰：此气痛也。治以快气之药，痛亦加。又曰：午后血行阴分，加痛者血滞于阴也。煎以四物汤加乳、没，服之亦不减。诣居士诊之，脉浮细而结，或五七至一止，或十四五至一止。经论止脉渐退者生，渐进者死。今止脉频则反轻，疏则反重，与《脉经》实相矛盾。居士熟思少顷，曰得之矣。止脉疏而痛甚者，以热动而脉速，频而反轻者，以热退而脉迟故耳，病属阴虚火动无疑。且察其病，起于劳欲。劳则伤心而火动，欲则伤肾而水亏。以人参、白芍补脾为君，熟地、归身滋肾为臣，黄柏、知母、麦门冬清心为佐，山楂、陈皮行滞为使，人乳、童便或出或入，惟人参渐加至四钱或五钱，遇痛进之即愈。或曰：诸痛与瘦黑人及阴虚火动，参、芪并在所禁，今用之顾效，谓何？居士曰：药无常性，以血药引之则从血，以气药引之则从气，佐之以热则热，佐之以寒则寒，在人善用之耳。况人参不特补气，亦能补血。故曰血虚气弱，当从长沙而用人参是也。所谓诸痛不可用参、芪者，以暴病形实者言耳。罗君年逾五十，气血向虚

矣，不用补法，气何由行，痛何由止？经曰壮者气行则愈是也。或者唯唯。（《石山医案·附录》）

休邑西山金举人尝语人曰，渠尝病小腹甚痛，百药不应。一医为灸关元十余壮，次日，茎中淫淫而痒，视之如虫，出四五分，急用铁钳扯出，果虫长五六寸，连日虫出如此者七条，痛不复作。初甚惊恐，复视以为尝，皆用手扯，此亦事之偶中也。仲景云火力须微，内攻有力。虫为火力所逼，势不能容，故从溺孔中出也。其人善饮御内，膀胱不无湿热，遇有留血瘀浊，则附形蒸郁为虫矣。经云湿热生虫、有是理也。故痨虫、寸白虫皆由内湿热蒸郁而生，非自外至者也。正如春夏之交，湿热郁蒸，而诸虫生焉是矣。此亦奇病，故记之。（《石山医案·卷之上》）

一妇，年逾三十，久疟。疟止有妊五月，忽病腹痛，泄泻，头痛，发渴，右脉浮滑，左侧细滑。居士以四君子汤加石膏、黄芩，煎服二帖，头痛、泄泻虽除，又加肛门胀急，其夫欲用利药。居士曰：耐烦二日，候胃气稍完，然后以四物汤加酒大黄、槟榔，利三四行，胀急稍宽，再服枳术丸加黄芩、归身，一料病去，而胎亦无损。（《石山医案·附录》）

一妇产后小腹作痛，诸药不应，其脉滑数，此瘀血内溃为脓也。服瓜子仁汤痛止，更以太乙膏而愈。此凭脉也。（《外科理例·卷七》）

一妇肠中痛，大便自小便出，诊之芤脉见于关。此肠痈也。以云母膏作百十丸，煎黄芪汤吞之，利脓数升而安。（《外科理

例·卷七》）

一妇腹胀痛，皮毛错纵，小便不利，脉数滑，以太乙膏一服，脓下升许，胀痛顿退，以神效瓜蒌散二剂而全退，更以蜡矾丸及托里药十余剂而安。此凭脉症也。（《外科理例·卷七》）

一妇小腹隐痛，大便秘涩，腹胀，转侧作水声，脉洪数。以梅仁汤一剂，诸症悉退，以薏苡仁汤二剂而差。此凭脉症也。（《外科理例·卷七》）

一妇因经水，多服涩药止之，致腹作痛，以失笑散二服而瘳。此凭症也。（《外科理例·卷七》）

一老坠马，腹作痛，以复元通气散用童便调进二服少愈，更以四物加柴胡、桃仁、红花四剂而安。此凭症也。（《外科理例·卷六》）

一女腹痛，百方不应，脉滑数，时作热，腹微急，曰：痛病脉沉细，今滑数，此肠痈也。以云母膏一两，丸如梧桐子，以牛皮胶熔入酒中，并水吞之，饷时服尽，下脓血愈。此凭脉也。（《外科理例·卷七》）

一人腹痛，食热则甚，诸药不应，半年后腹加肿胀，面色痿黄。脉不洪滑，非痈也。询之始因渴甚，俯饮涧水，意其误吞水蛭，令取黄泥为丸，空心用水送下百丸，果下蛭而愈。（《外科理例·卷七》）

一人面色苍白，年四十六，素好酒色犬肉。三月间，因酒连有二夜房事，遂病左腹痛甚，后延右腹，续延小腹，以及满腹皆痛。日夜叫号，足不能升，卧不能仰，汗出食阻。自用备急丸，利二三行而随止，痛仍不减。予诊之，脉皆细驶，右脉颇大于左，独脾脉弦且滑。扶起诊之，右脉亦皆细数。恐伤酒肉，用二陈汤加黄芩、山楂、曲、糵，进之不效。再用小承气汤，仍复不利。蜜煎导之，亦不利。乃以大承气汤，利二三行，痛减未除。令其住药，只煎山楂饮之。次日烦躁呕恶，渴饮凉水则觉恶止爽快。次早再诊，脉皆隐而不见。四肢逆冷，烦躁不宁，时复汗出。举家惊愕，疑是房后阴症，拟进附子理中汤。予曰：此治内寒逆冷也。《活人书》云四逆无脉，当察症之寒热。今观所患，多属于热，况昨日脉皆细数，面色近赤，又兼酒后而病。六脉虽绝，盖由壮火食气也。四肢者，诸阳之本。气被壮火所食，不能营于四肢，故脉绝而逆冷也。此类伤暑之症，正合仲景所谓热厥者多，寒厥者少，急用大承气汤下之之类。向虽下以大承气，其热尚有未尽，难以四逆汤症与比。今用附子热药，宁不助火添病耶？如不得已，可用通脉四逆汤，尚庶几焉。以其内有童便、猪胆汁监制附毒，不得以肆其疟也。连进二服，脉仍不应，逆冷不回，渴饮烦躁，小便不通，粪溏反频，腹或时痛，更进人参白虎汤二帖。燥渴如旧，更用参、术各三钱，茯苓、麦门冬、车前各一钱，北五味、当归各五分。煎服一帖，脉渐隐隐见如蛛丝。予曰：有生意也。仲景论绝脉服药微续者生，脉暴出者死是也。左手左脚亦略近和，不致冰人。右之手足如旧逆冷，但口尚渴，大便尚溏，一日夜约有十数次，小便不通。予曰：渴而小便不利者，当利其小便。遂以天水散冷水调服。三四剂不应。再以四苓散加车前、山栀，煎服二帖，小便颇通。但去大便，而小便亦去，不得独利。予曰：小便不利，烦渴未除，盖由内热耗其津液也。大便尚溏者，亦由内热损其阳气，阳气不固而然也。遂用参、术各三钱，茯苓钱半，白芍、车前、门冬各一钱，山栀七分，北五味五分，连进数服，至第九日，逆冷回，脉复见，诸症稍减而向安矣。（《石山医案·卷之下》）

一人年逾三十，形瘦色脆。过于房劳，病怠惰嗜卧，食后腹痛多痰，觉自胃中而上，又吐酸水，肺气不清，声音不亮。已更数医，或用补阴消导等剂。邀予诊治，脉皆细濡无力，约有七至。问曰："热乎？"曰："不觉。"曰："嗽乎？""夜间数声而已。"曰："大便何如？""近来带溏，粪门旁生一疖，今已溃脓，未收口耳。"曰："最苦者何？""夜卧不安，四肢无力而已。"予思脉病不应。夫数脉主热，今觉不热，乃内蒸骨髓欤？或正气已极，无复能作热欤？据症，似难起矣。何也？虚劳粪门生疖，必成瘘疮，脉不数者，尚不可为，况脉热乎！盖肺为吸门司上，大肠为肛门司下，肺与大肠腑脏相通，况肺为气主，气阳当升，虚则下陷，所谓物极则反也。今病内热燔灼，肺气久伤，故下陷肛门而生疖瘘，肺伤极矣，非药能济。予遂告归。月余果卒。故凡虚劳之病，或久泄，或左或右一边不得眠者，法皆不治也。（《石山医案·卷之中》）

一人年逾五十，腹内隐痛，小便如淋，皮肤错纵而脉滑数。此

肠痈也。滑数脓成，以广东牛皮胶酒熔化送太乙膏，脓下升许，更以排脓托里药及蜡矾丸而愈。此凭脉也。（《外科理例·卷七》）

一人小腹痛而坚硬，小便数，汗时出，脉迟紧，以大黄汤一剂，下瘀血合许，以薏苡仁汤四剂而安。此凭脉也。（《外科理例·卷七》）

一人于幼时误服毒药，泻痢。后复伤食腹痛，大泄不止。今虽能食，不作肌肤。每至六七月，遇服毒药之时，痛泄复作。善饥多食，胸膈似冷，夜间发热。嗜卧懒语，闻淫欲动，盗汗阳举。心动惊悸，喉中有痰。小便不利，大便或结或溏。过食则呕吐泻泄。脉皆濡弱而缓，右脉略大，尤觉弱也。次日，左脉三五不调，或一二至缓，三五至駃，右脉如旧缓弱。予曰：左脉不调者，此必欲动淫其精也。右脉尤弱者，由于毒药损其脾也。理宜固肾养脾。遂以人参钱半，白术、茯苓、芍药、黄芪、麦门冬各一钱，归身、泽泻各八分，黄柏、知母、山楂各七分。煎服旬余而安。（《石山医案·卷之中》）

一儒人年近五十，病腹痛。初从右手指冷起，渐上至头，则头如冷水浇灌，而腹痛大作，痛则遍身大热，热退则痛亦止，或过食或不食皆痛。每常一年一发，近来二三日一发，远不过六七日，医用四物加柴胡、香附不应；更医用四君加木香、槟榔亦不效；又医用二陈加紫苏、豆蔻；又用七气汤等剂皆不效。予诊，脉皆微弱，似有似无，或一二至一止，或三五至一止，乃阳气大虚也。以独参五钱，陈皮七分，煎服十余帖而愈。夫四肢者，诸

295

阳之末；头者，诸阳之会。经曰阳虚则恶寒，又曰一胜则一负。
阳虚阴往，乘之则发寒；阴虚阳往，乘之则发热。今指稍逆冷上
至于头，则阳负阴胜可知矣。阳负则不能健运，而痛大作。痛作
而复热者，物极则反也。及其阴阳气衰，两不相争，则热歇而痛
亦息矣。况脾胃多气多血经也。气能生血，气不足则血亦不足。
仲景曰血虚气弱，以人参补之。故用独参汤，服而数年之痛遂愈
矣。（《石山医案·卷之下》）

◆泄泻

一妇产后滑泄，勺水粒米弗能容，即时泄下，如此半月余
矣。众皆危之，或用五苓散、平胃散，病益甚。邀予诊之。脉皆
濡缓而弱。曰：此产中劳力，以伤其胃也。若用汤药，愈滋胃
湿，非所宜也。令以参苓白术散除砂仁，加陈皮、肉豆蔻，煎姜
枣汤调服，旬余而安。（《石山医案·卷之中》）

一人服克伐药以求内消，致泻利少食，以二神丸先止其泻，
以十全大补倍加白术、茯苓数剂而消。此因症也。（《外科理例·
卷四》）

◆便秘

一妇婺居改嫁，乘轿劳倦，加以忧惧，成婚之际，遂病小腹
胀痛，大小便秘结不通。医以硝黄三下之，随通随闭，病增胸膈
胃脘胀痛，自汗食少。予为诊之，脉皆濡细近驶，心脉颇大，右

脉觉弱。予曰：此劳倦忧惧伤脾也。盖脾失健运之职，故气滞不行，以致秘结。今用硝、黄，但利血而不能利气。遂用人参二钱，归身钱半，陈皮、枳壳、黄芩各七分，煎服而愈。(《石山医案·卷之上》)

◆ 痢疾

一人里急后重，时或下脓，胀痛，脉滑数。以排脓散及蜡矾丸而愈。此凭症脉也。(《外科理例·卷七》)

予兄年逾六十，苍古素健。九月患滞，予适出外，自用利药三帖，病减。延至十月，后重未除，滞下未止。诊之，脉皆濡散颇缓。初用人参二钱，归身、升麻、白芍、桃仁、黄芩各一钱，槟榔五分煎服，后重已除。再减桃仁、槟榔，加白术钱半，滞下亦定。惟粪门深入寸许，近后尾闾穴旁，内生一核如梅，颇觉胀痛不爽。予曰：此因努责，气血下滞于此，耐烦数日，脓溃自安，果如所言。后服槐角丸，痔痛如故，用人参三钱，归、芪、升麻等剂而愈。(《石山医案·卷之上》)

一人八月病滞下，医用调胃承气、大承气汤下之不利，邀予视之。面色萎黄，食少无味，大便不通，惟后重甚痛，脉皆细弱近滑，右脉觉弱。予曰：此气滞非血滞也。医用硝黄利血，宜其气滞于下而愈不通矣。遂令吞黄连阿胶丸，再用莲子、升麻、白芍、黄芩、枳壳、归身煎服而安。后用白术、人参二两，白芍、陈皮、山楂各一两为末，粥丸，常服调理。(《石山医案·卷之

上》）

一人脏毒下血，服凉血败毒药，不惟血不止，且饮食少思，肢体愈倦，脉数，按之则涩，以补中益气汤数剂，少止，更以六君子加升麻、炮姜，四剂而止，乃去炮姜加芎归，月余脾胃亦愈。常治积热，或风热下血者，先以败毒散散之；胃寒者，气弱者，用四君子或参苓白术散补之，并效。（《外科理例·卷四》）

一人脏毒下血，脾气素弱，用六君子加芎、归、枳壳、地榆、槐花而愈。后因谋事，血复下，诸药不应，予意思虑伤脾所致，投归脾汤四剂而痊。（《外科理例·卷四》）

予婿王琇来贺余寿，病滞下，腹痛后重，日夜四五十行。诊之，脉皆濡弱近驶。曰：此热伤血也。以四物加槟榔、大黄下之，四五行，腹痛稍减，后重不除。仍用前方除大黄，服十余帖，续吞香连丸获安。（《石山医案·卷之上》）

一之（指李一之，编者注）妻，病痢瘦弱，久伏床枕，粥食入胃，即腹痛呕吐，必吐尽所食乃止。由是粒食不下咽者，四十余日，医皆危之。居士诊曰：病与脉应，无虑也。不劳以药，惟宜饲以米饮，使胃常得谷气，白露节后，病当获安。如期果愈。（《石山医案·附录》）

一妇年逾五十，其形色脆弱……次年秋间，滞下，腹痛后重，脉皆濡细稍滑。予曰：此内之郁热欲下也。体虽素弱，经云有故无损。遂以小承气汤，利两三行。腹痛稍除，后重未退。再以补中益气汤加枳壳、黄芩、芍药煎服，仍用醋浇热砖布裹，坐之而愈。是年遇寒，嗽喘亦不作矣（指一妇年逾五十，其形色脆弱。每遇秋冬，痰嗽气喘，自汗体倦，卧不安席，或呕恶心。编者注）。（《石山医案·卷之上》）

一妇年逾五十，病痢半载余。医用四物凉血之剂及香连丸，愈增。胃脘腹中痛甚，里急后重，下痢频并嗳气，亦或咳嗽，遍身烦热。予为诊之，脉皆细弱而数。曰：此肠胃下久而虚也。医用寒凉，愈助降下之令，病何由安？经云下者举之，虚者补之，其治此病之法欤！遂以参、术为君，茯苓、芍药为臣，陈皮、升麻为佐，甘草为使，研末。每服二钱，清米饮调下，一日二次或三次，遂安。（《石山医案·卷之上》）

一老人患痢，骤用涩药，致大肠经分作痛。此湿毒流于经隧而然。以四物加桃仁、酒芩、红花、升麻、枳壳、陈皮、甘草治之渐愈。因年高胃弱竟殁。（《外科理例·卷五》）

◆ 胁痛

一妇因闪肭，肩患肿，遍身作痛，以黑丸子二服而痛止，以方脉流气饮二剂而肿消，更以二陈对四物加香附、枳壳、桔梗而愈。凭症处治。（《外科理例·卷三》）

一人跌仆，皮肤不破，两胁作疼，发热，口干，自汗，须先饮童便一瓯，烦渴顿止，随进复元活血汤倍用柴胡、青皮一剂，胀痛悉愈，又剂而安。《发明》经曰：从高坠下，血流于内，不分十二经络，圣人俱作风中肝血，留于胁下，以中风疗之。血者皆肝之所主，恶血必归于肝，不问何经之伤，必留于胁下，盖肝主血故也。痛甚则必自有汗，但人汗出，皆为风症。诸痛皆属于肝木，况败血凝滞，从其所属入于肝也，从高坠下，逆其所行之血气，非肝而何？故用破血行经。(《外科理例·卷六》)

一人因怒，胁下肿痛，胸膈不利，脉沉迟，以方脉流气饮数剂少愈；以小柴胡对二陈加青皮、桔梗、贝母，数剂顿退；更以小柴胡二十余剂而痊。因七情处治。(《外科理例·卷三》)

一人因怒，胁下作痛，以小柴胡对四物，加青皮、桔梗、枳壳而愈。因情处治。(《外科理例·卷三》)

一人坠马，两胁作痛，以复元活血汤二剂顿止，更以小柴胡加当归、桃仁二剂而安。此凭症也。(《外科理例·卷六》)

予婿王琇，客扬州，病胁痛。医以为虚，用人参、羊肉补之，其痛愈甚。镇江钱医治以龙荟丸，痛减。予闻，冒雪自芜湖徒行至彼。诊之，脉皆弦濡而弱。曰：脾胃为痛所伤，尚未复也。遂用橘皮枳术丸加黄连、当归，服之而安。(《石山医案·卷之上》)

越五年，腹胁复痛（指汪机女婿王琇，五年前曾患胁痛，汪用橘皮枳术丸加黄连、当归治愈。编者注）。彼思颇类前病，欲服龙荟丸，未决。予又冲寒陆路至彼，遂亲扶持，不成寐者数晚，诊之脉皆濡弱而缓。曰：前病属实，今病属虚，非前药叫治也。遂以人参为君，芎、归、芍药为臣，香附、陈皮为佐，甘草、山栀为使，煎服十余帖，痛止而食进矣。(《石山医案·卷之

上》）

黟县丞，年逾五十，京回，两胁肋痛。医用小柴胡汤，痛止。续后复痛，前方不效，请予往治。脉皆弦细而濡，按之不足。曰：此心肺为酒所伤，脾肾为色所损，两胁胀痛，相火亢极，肝亦自焚。经云"五脏已衰，六腑已极，九候须调者死"，此病之谓软？果卒。（《石山医案·卷之上》）

◆黄疸

一人年逾四十，形瘦色紫淡，素劳伤脾。予令常服参苓白术散获安。住药一年，复劳饮冷酒不爽，是夜头又被湿，遂致身冷不安，早起面目俱黄。医用零筋草根酒煎服之，吐泻大作。又加姜煎，则心热膈壅，不进饮食，大便秘结，疟作，胸膈痞塞，粥饮不入，食此汤则嗳此气，呕逆吐涎，意向甚恶。予诊左脉浮濡无力，肝脉颇弦，右脉肺部濡散，脾部浮微，二部脉皆似有似无，或呼吸相引，又觉应指。曰：此脾虚之极也。初因劳热饮冷，头又被湿，内热因郁，故发为黄。若用搉药以泄上焦湿热，则黄自退。乃用草药酒煎，湿热虽行，而脾气存也几希。且勿治疟，当用补脾为急。用人参五钱，橘红一钱，时时煎汤呷之，令其旦暮食粥，以回胃气。彼如所言，旬余乃愈。（《石山医案·卷之上》）

◆鼓胀

一妇瘦长苍白，年余五十，鼓胀如前二人，颇能行立，不耐

301

久远，越十余年无恙。恐由寡居，血无所损，故得久延。(《石山医案·卷之上》)

一人年逾四十，遍身发肿，腹胀如鼓，甚危，诸药不应。用此数服，饮食顿进，其肿渐消，兼以除湿健脾之剂而愈。破故纸四两，炒肉豆蔻二两，生用上为末，用大红枣四十九枚，生姜四两切碎，同枣用水煎熟，去姜，取枣肉和药丸梧子大，每服五十丸，空心盐汤送下。(《外科理例·附方》)

一人年逾四十，瘦长善饮。诊之，脉皆洪滑。曰：可治。《脉诀》云腹胀浮大，是出厄也。但湿热大重，宜远酒色，可保终年。遂以香连丸，令日吞三次，每服七八十丸。月余良愈。(《石山医案·卷之上》)

一妇形瘦弱小，脉细濡近驶。又一妇身中材颇肥，脉缓弱无力。俱病鼓胀，大如箕，垂如囊，立则垂坠，遮拦两腿，有碍行步，邀予视之。曰：腹皮宽绌已定，非药可敛也，惟宜安心寡欲，以保命尔。后皆因产而卒。或曰：鼓胀如此，何能有孕？予曰：气病而血未病也，产则血亦病矣。阴阳两虚，安得不死？(《石山医案·卷之上》)

一人年三十余，酒色不谨，腹胀如鼓。医用平胃散、广茂溃坚汤不效。予为诊之，脉皆浮濡近驶。曰：此湿热甚也，宜远酒色，庶或可生。彼谓甚畏汤药。予曰丸药亦可。遂以枳术丸加厚朴、黄连、当归、人参、荷叶烧饭丸服，一月果安。越三月余，不谨腹胀，再为诊之。曰：不可为也。脐突如胀，长二尺余，逾

月而卒。脐突寸余者有矣，长余二尺者，亦事之异，故为记之。（《石山医案·卷之上》）

一人年逾四十，春间患胀。医用胃苓汤及雄黄敷贴法，不效。邀予诊视，脉皆缓弱无力。曰："此气虚中满也，曾通利否？"曰："已下五六次矣。"予曰："病属气虚，医反下之，下多亡阴，是谓诛罚无过也。故脉缓，知其气虚；重按则无，知其阴亡。阳虚阴亡，药难倚仗。八月水土败时，实可忧也。"乃问予曰："今不与药，病不起耶？尝闻胀病脐突不治，肚上青筋不治，吾今无是二者。"予曰："然也。但久伤于药，故且停服。"明日遂归，如期果卒。（《石山医案·卷之上》）

◆ 头痛

侍御程公，形色清脆，年逾四十，素善饮，形色苍热。病头痛，恶食泄泻，小便短少，午后恶寒发热。医用二陈、平胃、五苓共一服，治不退，反增腰腹拘急。邀予诊视。脉皆濡弱颇弦而驶。曰：耗血伤胃，惟酒为甚。复加以时热，外伤其气。内外两伤，法当从补。若用草果、槟榔、常山、半夏燥烈之剂，譬犹抱薪救火，宁不益其病耶？遂以人参二钱，黄芪钱半，以益皮毛，不令汗泄；白术、茯苓、石膏、麦冬各一钱，以导湿热，不使伤胃；知母、青皮、神曲、黄芩、归身、川芎、柴胡各七分，以消积滞而和表里，少加甘草三分，煎服十余帖，疟止。后以参苓白术散常服，收功。（《石山医案·卷之上》）

一人年弱冠时，房劳后忽洒洒恶寒，自汗发热，头背胃脘皆痛，唇赤，舌强，呕吐，眼胞青色。医投补中益气，午后谵语，恶热，小便长。初日脉皆细弱而数，次日脉则浮弦而数，医以手按脐下痛。议欲下之，遣书来问。予曰：疫也。疫兼两感，内伤重，外感轻耳。脐下痛者，肾水亏也。若用利药，是杀之也。古人云疫有补、有降、有散，兹宜合补降二法以治。别清暑益气汤，除苍术、泽泻、五味，加生地、黄芩、石膏，服十余帖而安。（《石山医案·卷之上》）

一人年三十，六月因劳取凉，梦遗，遂觉恶寒，连日惨惨而不爽，三日后头痛躁闷。家人诊之，惊曰脉绝矣。议作阴症，欲进附子汤。未决，邀予往治。曰：阴症无头痛。今病如是，恐风暑乘虚入于阴分，故脉伏耳，非脉绝也。若进附子汤，是以火济火，安能复生？姑待以观其变，然后议药。次日，未末申初果病。寒少热多，头痛躁渴，痞闷呕食，自汗，大便或泻或结，脉皆濡小而驶，脾部兼弦。此非寻常驱疟燥烈劫剂所能治。遂用清暑益气汤减苍术、升麻，加柴胡、知母、厚朴、川芎，以人参加作二钱，黄芩钱半，白术、当归各一钱，煎服二十余帖而愈。（《石山医案·卷之上》）

邑人汪大尹，年几七十。形色苍白，劳倦病疟。疟止，胸膈痞闷，心恶痰多，不思饮食，懒倦，口苦头痛，夜梦纷纭，两腿时痒。予为诊之，脉皆浮濡无力，且过于缓。医书云，脉缓无力者，气虚也。又云，劳则气耗。又云，劳倦伤脾。脾伤不能运化精微以养心，故心神为之不安，宜仿归脾汤例治之。人参二钱，麦门冬、白术各一钱，归身、酸枣仁、茯神各八分，黄芩、陈皮各六分，枳实、甘草各五分，川芎七分，煎服二帖，夜卧颇安。但药后觉嘈，食则吞酸口淡。减去枳实，加山楂七分、吴茱萸二分服之，仍用参、术、归、芎、山栀、山楂，丸服而愈。（《石山医案·卷之上》）

◆ 眩晕

侍御泾县萧君吉夫，年逾五十，患眩晕，溲涩、体倦、梦遗、心跳、通夜不寐，易感风寒，诸药俱不中病。居士诊之，脉或浮大，或小弱无常，曰：此虚之故也。丹溪云肥人气虚，宜用参、芪，又云黑人气实，不宜用之。果从形欤，抑从色欤？居士熟思之，色虽黑而气虚，当从形治。遂以参、芪为君，白术、茯苓、木通为臣，山栀子、酸枣仁、麦门冬为佐，陈皮、神曲为使，煎服。晨吞六味地黄丸，夜服安神丸，逾年病安。（《石山医案·附录》）

学上篁墩程先生，形色清癯，肌肤细白，年四十余。患眩晕，四肢倦怠，夜寐心悸言乱，或用加减四物汤甘寒以理血，或用神圣复气汤辛热以理气，又或作痰火治，或作湿热治，俱不效。遣书请居士诊之，脉皆沉细不利，心部散涩。曰：此阴脉也。脾与心必因忧思所伤，宜仿归脾汤例加以散郁行湿之药。先生喜曰：真切真切。服数帖，病果向安。一夕，因懊恼忽变，急请诊视。脉三五不调，或数或止，先生以为怪脉，居士曰：此促脉也，无足虑焉。曰：何如而脉变若此？曰：此必怒激其火然也。先生哂曰：子真神人耶！以淡酒调木香调气散一匕，服之，其脉即如常。（《石山医案·附录》）

一妇苍白，不肥不瘦，年逾五，病舌尖痛三年，才劳喉中热痛，或额前一掌痛，早起头晕，饮食无味，胸膈痞闷，医用消导清热之药不效。予诊右脉濡散，无力而缓，左脉比右颇胜，亦近无力。十五年前，哭子忒甚，遂作忧思伤脾，哭泣伤气，从东垣劳倦伤脾之例，用参、芪各钱半，白术、芍药、天麻各一钱，川芎、玄参各七分，甘草、枳实各五分，黄柏、陈皮各六分，煎服而愈。（《石山医案·卷之中》）

一妇年逾三十，形色脆白，久病虚弱，余为调治十余载矣。须不能纯，去泰去甚。至嘉靖癸末，便道复为诊之，左脉似有似无，右脉浮濡无力。予曰：平素左脉不如此，今忽反常，深为之惧。越三日，再诊，两手脉皆浮濡，左则不似有似无，右则略近于驶而已，乃知脉变不常，昨今异状者，由虚而然也。今医以片时诊察，即谓其病若何，遂解囊撮药，此亦失之疏略，未必能尽其病情也。近患头眩眼昏，四肢无力，两膝更弱，或时气上冲胸，哽于喉中，不得转动，则昏懵口噤，不省人事，内热口渴，鼻塞，饮食减，经水渐少。予用人参三钱，归身、白术、麦门冬各一钱，黄芪钱半，黄柏七分，枳实五分，甘草四分煎服。缺药日久，前病复作，服之又安。（《石山医案·卷之中》）

一人貌丰气弱，遇风则眩，劳则口舌生疮，胸常有痰，目常赤涩，服此（指八味丸，即金匮肾气丸，编者注）而安。(《外科理例·卷一》)

一人年逾四十，貌丰气弱，遇风则眩，劳则口舌生疮，胸常有痰，目常赤涩，服八味丸而愈。此凭症也。(《外科理例·卷六》)

◆ 郁病

一妇瘦弱，年四十余。患走气，遍身疼痛，或背胀痛，或两胁抽痛，或一月二三发，发则呕尽所食方快，饮食不进，久伏床枕。医作气治，用流气饮；或作痰治，用丁藿二陈汤，病甚。邀余视之。脉皆细微而数，右脉尤弱。曰：此恐孀居忧思，伤脾而气郁也。理宜补脾散郁。以人参三钱，香附、砂仁、黄芩、甘草各五分，黄芪二钱，归身钱半，川芎八分，干姜四分。煎服十余帖，脉之数而弱者稍缓而健，诸痛亦减。仍服前方，再用人参、黄芪、川芎、香附、山栀、甘草，以神曲糊丸，服之病除。(《石山医案·卷之上》)

一官素谨言，一日会宾筵中有萝卜颇大，客羡之。主曰："尚有大如人者。"客皆笑，以为无。主则悔恨自咎曰："人不见如是大者，而吾以是语之，宜其以吾言为妄为笑也。"因而致疾，药不应。其子读书达事，思父素不轻言，因而愧赧成疾。必须实所言，庶可解病。官所抵家往返十余日，遂遣人抵家，取萝卜如

人大者至官所。复会旧宾，请父强疾而陪。酒酣，令车载置席前，客皆惊讶。其父大喜而疾愈。(《石山医案·卷之下》)

一女婚后，夫经商二年不归。因不食，困卧如痴，无他病，多向床里坐。此思则气结也。药难独治，得喜可解；不然，令其怒。讽掌其面，诟以外情，果大怒而大哭三时许，令解之，与药一帖，即求食矣。予曰：病虽愈，得喜方已。乃诒以夫回，既而果然病不举。(《石山医案·卷之下》)

邑庠司训萧先生，年逾五十，形肥色紫。病气从脐下冲逆而上，睡卧不安，饮食少，精神倦。予为诊之，脉皆浮濡而缓。曰：气虚也。问曰：丹溪云气从脐下起者，阴火也。何谓气虚？予曰：难执定论。丹溪又云肥人气虚，脉缓亦气虚。今据形与脉，当作气虚论治。遂以参、芪为君，白术、白芍为臣，归身、熟地为佐，黄柏、甘草、陈皮为使，煎服十余帖，稍安。彼以胸膈不利，陈皮加作七分，气冲上，仍守前方，月余而愈。(《石山医案·卷之上》)

一女与母相爱，即嫁母丧，女因思母成疾。精神短少，怠倦嗜卧，胸膈烦闷，日常恍恍，诸药不应。予视之，曰："此病因思，非药可愈。"彼俗酷信女巫，巫托神降言祸福，谓之卜童。因令其夫贿嘱之，托母降言："女与我前世有冤，汝故托生于我，以害我也。是以汝之生命克母，我死因汝，今在阴司，欲报汝仇，汝病奄奄，实我所为。我生则与之母子，死则与之寇仇。"夫回谯其妇曰："汝病如此，我他往可请童婆卜之，何如？"妇应曰："诺。"遂请卜，一如夫所言。女闻大怒，诟曰："我因母病，母反害我，何思之有耶？"遂不思，病果愈。此以怒胜思也。（《石山医案·卷之下》）

一人县差，拿犯人以铁索项所犯至县。行至中途，犯则投河而死。犯家告所差人，索骗威逼至死。所差脱罪，未免费财，忧愤成病，如醉如痴，谬言妄语，无复知识。予诊之，曰："此以费财而忧，必得而喜，病可愈也，药岂能治哉？"令其熔锡作银数锭，置于其侧。病者见之果喜，握视不置，后病遂愈。此谓以喜胜忧也。（《石山医案·卷之下》）

◆水肿

竦塘黄崇贵，年三十余。病水肿，面光如胞，腹大如箕，脚肿如槌，饮食减少。居士诊之，脉浮缓而濡，两尺尤弱。曰：此得之酒色，宜补肾水。家人骇曰：水势如此，视者不曰通利，则曰渗泄，先生乃欲补之水，不益剧耶？曰：经云水极似土，正此病也。水极者，本病也；似土者，虚象也。今用通利渗泄而治其虚象，则下多亡阴，渗泄耗肾，是愈伤其本病而增土湿之势矣。岂知亢则害、承乃制之旨乎？遂令空腹服六味地黄丸，再以四物汤加黄柏、木通、厚朴、陈皮、参、术。煎服十余帖，肿遂减半，三十帖痊愈。（《石山医案·附录》）

一人脾虚发肿，服此丸（指八味丸，即金匮肾气丸。编者注）不半年而康。（《外科理例·卷一》）

◆ 淋证

一人形肥苍白，年五十余，病淋，沙石涩痛。医用五苓或琥珀八正散之类，病益加。邀余往诊。脉皆濡弱而缓近驶。曰：此气血虚也。经云膀胱者，津液之府，气化出焉。今病气虚，不惟不能运化蒸溽，而亦气馁不能使之出也。经又云血主濡之。血少则茎中枯涩，水道不利，安得不淋？医用通利，血愈燥，气愈伤矣。遂用大补汤加牛膝，煎服月余，病减。仍服八味丸，除附子，加黄芪，服半月余，遂获安。（《石山医案·卷之上》）

一弱人拗中作痛，小便淋沥。此因火燥下焦，无血，气不能降，而渗泄之令不行，用四物加黄柏、知母、茯苓、牛膝、木通十余剂，痛止便利。此凭症也。（《外科理例·卷三》）

◆ 癃闭

一人气短，拗中若疮，小便不通，用四物加参、芪煎吞滋肾丸而愈。此凭症也。（《外科理例·卷三》）

◆ 遗精

一人年十九，面白质弱，因作文过劳，梦遗，遂吐血碗许，自是微咳倦弱，后身忽大热，出疹。疹愈，阴囊痒甚，搓擦水流，敷以壁土，囊肿大如盏许。遂去土，以五倍涂少蜜炙为末，敷之遂愈。因感风寒，其嗽尤甚，继以左右胁痛。予诊，脉虚而数，见其畏风寒，呕恶倦动，粪溏，气促。予曰：此金极似火也。夫心属火而藏神，肾属水而藏志，二经属少阴，而上下相通。今劳思则神不宁而梦，志不宁而遗，遗则水不升而心火独亢也。肝属木而藏血，其象震，震为雷，心火既亢，则同类相应，引动龙雷之火，载血而越出乎上窍矣。肝脉环绕阴器，亦因火扰而痛痒肿胀也。火胜金，故肺金虚而干咳。皮毛为之合，亦为火郁而发疹。大肠为之腑，故亦传导失宜而粪溏。然金虚不能平木，故木火愈旺而凌脾，脾虚则呕恶而食减。经曰壮火食气。脾肺之气为壮火所食，故倦于动作而易感风寒也。经言两胁者，阴阳往来之道路也，为火阻碍，则气不利而痛矣。然火有虚有实，有似火而实非火。故经言有者求之，无者求之；虚者责之，实者责之。此治火之大法也。前病之火皆虚，非水湿之可折伏，惟甘温之剂可以祛除。譬之龙雷之火，日出则自潜伏矣。若用苦寒降火，正如雨聚雷烈而火愈炽盛矣。世医治火，不惟不求之有无虚实，专泥《明医杂著》咳嗽吐红皆属阴虚，误服参、芪不救之语，概用滋阴等剂。况此服滋阴药已百余帖，而病反剧，岂可仍以阴虚治之耶？且经言形寒饮冷则伤肺，又谓脾胃喜温而恶寒。今用甘温健其脾，则肺金不虚，而咳嗽气促自愈。肝木有制，而胁痛吐血自除，虚妄之火亦自息矣。遂用参、芪各四钱，神曲、山楂各七分，白术、贝母、麦门冬各一钱，甘草五分，炒干姜四分。煎服十余帖，脉数减，咳少除，精神稍健。但后又适新婚，不免耗损真阴，将何以制其虚妄之火耶！盖咳属肺金，数脉属火，咳而脉数，火克金也。冬月水旺而见数脉，亦违时也。大凡病见数脉，多难治疗，病久脉数，尤非所宜。此予所以深为之虑也。（《石山医案·卷之下》）

一人遗精，劳苦愈盛，拗中结核，服清心莲子饮、连翘消毒散不应，予以八珍汤十四加山药、山茱萸、远志十余剂渐愈，更服茯菟丸遂不复作。又有患此，诸药不应，服八味丸而愈。此因处治不应。故推求另为之治。（《外科理例·卷三》）

◆ 血证

常有赵尹来宰龙泉，速于赴任，单骑兼程，到任未几，鼻衄大作，日出血数升，有医教服藕汁地黄膏。赵曰：往年因劳感热而骤得此，寻叩名医，服药遂愈。临分袂时，医者嘱云，疾若再作，不可轻信医者，服生地黄、藕汁，冰冷脾胃，无复可疗。因此半月间易数医无效。前医遂密制藕汁地黄膏进之，即愈。赵问蒙惠药与吾初衄时所服之药，气味相似，得非方同乎？医曰：即日前所献藕汁地黄膏也。赵惊叹曰：医乃诡谋以误我耶，早信此方，不受苦许久。（《外科理例·卷七》）

陈锐，面黑形瘦，年三十余，患鼻衄，发热恶寒，消谷善饥，疲倦或自汗、呕吐。居士诊之，脉细且数，约有六至。曰：丹溪论瘦黑者、鼻衄者、脉数者，参、芪皆所当禁固也，然不可执为定论。《脉经》云：数脉所主，其邪为热，其症为虚。宜人参三钱，黄芪二钱，生甘草、陈皮、黄柏、白术、归身、生地

黄、山栀子、生芍药递为佐使。服之果安。(《石山医案·附录》)

九都许僖，形魁伟，色黑善饮，年五十余。病衄如注，嗽喘不能伏枕，医以四物汤加麦门冬、阿胶、桑白皮、黄柏、知母，进入愈甚。居士诊之，脉大如指。《脉经》云：鼻衄失血沉细宜，设见浮大即倾危。据此，法不救，所幸者，色黑耳。脉大非热，乃脉气虚也。此金极似火之病，若补其肺气之虚，则火自退矣。医用寒凉降火之剂，是不知《素问》"亢则害，承乃制"之旨。遂用人参三钱，黄芪二钱，甘草、白术、茯苓、陈皮、神曲、麦门冬、归身甘温之药进之，一帖病减，十帖病痊。后十余年，复诊之，语其子曰：越三年，寿止矣。果验。(《石山医案·附录》)

一人形近肥而脆，年三十余，内有宠妻。三月间，因劳感热，鼻衄。久而流涕不休，臭秽难近，渐至目昏耳重，食少体倦。医用四物凉血，或用参芪补气，罔有效者。邀予诊视，脉皆浮濡而滑，按之无力。曰：病不起矣。初因水不制火，肺因火扰，涕流不休，经云"肺热甚，则出涕"是也。况金体本燥，津液日泄，则燥者枯矣。久则头面诸阳之液亦因以走泄。经云"枯涩不能流通，逆于肉理，乃生痈肿"是也。予归月余，面目耳旁果作痈疮而卒。后见流涕者数人，亦多不效。(《石山医案·卷之上》)

旸源谢大尹，年四十时，房劳，病咳血，头眩脚弱，口气梦遗，或时如冷水滴于身者数点，诣予诊视。脉皆濡缓而弱，独左关沉微，按之不应。曰：此气虚也。彼谓房劳咳血梦遗皆血病也，左关沉微亦主血病，且闻肥人白人病多气虚，今我形色苍紫，何谓气虚？予曰：初病伤肾。经云肾乃胃之关也。关既失守，胃亦伤矣，故气壅逆，血随气逆而咳也。又，经云二阳之病发心脾，男子少精，女子不月。二阳者，肠胃也。肠胃之病，必延及心脾，故梦遗亦有由于胃气之不固也。左手关部，细而分之，须属肝而主血；概而论之，两寸俱主上焦而察心肺，两关俱主中焦而察脾胃，两尺俱主下焦而察肝肾，是左关亦可以察脾胃之病也。古人治病，有凭症，有凭脉者，有凭形色者。今当凭症凭脉，而作气虚证治焉。遂用参、芪各三钱，白术、白芍、归身、麦门冬各一钱，茯神、栀子、酸枣仁各八分，陈皮、甘草各五分煎服。朝服六味地黄丸加黄柏、椿根皮，夜服安神丸，年余而安。越十余岁，致政归田。再为诊之，右手三部脉皆隐而不见，身又无病，此亦事之异也。世谓《太素》脉法，片时诊候，能知人终身祸福，岂理也哉？（《石山医案·卷之中》）

一人年二十余，形瘦色脆，病咳血。医用滋阴降火及清肺之药，延及二年不减。又一医用茯苓补心汤及参苏饮，皆去人参，服之病增。邀予诊之。脉细而数有五至余。曰：不可为也。或曰：《脉诀》云"四至五至，平和之则"，何谓不可为？予曰：经云"五脏已衰，六腑已极，九候须调者死"是也。且视形症，皆属死候。经曰肉脱热甚者死，嗽而加汗者死，嗽而下泄上喘者死。嗽而左不得眠，肝胀右不得眠，肺胀，俱为死症。今皆犯之，虽饮食不为肌肤，去死近矣。越五日，果卒。凡患虚劳，犯

前数症，又或嗽而喉痛声哑不能药，或嗽而肛门发瘘，皆在不救，医者不可不知。(《石山医案·卷之中》)

一妇有病，请予诊之。右脉缓濡而弱，左手无脉，再寻之，动于腕臂外廉阳溪偏历之分。乃语之曰：左脉离其部位，其病难以脉知。以右脉言之，似属于脾胃不足也，尚当言其病焉。告曰：每遇经未行前咯血数口，心嘈不安，食少懒倦。予以四君子汤加山栀、陈皮、麦门冬、牡丹皮，煎服数帖而安。予尝考孙兆诊一释者，左脉出部，动于臂上。曰：此反脉也，医书不载。脉行常道，岂有移易？或者少年惊扑，震动心神，故脉脱故道耳。年既长大，血气已定，不能复移也。僧曰：果如所言。予询此妇，未尝得惊，而脉如是，可见亦由于禀赋也。后在歙之江村，诊得两手脉俱出部者数人，或左或右，一手脉出部者尚多。信行诊一妇人，两手脉亦出部。凡此皆事变无穷，理之莫测，岂皆由于惊动哉。夫此须非经水之病因，其脉类前案。故录于此。(《石山医案·卷之中》)

一人年三十时，过于勤劳，呕血，彼甚忧惶。予为诊之，脉皆缓弱。曰：无虑也，由劳倦伤脾耳。遂用参、芪、归、术、陈皮、甘草、麦门冬等，煎服月余而愈。越十余年，叫号伤气，加以过饱病膈，壅闷有痰，间或咯红噎酸，饮食难化，小便短赤，大便或溏，有时滑泄不止，睡醒口苦，梦多或梦遗。医用胃苓汤，病甚。邀予诊视。脉或前大后小，或驶或缓，或细或大，或弱或弦，并无常度，其细缓弱时常多。曰：五脏皆受气于脾，脾伤食减，五脏俱无所禀矣。故脉之不常，脾之虚也。药用补脾，庶几允当。遂以参、术为君，茯、芍为臣，陈皮、神曲、贝母为佐，甘草、黄柏为使，服之泻止食进。后复伤食，前病又作。曰：再用汤药，肠胃习熟，而反见化于药矣，服之何益？今以参苓白术散加肉豆蔻，枣汤调下，累验。又伤于食，改用参术芍苓陈皮丸服，大便即泻。曰：脾虚甚矣，陈皮、砂仁尚不能当，况他消导药乎？惟宜节食，静以守之，勿药可也。问命脉如何？予曰：孟子云夭寿不贰，修身以俟之，所以立命也。夫寿夭固有定命，而人不可委之于命而不修也。人生于世，如烛在笼、火在灰也。罩以笼，壅以灰，则烛与火可保无虞。人能远色节食，养性存心，使汗不妄泄，精不妄施，数须有修短，而得以终其修短之数；命须有夭速，而得以尽其夭速之期。苟或反是，譬犹烛之彻笼，且置之雨侧，则东流西缺，无复完物。修者短，短者亦不得以终其命矣。譬如火之失灰，且移之风外，左吹右击，无复全体。寿者夭，夭者不得尽其数矣。故曰君子修之吉，小人悖之凶。又曰静者寿，动者夭。又曰自作孽，不可活。又曰祸福无不自己求之者。圣贤叮咛告诫，无非欲人自保其命，不可害其命也。脉则气血之征兆，气血和则脉和，气血病则脉病，但可以知其病耳。命则在人，不在于脉也，故曰命在我。(《石山医案·卷之中》)

　　一人年三十余，形瘦神瘁，性急作劳，伤于酒色，仲冬吐血二盂盆，腹胀肠鸣，不喜食饮。医作阴虚治，不应。明年春，又作食积治。更灸中脘、章门，复吐血碗许。灸疮不溃，令食鲜鱼，愈觉不爽。下午微发寒热，不知饥饱。予诊其脉，涩细而弱，右脉尤觉弱而似弦。曰：此劳倦饮食伤脾也，宜用参、芪、白术、归身、甘草，甘温以养脾；生地、麦门冬、山栀，甘寒以凉血；陈皮、厚朴，辛苦以行滞。随时暄凉，加减煎服，久久庶或可安。三年病愈。（《石山医案·卷之中》）

一人年三十余，形瘦神瘁，性急作劳，伤于酒色，仲冬吐血二盂盆……三年病愈。后往临清买卖，复纵酒色，遂大吐血，顿殁。（《石山医案·卷之中》）

一人尿血，阴茎作痛，服清心莲子饮不应，服八正散愈盛，予以发灰醋汤调服少愈，更服班龙丸而平。此因处治不应，以推求也。（《外科理例·卷三》）

一妇粪后下血，面色萎黄，耳鸣嗜卧，饮食不甘，服凉血药愈甚，右关脉浮而弱，以加味四君子汤，加升麻、柴胡数剂，脾气已腥，兼黄连丸数剂而愈。（《外科理例·卷四》）

一人便血，春间尤甚，兼腹痛，以和血除湿汤而愈。（《外科理例·卷四》）

一人便血，过劳益甚，饮食无味，以六君子加黄芪、地黄、地榆而愈。（《外科理例·卷四》）

一人便血数年，舌下筋紫，午后唇下赤，胃肺脉洪。予谓大肠脉散舌下，大肠有热，故舌下筋紫而又便血；胃脉环承浆，唇下即承浆，午后因火旺，故承浆发赤。盖胃为本，肺为标，乃为

标本有热也。用防风通圣散为丸治之而愈。（《外科理例·卷四》）

一人粪后下血，诸药久而不愈，甚危。诊之乃湿热，用黄连丸二服顿止，数服而痊。（《外科理例·卷四》）

一人粪后下血久不愈，中气不足，以补中益气汤数剂，更以黄连丸数服，血止，又服前汤月余，不再作。（《外科理例·卷四》）

一人年五十，每至秋，脉沉涩而粪后下红，饮食少进，倦怠无力，面色萎黄。夫病每至秋而作者，盖天令至此，肃气乃行，阳气下降，人身之阳气衰，不能升举，故阴血亦顺天时而下陷矣。盖脾具坤静之德，而有乾健之运，故能使心肺之阳降，肝肾之阴升，自然天地和而万物育，则无已上之症矣。其原盖因饱食，筋脉横解，则脾气倦甚，不能运化精微，故食积下流于大肠之间，而阴血亦下陷矣。或欲用凉血清热之剂，予曰：不惟胃气重伤，兼又愈助降下之令。理宜用升阳益胃之剂，则阴血自循经隧矣。数十剂后不复作。（《外科理例·卷四》）

一人素有湿热，便血，治以槐花散而愈。（《外科理例·卷四》）

◆ 痰饮

一人患之，痰盛胸膈痞闷，脾胃脉弦。此脾土虚，肝木乘之也，当实脾土，伐肝木为主。彼以治痰为先，乃服苦寒化痰药，不应；又加破气药，病愈甚；始用六君子汤加芎、归数剂，饮食少思，以补中益气汤倍加白术，月余中气少健，又以益气养荣汤，四月肿消而血气亦复矣。夫右关脉弦，弦属木，乃木盛而克脾土，为贼邪也。虚而用苦寒之剂，是虚虚也。况痰之为病。其因不一，主治之法不同。凡治痰，利药过多，则脾气愈虚，虚则痰愈易生。如中气不足，必用参术之类为主，佐以痰药。此凭症与脉也。(《外科理例·卷三》)

一人年逾四十，面色苍白，平素内外过劳，或为食伤，则咯硬痰而带血丝。因服寒凉清肺消痰药，至五六十帖，声渐不清而至于哑。夜卧不寐，醒来口苦，舌干而常白胎。或时喉中阁痛，或胸膈痛，或嗳气，夜食难消，或手靠物久则麻，常畏寒，不怕热。前有疝，后有内痔，遇劳则发。初诊左脉沉弱而缓，右脉浮软无力。续后三五日一诊，心肺二脉浮虚，按不应指。或时脾脉轻按硌指，重按不足。又时或驶，或缓，或浮，或沉，或小，或大，变动全无定准。夫脉不常，血气虚也。譬之虚伪之人，朝更夕改，全无定准；的实之人，朝斯夕斯，常久不移。以脉参症，其虚无疑，虚属气虚，为重也。盖劳则气耗而肺伤，肺伤则声哑；又劳则伤脾，脾伤则食易积。前疝后痔遇劳而发者，皆因劳耗其气，气虚下陷，不能升举故也。且脾喜温畏寒，而肺亦恶寒，故曰形寒饮冷则伤肺。以已伤之脾肺，复伤于药之寒凉，则声安得不哑？舌安得不胎？胎者，仲景谓胃中有寒，丹田有热也。夜不寐者，由子盗母气，心虚而神不安也。痰中血丝者，由脾伤不能裹血也。胸痛嗳气者，气虚不能健运，故郁于中而嗳气，或滞于上则胸痛也。遂用参、

319

芪各四钱，麦门、归身、贝母各一钱，远志、酸枣仁、牡丹皮、茯神各八分，石菖蒲、甘草各五分，其他山楂、麦芽、杜仲随病出入，煎服年余而复。益以宁志丸药，前病日渐愈矣。且此病属于燥热，故白术尚不敢用，况他燥剂乎？（《石山医案·卷之下》）

◆消渴

一妇年三十逾，常患消渴，善饥脚弱，冬亦不寒，小便白浊，浮于上者如油。予诊脉，皆细弱而缓，右脉尤弱。曰：此脾瘅也。宜用甘温助脾，甘寒润燥。方用参、芪各钱半，麦门冬、白术各一钱，白芍、天花粉各八分，黄柏、知母各七分，煎服。病除后，口味不谨，前病复作，不救。（《石山医案·卷之中》）

◆痹证（鹤膝风）

吴传芳妻，年逾五十。病左脚膝挛痛，不能履地，夜甚于昼，小腹亦或作痛。诊其脉浮细缓弱，按之无力，尺脉尤甚，病属血衰。遂以四物汤加牛膝、红花、黄柏、乌药。连进十余帖而安。（《石山医案·附录》）

一妇筋挛痹痛，两腿无力，不能步履，以三因胜酸丸治之并愈。（《外科理例·卷五》）

一妇肢节肿痛，胫足尤甚，时或自汗，或头痛。此太阳经湿热所致。用麻黄左经汤二剂而愈。前条脉弦数而病寒湿，恐湿生

热故也。(《外科理例·卷五》)

一宜人先两膝，后至遍身骨节皆痛，脉迟缓。用羌活胜湿汤及荆防败毒散加渗湿药不应，次以附子八物汤一剂悉退，再服而愈。此凭脉也。(《外科理例·卷七》)

一妇或时遍身麻痹，则懵不省人事，良久乃苏。医作风治，用乌药顺气散，又用小续命汤，病益甚。邀余诊之，脉皆浮濡缓弱。曰：此气虚也。麻者，气馁行迟，不能接续也。如人久坐膝屈，气道不利，故伸足起立而麻者是也。心之所养者血，所藏者神。气运不利，血亦罕来，由心失所养而昏懵也。遂用参、芪各二钱，归身、茯苓、门冬各一钱，黄芩、陈皮各七分，甘草五分，煎服而愈。(《石山医案·卷之上》)

一人腿痛，膝微肿，轻诊则浮，按之弦紧。此鹤膝风也。与大防风汤二剂，已退二三。彼谓附子有毒，乃服败毒药，日渐消瘦。复求治。予谓今饮食不为肌肤，水谷不能运化精微，灌溉脏腑周身百脉，神将何依？兹故气短而促，其气损也；怠惰嗜卧，脾气虚也；小便不禁，膀胱不藏也；时有躁热，心下虚痞，胃气不能上荣也；恍惚健忘，神明乱也。不治，后果殁。此症多患于不足之人，故以加减小续命、大防风二汤有效，若用攻毒药必误。(《外科理例·卷五》)

一人左膝肿大，三月不溃。予谓体虚，风邪袭于骨节，使气滞不行，故膝愈大而腿愈细，名曰鹤膝风。以大防风汤三十余剂而消。又有患此，伏枕半载，流脓三月。彼云初服大防风汤八十七去附子，将溃，服十宣散，今用十全大补汤去桂，皆不应。视脉症甚弱，予以十全大补汤，每帖加熟附一钱，三十余剂少愈，乃减附子五分，服至三十余剂，将愈，却去附子，更用三十余剂而痊。（《外科理例·卷五》）

◆ 痿证

侍御槐塘景之，形肥色黑，素畏热而好饮，年三十余。忽病自汗如雨，四肢俱痿，且恶寒，小便短赤，大便或溏或结，饮食亦减。医作风治，用独活寄生汤、小续命汤，弗效。五月间，居士往视，脉沉细而数，约有七至。曰：此痿证也，丹溪云断不可作风治。经云痿有五，皆起于肺热。只此一句，便晓其治之法矣。经又云治痿独取阳明。盖阳明胃与大肠也。胃属土，肺属金，大肠亦属阳金，金赖土生，土亏金失所养而不能下生肾水，水涸火盛，肺愈被伤，况胃主四肢，肺主皮毛。今病四肢不举者，胃土亏也；自汗如雨者，肺金伤也。故治痿之法，独取阳明而兼清肺金之热，正合东垣清燥汤。服百帖，果愈。（《石山医案·附录》）

一妇腰痛，脚弱弛长，不能动履，以人参败毒散加苍术、黄柏、泽泄而愈。此条脚弱弛长，属湿热也，故凭症而治。（《外科理例·卷五》）

一老筋挛骨痛，两腿无力，不能步履，以局方换腿丸治之。（《外科理例·卷五》）

一人年逾五十，筋骨痿软，卧床五年，遍身瘙痒，午后尤甚，治以生血药，痒渐愈，痿少可，更以加味四斤丸治之，调理谨守，年余而痊。此凭症也。(《外科理例·卷七》)

越十余年(指监生胡本修，年逾三十，形肥色白。编者注)，因久坐口口，渐次痛延左脚及右脚，又延及左右手，不能行动。或作风治而用药酒，或作血虚而用四物，一咽即痛，盖覆稍热及用针砭，痛益甚。煎服熟地黄，或吞虎潜丸，又加右齿及面痛甚。季秋，始请居士诊之，脉濡缓而弱，左脉比右较小，或涩，尺脉尤弱。曰：此痿证也。彼谓痿证不痛，今以肢痛为痿，惑也。居士曰：诸痿皆起于肺热，君善饮，则肺热可知。经云治痿独取阳明。阳明者，胃也。胃主四肢，岂特脚耶？痿兼湿重者，则筋缓而痿软，兼热多者，则筋急而作痛。因检《橘泉翁传》示之，始信痿亦有痛也。又，经云酒客不喜甘。熟苄味甘，而虎潜丸益之以蜜，则甘多助湿而动胃火，故右齿面痛也。遂以人参二钱，黄芪钱半，白术、茯苓、生地黄、麦门冬各一钱，归身八分，黄柏、知母各七分，甘草四分，煎服五帖，病除，彼遂弃药。季冬复病，仍服前方而愈。(《石山医案·附录》)

◆ 腰痛

一妇怀妊八月，尝病腰痛不能转侧，大便燥结。医用人参等补剂，痛益加。用硝、黄通利之药，燥结虽行，而痛如故。予为诊之，脉稍洪近驶。曰：血热血滞也。宜用四物加木香、乳、没、黄柏，火麻仁。煎服四五帖，痛稍减，燥结润，复加发热面赤，或时恶寒。仍用前方去乳、没、黄柏，加柴胡、黄芩。服二帖，而寒热除，又背心觉寒，腰痛复作。予曰：血已利矣，可于前方加人参一钱。服之获安。（《石山医案·卷之中》）

一人年逾三十。季夏日午，房后多汗，晚浴又近女色，因患白浊。医用胃苓汤，加右眼作痛。用四物汤入三黄服之，睡醒口愈加苦，又加左膝肿痛。仲冬不药浊止。渐次延至背痛，不能转侧，日轻夜重。嚏则如绳束撮，腰胁痛不可忍，呵气亦应背痛。或时梦遗。次年正月请予诊治。脉皆缓弱无力，左脉缓而略滑。曰：此脾肾病也。遂以人参黄芪各二钱，茯、术、归身、麦门冬各一钱，牛膝、神曲、陈皮、黄柏各七分，甘草、五味各五分，煎服三十余帖，仍以龟板、参、芪、黄柏各二两，熟地、山萸肉、枸杞、杜仲、归、茯苓、牛膝各一两，丸服而愈。（《石山医案·卷之上》）

◆ 疟病

本县二尹大人，北人，形长魁伟，年逾四十。六月，舟中受热，病疟。寒少热多，头痛躁渴汗多，医用七保饮治之，不愈。予诊其脉浮濡而驶略弦。曰：此暑疟也。以白虎汤加人参三钱，煎服十余帖而疟止。（《石山医案·卷之上》）

一妇面色淡紫，年逾四十，九月病疟。夜发渴多汗，呕吐，粒食不进数日。予诊脉皆浮濡而缓，按之无力。遂用人参五钱，橘红八分，甘草七分，白术一钱，煎服十余帖，疟止食进，渐有生意。但大便二十日不通。再诊，右脉浮小无力，左脉沉弱无力。前方加归身一钱，火麻仁钱半，如旧煎服，病除。(《石山医案·卷之上》)

一妇年逾三十，瘦长淡紫，六月产，八月疟。疟止胸膈痞闷，才劳气喘咳血，身热脚冷。予诊左脉濡弱，右脉肺部颇洪，关尺二部亦弱。以生地黄、白芍、麦门冬、白术各一钱，阿胶、归身、牡丹皮各七分，人参八分，陈皮五分，煎服一帖，再令热服。泻止膈快，但盗汗而脚软。前方加黄芪钱半，黄柏七分，依前煎服而安。(《石山医案·卷之上》)

一妇形色脆白，年五十余，忧劳，六月背疮。艾灸百余壮，疮散病疟。身热，自汗，口渴，头晕，呕吐，泄泻，不进饮食，寒少热多。自用清暑益气汤，病甚。予诊左脉浮微，似有似无，右脉浮小，按之不足。曰：病须属疟，当作虚治。依方而用清暑益气，固与病宜，但邪重剂轻，病不去耳。令以参、术加作五钱，芪三钱，茯苓一钱，陈皮七分，甘草五分，煎服病退。(《石山医案·卷之上》)

一人年近三十，形瘦淡紫，八月间病疟。予诊之，左脉颇和而驶，右脉弱而无力。令用清暑益气汤加减。服之觉胸膈痞闷，遂畏人参，更医作疟治。而疟或进或退，服截药病稍增。延至十月，复邀予诊。脉皆浮小而濡带数，右则尤近不足。曰：正气久虚，邪留不出，疟尚不止也。宜用十全大补汤减桂，加芩倍参，

服之渐愈。（《石山医案·卷之上》）

一人年三十，久疟。医用补中益气汤，或止或作，延及半年，因解发结，劳伤咳嗽。医用前方加半夏、五味，遂致喉痛声哑，夜不能寝。邀予视之，右脉浮濡，左脉小弱。曰：经云"阴火之动，发为喉痹"是也。此必色欲不谨，久服参芪，徒增肺中伏火耳。令以甘桔汤加鼠粘子、蜜炙黄柏，煎服二帖，喉痛除而声出。继服保和汤五帖而安。（《石山医案·卷之上》）

一人年三十，形色苍白，因劳感热，九月尽病疟。头痛，口渴，呕吐，胸膈痞塞，不进饮食，自汗倦怠，热多寒少。医用截药，病增。过饮水，吐甚。予诊脉皆浮大而濡，颇弦。曰：此劳倦伤脾，热伤气之疟也。令用人参三钱，黄芪钱半，白术、麦门冬各一钱，枳实五分，山楂七分，归身、黄柏、知母各七分，干姜、甘草各三分，煎服三帖病减。复劳病作，前方人参加作四钱，服之向安。（《石山医案·卷之上》）

一人年三十，形色颇实。初因舟行过劳受热，咳嗽不已，续又病疟，素有热淋。求医服药，或作或辍。回家，予为诊之。脉皆濡弱近缓，左尺略驶。曰：此热伤气也。肺为气主。气伤，肺亦伤矣，故发咳嗽。其疟亦因热而作。令用人参钱半，白术、麦门冬、茯苓各一钱，归身、知母各七分，青皮、黄柏、甘草各五分，煎服而安。九月复舟行过劳感热，其疟复作。或一日一发，或二日一发，或三日一发，或连发二日。回家，医作疟治不效。仍用前方煎服，遂安。（《石山医案·卷之上》）

一人年三十余，八月因劳病疟。诣予诊治。脉皆六至而数无力。曰：古人云形瘦色黑者，气实血虚也。又云脉数无力者，血虚也。间日发于午后，亦血分病也。以色脉论之，当从血治。但今汗多，乃阳虚表失所卫；消谷善饥，乃胃虚火乘其土，皆阳虚也。仲景法有凭症不凭脉者，兹当凭症作阳虚治。以参、芪各三钱，白术、白芍、麦门冬各一钱，归身、生地、甘草各七分，黄柏、知母、陈皮各五分，煎服二十余帖而安。若用寻常驱疟劫剂，宁免后难？（《石山医案·卷之上》）

一人年三十余，形瘦淡紫，素劳久疟，三日一发，于夜呕吐，热多寒少，不进饮食，小便频数，气喘咳嗽，日夜打坐，不能伏枕几月矣，头身骨节皆痛。医作疟治，病甚，众皆危之。脉皆浮虚缓弱而不甚大。予以参、术加陈皮、黄柏、枳实、知母、麦门冬、北五味，煎服三帖病退。越二日复病。令用四物加童便服之，则嗽除喘止，始能就卧。再用八物汤除茯苓加枳实、香附，又用枳术丸加人参、砂仁、归身、黄芩，吞服调理，热来常服童便，半年而安。（《石山医案·卷之上》）

一人年逾三十，形瘦色苍，八月间病疟。或用截药，或用符水，延缠不愈，胸膈痞满，饮食少进，大肠痔血，小便短赤，疟发于夜，寒少热多，自汗。予诊左脉濡小而缓，右脉濡弱无力。曰：此久疟伤脾也。用人参二钱，白术、归身、茯苓各一钱，芍药八分，黄芩七分，枳实五分，陈皮六分，甘草四分煎服。后因痔血未止，吞槐角丸而血愈多，仍服前方而血减矣。（《石山医

案·卷之上》）

一人年逾四十，不肥不瘦，形色苍白，季秋久疟，医用丹剂一丸止之，呕吐不休，粒米不入，大便或泻，面赤，妄语，身热。予诊脉皆浮而欲绝。仲景云阳病得阴脉者死。今面赤、身热、妄语，其症属阳；而脉微欲绝，则阴脉矣，此一危也。经曰得谷者昌，失谷者亡。今粒米不入，此二危也。又曰泄而热不去者死。今数泄泻，而面赤、身热不除，此三危也。以理论之，法在不治。古人云治而不愈者有也，未有不治而愈者也。令用人参五钱，白术二钱，御米一钱，橘红八分，煎服四帖，渐有生意。（《石山医案·卷之上》）

一人年逾四十，形肥色苍，因劳后入房感风，夜半疟作，自汗，寒少热多，一日一作。医用清脾、小柴胡、四兽等剂不效。渐至二日或三日一发。予诊，左脉浮洪虚豁而数，右脉虚小散数，头眩耳鸣，四肢懒倦，手足麻、大便溏，左胁疟母，时或梦遗，发则呕吐，多痰，或辰或午发，至酉戌乃退。每至三十日连发二次，子时发至黎明，其发微；辰时发至酉戌，其发如常。予用参、芪、归、术、麦门、知母、厚朴、陈皮大剂与之。初服一剂，痞块反高，小腹胀痛。予曰：药若不瞑眩，厥疾弗瘳，再当服之数帖。后脉皆稍静不数。病者曰：脉平而病不减，何也？予曰：疟邪已深，非数剂之药、旦夕之功所能愈。当久服，待春分阳气发扬，方得全愈。苟惑人言而止药，不惟疟不能止，或痨或鼓，难免后忧。夫疟因感风、暑、寒、水而作也。经曰皮肤之外，肠胃之内，气血之所舍也。气属阳，风暑阳邪而中于气；血属阴，寒水阴邪而中于血。先中阳邪，后中阴邪，则先寒后热；先中阴邪，后中阳邪，则先热后寒。阳邪多则热多，渴而有汗；阴邪多则寒多而汗少。气血受邪而居于其舍。悍卫之气运行不息，不受邪也。日行阳二十五度，夜行阴二十五度，每一刻则周身一度，行与邪遇，则邪壅遏其道路，故与相搏而疟作也。搏则一胜一负，负则不与之搏，而悍卫无碍，故疟止矣。夫邪之盛衰，因气血之盛衰，气血盛，邪亦盛；气血衰，邪亦衰。久则气血衰，或静养二三日，气血复盛而邪亦盛，悍卫行与之遇，又复相抗而疟作。此疟每三十日连发二次者，盖二十八九日、三十日，晦日也。阴极阳生之时，夜半微阳始生而力尚弱，故疟发亦轻；辰则阳旺矣，故疟亦重。此疟所感阳邪居多，故随阳气盛衰而为之轻重。其三日一发者，非入于脏也，由气血盛衰而然，非若伤寒之传经也。或曰：邪既因气血而盛衰，今补其气血，未免邪亦盛矣。予曰：邪之所凑，其气必虚。气血未补，终未至于强健，强健邪无容留矣，经曰"邪正不两立"是也。夫疟三日一发，丹溪以发日之辰分属三阴，而药无三阴之别。总用抚芎、当归、红花、苍术、黄柏等药掣起阳分。疟入阴分，由阳虚陷入也。须宜阳分助气之药，加血药引入阴分，方可掣起。专用血药，只恐邪愈下陷，何以能掣起哉？（《石山医案·卷之下》）

一人形瘦色脆，年几三十。正德十年四月腹痛，惟觉气转左边，五日而止。次年四月亦然。八月病疟，间日一发，寒少热多，十余日止。第三年四月八月如旧，腹痛疟作。四年五年四月八月亦然，但疟作腹痛，疟止痛止。旬余疟除，又泻痢十余日。泻止疟又作，但不腹痛，五日疟瘥。（《石山医案·卷之上》）

一人形瘦色脆，年三十余。八月因劳病疟。寒少热多，自汗体倦，头痛胸痞，略咳而渴，恶食，大便或秘或溏，发于寅申巳亥夜。医议欲从丹溪，用血药引出阳分之例治之。予诊其脉，濡弱近驶稍弦。曰：察形观色参脉，乃属气血两虚，疟已深入厥阴矣。专用血药，不免损胃又损肺也。淹延岁月，久疟成痨，何也？自汗嗽渴，而苍术、白芷岂宜例用？恶食胸痞，而血药岂能独理？古人用药立例，指引迷途耳。因例达变，在后人推广之也。遂以补中益气汤，加川芎、黄柏、枳实、神曲、麦门冬，倍用参、芪、术。煎服三十余帖，诸症稍除，疟犹未止。乃语之曰：今当冬气沉潜，疟气亦因之以沉潜，难使浮达，况汗孔亦因以闭塞。经曰疟以汗解。当此闭藏之时，安得违天时以汗之乎？且以参、术、枳实、陈皮、归身、黄芩丸服。胃气既壮，来年二月，疟当随其春气而发泄矣。果如期而安。（《石山医案·卷之上》）

一人于嘉靖九年因冒风病疟。热多寒少，头痛倦怠，食少自汗，已服参苏饮一帖。予适在彼，诊之，脉皆浮虚近驶。曰：此虚疟也，非参苏饮所宜。令将平日所服参、芪、归、术等药煎服五六帖而愈。且谕之曰，元气素虚，不宜发散。凡遇一切外感，须以补元气为主，少加发散之药以辅佐之，庶为允当，宜永识

之。(《石山医案·卷之上》)

予年逾六十，形质近弱。八九月酷热时，往来休歇，外有药剂之劳，内有病者之忧，内外弗宁，昼夜不静。至十月初旬，疟作三日，午后一发，寒不甚寒，热不甚热，喜热恶寒，寒去热来则爽快矣。口干微渴，临发昏倦嗜卧。左脉沉小而数，右脉浮濡无力，亦近于数，独脾部弦而颇洪，疟去则脉大小浮沉相等，惟觉缓弱而已。初服补中益气汤十余帖，病无加减，夜苦盗汗。继服当归六黄汤，黄芪每帖四钱，五帖汗止，疟如旧。再服白虎汤，人参四钱，石膏三钱，知母一钱，甘草六分，米一撮，煎服十余帖而疟止矣。(《石山医案·卷之上》)

一人瘦长脆白，年三十余。久疟后盗汗自汗过多，加以伤食，吐泻大作，吐止而泻，四日不住，筋惕肉瞤，惊悸梦遗，小便不禁。予诊脉皆缓弱，右略弦而涩。曰：此下多亡阴，汗多亡阳，气血虚也。遂以参、芪为君，白术为臣，山栀、麦门冬、牡蛎为佐，酸枣、归身、山楂为使，加以薄桂，煎服旬余，诸证稍退。半年之间，常觉脐下内热一团，烘烘不散，时或梦遗。浮梁孙医议作热郁，固欲下之。予曰：此非有余之热，乃阴虚生内热耳。若欲下之，是杀之耳。宜以前方加黄柏，热当自退，果验。(《石山医案·卷之上》)

◆脚气

一妇患脚气，或时腿肿，筋挛腹痛，诸药不应，渐危笃。诸书云，八味丸治足少阴脚气入腹疼痛，上气喘促欲死。遂投一服顿退，又服而愈。肾经虚尽之人，多有此患，乃肾水乘心克火，死不旋踵，宜急服。（《外科理例·卷五》）

一人脚软肿痛，发热饮冷，大小便秘，右关脉数。乃足阳明经湿热下注也。以大黄左经汤服而愈。（《外科理例·卷五》）

一人素有脚气，胁下作痛，发热头晕，呕吐，腿痹不仁，服消毒护心等药不应，左关脉紧，右关脉弦，此亦脚气也，以半夏左经汤治之而愈。（《外科理例·卷五》）

◆ 疼痛

一人睡间有虫入耳，痛瞀。将生姜擦猫鼻，其尿自出，取尿滴耳内，虫出。（《外科理例·卷七》）

一妇时毒，因热作痛，与防风通圣散。（汪机《外科理例·卷一》）

一人青肿作痛，以萝卜汁调栀子末敷之，以四物汤加柴胡、黄芩、天花粉、穿山甲，二剂少愈，更以托里散、健脾药而愈。此凭症也。（《外科理例·卷六》）

一人焮痛，寒热便秘，脉数有力，以防风通圣散二剂少愈，更荆防败毒散加黄芩、山栀，四剂而愈。此凭症也。（《外科理例·卷七》）

一人焮痛发热，脉浮数。以人参败毒散四剂少愈，更以当归饮子数剂而愈。此凭脉症也。（《外科理例·卷七》）

一太安人臂痛数年，二丸（指活络丹，编者注）而差。（《外科理例·卷五》）

一人因痢骤涩，环跳穴作痛，与四物汤加桃仁、酒黄芩、红花、苍术、枳壳、黄柏、柴胡、青皮、生姜十余剂稍可，更刺委中出黑血而愈。（《外科理例·卷五》）

一妇患腿不能伸屈，遇风寒，痛益甚，诸药不应，甚苦。先以活络丹一丸，顿退，又服而瘳。次年复痛，仍服一丸，亦退大半，更以独活寄生汤四剂而愈。（《外科理例·卷五》）

一妇患之（指下肢拘挛疼痛，编者注）亦然，先用前汤二剂，更服黑丸子而痊。此二患若失治，溃作败症。凭症凭脉处治。（《外科理例·卷三》）

一妇两腿痛，脉涩而数。此血虚兼湿热。先以苍术、黄柏、知母、龙胆草、茯苓、防风、防己、羌活数剂，肿痛渐愈；又以四物加二术、黄柏、牛膝、木瓜，月余而愈。此凭脉也。（《外科理例·卷五》）

一妇两腿痛，遇寒则筋挛，脉弦紧。此寒邪之症。以五积散对四物汤数剂痛止，更以四物汤加木瓜、牛膝、枳壳，月余而安。（《外科理例·卷五》）

一妇两腿作痛，时或走痛，气短自汗，诸药不应，诊其尺脉弦数。此寒湿流注于肾经也。治以附子六物汤愈。（《外科理例·卷五》）

一妇人脚胫肿痛，发寒热，脉浮数。此三阳经湿热下注，为患尚在表。用加味败毒散不应，乃瘀血凝结，药不能及于患处。砭去瘀血，乃用前药二剂顿退，以当归拈痛汤四剂而愈。（《外科理例·卷五》）

一妇腿患筋挛骨痛，诸药不应，脉迟紧，用大防风汤一剂顿退，又二剂而安。（《外科理例·卷三》）

一妇腿痛，兼足胫挛痛，服发散药愈甚，脉弦紧。此肾肝虚弱，风湿内侵也。治以独活寄生汤痛止，更以神应养真丹而不挛矣。（《外科理例·卷五》）

一妇膝肿痛，遇寒痛益甚，月余不愈，诸药不应，脉弦紧。此寒邪深伏于内也。用大防风汤与火龙丹治之而消。（《外科理例·卷五》）

一妇左腿痛不能伸，脉弦紧，按则涩，以五积散二剂痛少止，又二剂而止，以神应养真而愈。脉弦紧涩属寒，故用五积散辛热以散之。（《外科理例·卷五》）

一官两腿作痛，形体清瘦，肝脉弦数，却属有余之症，治以龙胆泻肝汤并愈。此凭症也。疮肿之症若不诊候，何以知阴阳勇怯气血聚散耶？又云：脉洪大而数者实也，细微而数者虚也。河间云：脉沉实者邪在脏，浮大者邪在表。观此诚发前言所未发。诊候之道，岂可缺耶？（《外科理例·卷五》）

一老素善饮，腿常肿痛，脉洪而缓，先以当归拈痛汤，湿热少退，后用六君子加苍术、黄柏、泽泻而痊。（《外科理例·卷五》）

一人两腿痛，脉活而迟。此湿痰所致。以二陈汤加术、黄柏、羌活、泽泻而愈。此凭脉也。（《外科理例·卷五》）

一人两腿肿痛，脉滑而缓。此湿痰所致。先以五苓散加苍术、黄柏二剂少愈，再以二陈、二术、槟榔、紫苏、羌活、独活、牛膝、黄柏而差。此凭脉也。（《外科理例·卷五》）

一人四十余，色黄白，季春感冒，发汗过多，遂患左脚腿骹（厥阴之分）微肿而痛，不能转动。医作阴毒，治以艾灸。予曰：阴毒虽无肉变高焮之势，缠绵月余，内必有瘀脓。令用毫针深探之，惟黄水数点而已。后又更医，以锋针于灸疮内深入寸许，则血大出，认为阴毒似有可疑。吾以为属于筋痛，经所谓筋痿者耶。痿虽软易，其亦有痛者。且其痛时，遍身筋皆肿胀。而右脚内廉筋亦急痛，不能屈伸，以此验之，筋痛可知矣。经曰厥阴少血之经，筋之所主。过汗则亡血，而筋失所养，故急痛也。腿骹肿者，盖人身之血犹江河之水，洪泛则流沙走石；彼细流浅濑，则此阻彼碍而臃肿矣。经曰"怯者着而成病"是也。兼之脾胃太虚，呕逆嗳气，饮食少进。经曰：胃者，水谷之海。脾主于胃，行其津液，以养皮肉筋脉。今胃不受，而脾不运，筋脉愈失所养矣。又加灸砭，焦骨伤筋，复耗其血。丹溪曰：血属阴，难成易亏者也。兹则针灸妄施，则血虚耗矣，欲其疾愈，岂可得哉？且经曰筋枯者，举动则痛，是无血以养，俱难治也。所幸者，精神尚好，大便固秘，夜卧安静。于此健其脾胃，使饮食进，则血自生，筋自舒，肿退痛除，庶或可愈。其脉初皆细软而缓，按之无

335

力。予以独参汤一两，一剂与之，其效甚速。予适他往，更医复灸，又用参、芪、归、术加凉剂，胃气遂不能回矣。再诊，脉变为滑数。脉书言疮科滑脉，未溃宜内消，已溃宜补益。又曰数脉所主为热，其症为虚，是脉与症皆属于虚，亦须大补，托而出之，治亦同法，岂得歧而两途？病居疑似，故详辨之。（《石山医案·卷之下》）

一人素有腿痛，饮食过伤，痛益甚，倦怠，脉弱，以六君子加山楂、神曲、苍术、芎、归、升麻、柴胡而愈。（《外科理例·卷五》）

一人腿痛，兼筋挛骨痛，脉弦紧，以大防风汤六剂，筋挛少愈，又二剂而肿消；但内一处尚作痛，脉不弦紧，此寒邪已去，乃所滞瘀浊之物欲作脓，故痛不止，用托里药数剂，肿发起，脉滑数，乃脓已成，针之，用十全大补汤，月余而安。（《外科理例·卷五》）

一人脚痛，每痛则痰盛，或作嘈杂，脉滑而数，以二陈汤加升麻、二术、泽泻、羌活、南星，治之而安。此凭脉也。（《外科理例·卷五》）

一人脚痛筋挛，遍身酸软，方士与痰药及托里药，期三日可痊，不应。予谓非疮也。大筋软短，小筋弛长。此湿热为患。以人参败毒散加苍术、黄柏、槟榔、木瓜少愈，更以清燥汤二十帖而愈。此因症也，兼之屡治不效。此作湿热而治有所本也。（《外科理例·卷五》）

一人下体居多焮痛，日晡尤甚，腿腕筋紫而胀。就于紫处刺去瘀血，以四物加芩连四剂而安。在上体若臂腕筋紫胀，亦宜刺去其血，以前汤加柴胡黄芩即愈。此凭症也。（《外科理例·卷七》）

一人先腿痛，后又四肢皆痛，游走不定，至夜益甚，服除湿败毒之剂不应，脉滑而涩。湿痰浊血为患。以二陈汤加苍术、羌活、桃仁、红花、牛膝、草乌治之而愈。活与涩相反，此云何谓也。（《外科理例·卷五》）

一人饮食少过，胸满痞闷，或吞酸，两腿作痛，用导引丸二服顿愈，更以六君子汤加神曲、麦芽、苍术二十余剂，遂不复作而愈。（《外科理例·卷五》）

一人右腿赤肿焮痛，脉沉数，用当归拈痛汤，四肢反痛。乃湿毒壅遏，又况下部药力难达，非药不对症。遂砭患处，去毒血，仍用前药，一剂顿减，又四剂而消。（《外科理例·卷五》）

一人肢节肿痛，脉迟而数。此湿热之症。以荆防败毒散加麻黄二剂，痛减半，以槟榔败毒散四剂，肿亦除；更以四物汤加二术、牛膝、木瓜数剂而愈。按：脉迟与数相反，迟恐作细。（《外科理例·卷五》）

一人腿肿筋挛，不能动履，以交加散二剂而愈。（《外科理例·卷五》）

◆其他

程贵英，形长而瘦，色白而脆，年三十余。得奇疾，遍身淫淫循行如虫，或从左脚腿起，渐次而上至头，复下于右脚，自觉虫行有声之状，召医诊视，多不识其为何病。居士往诊，其脉浮小而濡，按之不足，兼察其形、视其色、参诸脉，知其为虚症矣。《伤寒论》云身如虫行，汗多亡阳也。遂仿此例，而用补中益气汤，多加参、芪，以酒炒黄柏五分佐之。服至二三十帖，遂愈。（《石山医案·附录》）

汪氏子，形瘦而脆，色白而嫩，年逾二十，将治装他出。居士诊视良久，乃语之曰：某时病将至矣。书寸楮遗之，盖欲其止也，彼不以为然。后果如期病，不起。（《石山医案·附录》）

一人被鬼击，身有青痕作痛，以金银花煎汤饮之即愈。（《外科理例·卷七》）

妇科医案

◆ 月经不调

一妇经不调，两月或三月一至，四肢肿，饮食少，日晡发热，予曰：此脾土气血虚也，用养脾滋气血药，饮食进则浮肿自消，血气充则经水自调。彼以为缓，用峻剂先通月经，果腹疼泄止，遍身浮肿，饮食少，没于木旺之月。（《外科理例·卷三》）

◆ 月经量多

一妇年逾四十，形长色脆，病经不调，右脉浮软而大，左脉虚软而小近驶。尝时经前作泄。今年四月，感风咳嗽，用汤洗浴，汗多，因泄一月。六月，复因洗浴，发疟六七次。疟须止，而神思不爽。至八月尽，而经水过多，白带时下，泄泻，遂觉右脚疼痛。旧曾闪胂脚跟。今则借此延痛，臀腿腰胁尾骨、胫项左边筋皆掣痛。或咳嗽一声，则腰眼痛如刀扎。日轻夜重，叫号不已。幸痛稍止，饮食如尝。今详月水过多，白带时下，日轻夜重，泻泄无时，亦属下多亡阴。宜作血虚论治，然服四物止痛之剂益甚。九月，予复诊视，始悟此病，乃合仲景所谓阳生则阴长之法矣。夫经水多，白带下，常泄泻，皆由阳虚陷下而然，命曰阳脱是也。日轻夜重，盖日阳旺而得健运之职，故血亦无凝滞之患，而日故轻也。夜则阴旺而阳不得其任，失其健运之常，血亦随滞，故夜重也。遂以参、术助阳之药，煎服五七帖，痛减。此亦病症之变，治法殊常，故记之。（《石山医案·卷之中》）

◆ **经期延长**

一妇身瘦面黄，旧有白带，产后忧劳，经水不止五十余日，间或带下，心前热，上身麻，下身冷，背心胀，口鼻干，额角冷，小便频而多，大便溏而少，食则呕吐，素厌肉味，遣书示病如此。予曰：虽未见脉，详其所示，多属脾胃不足。令服四君子汤加黄芩、陈皮、神曲、归身二帖，红止白减。复以书示曰：药其神乎！继服十余帖，诸症悉除。（《石山医案·卷之中》）

一妇产后，经行不止，或红或白或淡。病逾八月，面色黄白，性躁，头眩，脚软，医用参芪补药，病益加，用止涩药无效。邀予诊之，右脉濡弱无力，左脉略洪而驶。曰：右脉弱者，非病也，左脉偏盛，遂觉右脉弱耳。宜主左脉，治以凉血之剂。遂以生地、白芍、白术各一钱，黄芩、阿胶、归身各八分，陈皮、香附、川芎、椿根皮、茯苓各六分，柴胡、甘草各五分，煎服二十余帖而愈。（《石山医案·卷之中》）

◆ 闭经

一妇形质瘦小，面色近紫，产后年余，经水不通。首夏忽病，呕吐，手指麻痹，挛拳不能伸展，声音哑小，哕不出声。医皆视为风病，危之。予诊脉，皆细微近滑。曰：此妊娠恶阻病也。众谓经水不通，安有妊理？予谓天下之事有常有变，此乃事之变也。脉虽细微，似近于滑；又尺按不绝，乃妊娠也。遂以四君子加二陈治之，诸症俱减，尚畏粥汤，惟食干糕香燥之物而有生意。（《石山医案·卷之中》）

一妇月水不行，渐热，咳嗽，肌体渐瘦，胸膈不利，颈肿一块，日久不消，令服逍遥散二三月余，更服八珍汤加牡丹皮、香附又月余，加黄芪、白蔹两月余，热退肿消，经行而愈。此凭症也。（《外科理例·卷三》）

◆ 痛经

一妇每临经时，腰腹胀痛，玉户淫淫，虫出如鼠粘子状，绿色者数十枚，后经水随至。其夫问故。予曰：厥阴风木生虫，妇人血海属于厥阴，此必风木自甚，兼脾胃湿热而然也。正如春夏之交，木甚湿热之时，而生诸虫是也。宜清厥阴湿热耶。令以酒煮黄连为君，白术、香附为臣，研末，粥丸，空服。吞之月余，经至无虫而妊矣。（《石山医案·卷之中》）

一妇年二十一岁，六月经行，腹痛如刮，难忍求死。脉得细软而驶，尺则沉弱而近驶。予曰：细软属湿，数则为热，尺沉属郁，此湿热郁滞也。以酒煮黄连半斤，炒香附六两，五灵脂半炒半生三两，归身尾二两，为末，粥丸，空心汤下三四钱，服至五六料。越九年，得一子。又越四年，经行两月不断，腹中微痛，又服前丸而愈。续后经行六七日，经止则流清水，腹中微痛，又服前丸，而痛亦止。又经住只有七八日，若至行时，或大行五六日。续则适来适断，或微红，或淡红。红后尝流清水，小腹大痛，渐连遍身胸背腰腿骨里皆痛，自巳至酉乃止。痛则遍身冷，热汗大出，汗止痛减，尚能饮食。自始痛至今历十五年，前药屡服屡效，今罔效者，何也？予在休宁率口，其母伴女荷轿，至彼就医。脉皆洪滑无力，幸其尚有精神。予曰：此非旧日比矣，旧乃郁热，今则虚寒，东垣曰"始为热中，终为寒中"是也。经曰脉至而从，按之不鼓，乃阴盛格阳，当作寒治，且始病时而形敛小，今则形肥大矣。医书曰瘦人血热，肥人气虚，岂可同一治耶？所可虑者，汗大泄而脉不为汗衰，血大崩而脉不为血减耳。其痛日重夜轻，知由阳虚不能健运，故亦凝滞而作痛。以症参脉，宜用助阳。若得脉减痛轻，方为佳兆。遂投参芪归术大剂，加桂、附一帖。来早再诊，脉皆稍宁。随即回宅，服至二三十帖，时当二月。至五月，予适往城，视之，病且愈矣。盖病有始终寒热之异，药有前后用舍不同，形有少壮肥瘦不等，岂可以一方而通治哉？后闻乳有隐核数枚，彼时失告于予，访之外科，归罪于多服参、芪而然。殊不知肥人气虚多滞，若能久服前药，不惟乳无隐核，纵有亦当消矣。多因病退却药，血气未充，故气滞血凝而成此核，经曰"壮者气行则愈"是矣。予以书喻柢，恐一齐传众楚咻，莫能回其惑也。（《石山医案·卷之中》）

一妇瘦小，年二十余，经水紫色，或前或后，临行腹痛，恶寒喜热，或时感寒，腹亦作痛。脉皆细濡近滑，两尺重按略洪而滑。予曰：血热也。或谓恶寒如此，何得为热？曰：此热极似寒也。遂用黄连酒煮四两，香附、归身尾各二两，五灵脂一两，为末，粥丸，空腹吞之，病退。（《石山医案·卷之中》）

◆ 崩漏

一妇形长质脆，面色黄白，孀居十余年，平素食少，内外俱劳，年五十二岁。二月忽血崩，若左手觉热，崩则又甚。医用苦寒黑灰凉血止血之剂，益剧。更用胶艾汤，少愈。偶因子病，住药月余，后服前汤，崩则日少夜多。七月尽，来就予治。右脉浮软颇大，左脉软小而，缓独左尺尤近微弱。予谓：左脉主血，得此与病相应，右脉主气，今诊得浮软，此乃脾胃气不足也。盖脾具坤静之德，而有乾健之运，虚则不能健运其血矣。胃气者，阳气也，阳主升举，虚则不能升举其血矣。经曰阳病竭而下者此也。又曰阳病治阴，阴病治阳，正其血气，各守其乡，其治此病之谓欤。今气不能健运升举，以致血崩，法当治阳。世医昧此，但知血热则行，逢冷则凝，逢寒则止，故用苦寒黑灰之剂。殊不知苦以泄胃，寒则降下，故经曰苦伤气，寒伤血，安能治其崩哉？盖脾胃属土恶湿，喜温畏寒，理宜甘温养其脾，则热自除，气自运，而血随气各归其经矣。东垣曰温能除大热。经曰形不足者，温之以气。又曰气生形。又曰气固形实，形主血。又曰阳气者，精则养神，柔则养筋。故古人治血多用养气，岂无所本哉？血逢黑则止，但可以治标耳。经曰胃者五脏之本，苟不固本，未免止而复发。况其所病，或劳，或怒，或恶食，而崩愈甚，此盖由脾胃不足，不胜其劳怒也。遂用参、芪各四钱，归、术各一钱，甘草、厚朴各五分，炒蒲黄、阿胶各七分，煎服十余帖，崩则昼止夜来。夫夜则阴旺阳衰，阳不足以摄血故也。再以棕皮、五倍子、莲蓬烧灰，加阿胶、蒲黄，粥丸，临晚服，而夜亦止。但清水常流，大便结燥，小便日无夜有。又用润麻丸加木通、车前，空心吞之。然腰与小腹及脚腿皆痛，胸膈不宽。予适出月余，归诊，脉皆沉细而数。予曰：数脉所主为热，其症为虚，脉与向日不同，而症反觉虚者，多因久服前药，失于加减，故脏腑习熟，而病反见化于药矣，令暂止药。乘轿归家，登山度岭，加以应接人事，劳而又劳，越三日，血大崩约一桶许，昏懵而气息奄奄，良久稍苏，是夜又崩二三碗许，仍复昏懵。予往视之，脉仍沉细而数。予曰：五十以后，血气大脱，实难求生，但不忍坐视其毙耳。乃用大剂，参、芪各七钱，归、地、姜、附各一钱，甘草五分，煎服二三帖，脉数略减，头痛昏弱，腰脚腿痛亦愈。日则胸膈似烦，至夜亦愈。但小腹时觉微痛，清水常流不绝。经曰冲脉者，经脉之海，主渗溪谷，与阳明合于宗筋，会于气街，而阳明为之长，皆属于带脉。故阳明虚，则冲脉失养，不能渗灌，气化为水而下流矣。待其胃气稍完，则清者运而为津液，浊者渗而为小便，而水或可止也，经曰"壮者气行则愈"是矣。若遇严寒，又觉小腹腰脚腿痛者，亦由阳虚不御其寒故也。天地稍和，又不觉矣。予曰：病须少愈，然血气虚脱，来春恐无以资生发之气耳。至春，果洞泻而殁。丹溪曰：气病补血，须不中，亦无所害。血病补气，则血愈虚散，是谓诛罚无过。今病血病，而治以参、芪，宁不犯丹溪之戒乎？予曰：学贵疏通，不可执泥。丹溪又曰：冲任二脉为经脉之海。二脉无损，则血气之行，外循经络，内荣五脏。若劳动过极，损伤二脉，则冲任气虚，不能约制其血，故忽大下，谓之崩中。治宜举养脾胃，大补气血。丹溪治血，何常不归于气虚而养脾胃也！东垣亦曰血脱益气。古圣人之法也，先理其胃，以助生发之气，诸甘药为之先务。盖甘能生血，此阳生阴长之理，故先助胃气。且人之身，纳谷为宝。予考圣经前贤所治血病，未尝专主于治血而不养气。要在临病识宜耳。须然此固不免于死，所以得迟延而无苦楚者，恐亦由于药力也。因笔之，幸同志者考其得失。（《石山医案·卷之中》）

野山汪盛妻，年逾四十，形色苍紫，忽病血崩，诸医莫治。或用凉血，或用止涩，罔效。居士察其六脉，皆沉濡而缓，按之无力。以脉论之，乃气病，非血病也，当用甘温之剂，健脾理胃，庶几胃气上腾，血行经络，无复崩矣，遂用补中益气汤多加参、芪，兼服参苓白术散，崩果愈。（《石山医案·附录》）

◆经行泄泻

一妇经行，泻三日，然后行。诊其脉，皆濡弱。曰：此脾虚也。脾属血属湿，经水将动，脾血已先流注血海，然后下流为经。脾血既亏，则虚而不能运行其湿。故作参苓白术散，每服二钱，一日米饮调下二三次，月余经行不泻矣。（《石山医案·卷之中》）

◆经后头痛

一妇年二十，耳下结核，经每过期，午后头痛，服头痛药愈甚，治以八珍汤加柴胡、地骨皮二十余贴，愈。此凭症也。（《外科理例·卷三》）

◆妊娠

一妇，形长色紫，妊五月矣。托居士脉之，以别男女。曰：脉右大于左。《脉诀》云左大为男，右为女，今脉右大当是女耶。彼则喜曰：我男胎矣。往岁有妊时，尊甫先生诊之，亦谓右脉浮大，当是女孕，后生男。今妊又得是脉，可知为男矣。后果生男。居士曰：脉书但道其常，莫能尽其变此医所以贵乎望、闻、问、切也。（《石山医案·附录》）

◆妊娠经来

一妇年逾四十，形色颇实，常患产难倒生，经水不调，或时遍身骨节疼痛，食少倦怠，自汗。予为诊之，两手脉皆不应，惟右关轻按，隐隐然微觉动也。疑脉出部，以指寻按经渠列缺穴分，亦不应。余甚怪之，乃叩其夫。曰：有孕，时医诊亦言无脉。后服八物汤，幸尔易产而得一子。予曰：此由禀赋本来脉不应也，无足怪焉。可见天下事变出无穷，果难一一以常理测也。如《脉经》所谓，但道其常而已。两手无脉，不伤其生，又不妨于胎妊，岂《脉经》所能论及耶？脉或两手出部，或一手出部，予见多矣。两手无脉，而人如故，此亦理之所无，事之大变，故笔记。(《石山医案·卷之中》)

◆ 滑胎

一妇，长瘦色黄白，性躁急，年三十余。常患坠胎，已七八见矣。居士诊之，脉皆柔软无力，两尺虽浮而弱，不任寻按。曰：此因坠胎太多，气血耗甚，胎无所滋养，故频坠。譬如水涸而禾枯，土削而木倒也。况三月、五月正属少阳火动之时，加以性躁而激发之，故坠多在三月、五月、七月也。宜大补汤去桂加黄柏、黄芩煎服，仍用研末蜜丸服之，庶可存全。服半年，胎果固而生二子。(《石山医案·附录》)

◆ 子嗽

一妇怀妊七月，嗽喘不能伏枕，两臀坐久皮皆溃烂。医用苏子降气汤、三拗汤、参苏饮，罔有效者。邀予诊之。右脉浮濡近驶，按之无力，左脉稍和。曰：此肺虚也，宜用补法。遂以人参钱半，白术、麦门冬各一钱，茯苓八分，归身、阿胶、黄芩各七分，陈皮、五味、甘草各五分，煎服五七帖而痊。(《石山医案·卷之上》)

◆ 产后恶露不绝

一妇小腹恶露不尽，小腹痛，以薏苡仁汤下瘀血而痊。此凭症也。(《外科理例·卷七》)

◆ 产后发热

一妇产后，时发昏瞀，身热汗多，眩晕口渴，或时头痛恶心。医用四物凉血之剂，病不减。复用小柴胡，病益甚。予为诊之，脉皆浮洪搏指。予谓：产后而得是脉，又且汗多，而脉不为汗衰，法在不治。所幸者，气不喘，不作泄耳。其脉如是，恐为凉药所激也。试用人参三钱，黄芪二钱，甘草、当归各七分，白术、门冬各一钱，干姜、陈皮、黄芩各五分，煎服五帖，脉敛而病渐安。(《石山医案·卷之中》)

◆ 产后疼痛

吾尝见一妇产后遍身筋痛，遂致不救，是亦亡血故也。(《石山医案·卷之下》)

◆ 预防难产

一妇尝患横生逆产七八胎矣，子皆不育。予诊脉皆细濡颇弦。曰：此气血两虚兼热也。或曰：气血有余，方成妊娠。气血既亏，安能胎耶？予曰：观其形长瘦而脉细濡，属于气血两虚；色青脉弦，属于肝火时炽；而两尺浮滑，似血虚为轻，而气虚为重也，宜以补阴丸除陈皮，倍加香附、参、芪，蜜丸服之，常令接续，逾年临产，果顺而育一子。(《石山医案·卷之中》)

◆乳少

一妇产次子而无乳，服下乳药但作胀。予谓乳皆气血所化。今胀而无乳，是气血竭而津液亡也，当补气血，自有乳矣。与八珍汤倍加参、术，少加肉桂，二十余剂乳遂生。后因劳役复竭。此因症也。(《外科理例·卷四》)

◆乳痈

一产妇因乳少，服药通之，致乳房肿胀，发热作渴，状若伤寒，以玉露散补之而愈。(《外科理例·卷四》)

一妇患此(指乳痈，编者注)，脓成畏针，病势渐盛，乃强针之，脓出三碗许，脉数发渴，以大补药三十余剂而愈。此因症也。(《外科理例·卷四》)

一妇年逾二十，禀弱，乳内作痛，头疼脉浮，与人参败毒散倍加参一剂，表症悉退，但饮食少思，日晡微热。更以小柴胡合六君子二剂，热退食进。方以托里药加柴胡十余剂，针出脓而愈。此因禀受、因症、因脉也。(《外科理例·卷四》)

一妇脓成不溃，胀痛，予欲针之，令毒不侵展，不从。又数日，痛极始针，涌出败脓三四碗，虚症蜂起，几殆。用大补药两月余始安。此因症也。(《外科理例·卷四》)

一妇乳内肿一块如鸡子大，劳则作痛，久而不消，服托里药不应。此乳劳症也，肝经血少所致。先与神效瓜蒌散四剂，更隔蒜灸，肿少退，再服八珍汤，倍加香附、夏枯草、蒲公英，仍间服前散，月余而消。此因症因治而处也。(《外科理例·卷四》)

一妇乳痛，寒热头痛，与荆防败毒散一剂，更与蒲公英一握，入酒二三盏，再捣，取酒热服，渣热罨患处而消。此因头痛发热，乃表症也，故用表散。(《外科理例·卷四》)

一妇乳痛，气血颇实，但疮口不合，百法不应，与神效瓜蒌散四剂少可，更与数剂，及豆豉饼灸而愈。此因人因治而处也。(《外科理例·卷四》)

一妇乳痛，愈后发热，服养气血药不应，八珍汤加炮姜四剂而愈，仍以前汤加黄芪、香附三十余剂而安。此因症也。(《外科理例·卷四》)

一妇乳痈脓成，针刺及时，不月而愈。(《外科理例·卷一》)

一妇乳痈脓成，针刺之及时，不月而愈。(《外科理例·卷四》)

一妇因怒，两乳肿兼头痛寒热，以人参败毒散二剂，表症已退，以小柴胡，加芎、归、桔梗、枳壳，四剂而痊。此因症也。(《外科理例·卷四》)

一妇因怒，左乳内肿痛，发热，表散太过，致热益甚，以益气养荣汤数剂，热止脓成，焮痛，针之不从，遂肿胀，大热发渴，始针，脓大泄，仍以前汤百余帖始愈。此因误治也。(《外科理例·卷四》)

一妇右乳肿，发热，怠惰嗜卧，无气以动，致夜热尤甚，以补中益气汤兼逍遥散而痊。此因症也。(《外科理例·卷四》)

一妇郁久，右乳内肿硬，以八珍汤加远志、贝母、柴胡、青皮，及隔蒜灸，兼服神效瓜蒌散五十三，两月余而消。此因情因症也。(《外科理例·卷四》)

一妇肿而不作脓，以益气养荣汤加香附、青皮，数剂脓成，针之，旬日而愈。此因症也。(《外科理例·卷四》)

一妇左乳内肿如桃许，不痛，色不变，发热，渐消瘦，以八珍汤十四加香附、远志、青皮、柴胡百余剂，又间服神效瓜蒌散五十三三十余剂，脓溃而愈。此因症也。(《外科理例·卷四》)

一人年逾五十，患子不立，致左乳肿痛，左胁胀痛，肝脉弦数而涩，先以龙荟丸二服，诸症顿退，又以小柴胡对四物加青皮、贝母、远志数剂。脓成，予欲针之，仍用养气血解郁结。不从，乃杂用流气败毒之剂，致便秘发热作渴，复求治。予谓脓成不溃，阳气虚不能鼓舞也。此因情因脉也。(《外科理例·卷四》)

一人因怒，左乳肿痛，肝脉弦数，以复元通气散二服少愈，以小柴胡加青皮、芎、归而消。此因情因脉也。(《外科理例·卷四》)

一妇亦患此(指乳痈，编者注)，予谓须多服养气血解郁结

药，可保无害。不信，乃服克伐之剂，反大如碗，日出清脓，不敛而殁。此误治也。（《外科理例·卷四》）

◆ 乳癖

一妇禀实性躁，怀抱久郁，左乳内结一核不消，按之微痛，以连翘饮子二十余剂少退，更以八珍汤加青皮、桔梗、香附、贝母，二十余剂而消。此因症因情也。（《外科理例·卷四》）

一妇发热作渴，至夜尤甚，两乳忽肿，服败毒药，热反炽，诊之肝脉洪数，乃热入血室，以加味小柴胡治之，热止肿消。此因症因脉也。（《外科理例·卷四》）

一妇久郁，右乳内结三核，年余不消，朝寒暮热，饮食不甘。此乳岩也，乃七情所伤，肝经血气枯槁之症，宜补气血，解郁结。遂以益气养荣汤百余剂，血气渐复，更以木香饼灸之，嘉其谨疾而消。此因症因情也。（《外科理例·卷四》）

一妇两乳内时常作痛，口内常辣，卧起若急，脐下牵痛，以小柴胡加青皮、黄连、山栀而愈。此因症也。（《外科理例·卷四》）

一妇年逾三十，每怒后乳内作痛，或肿。此肝火也。与小柴胡合四物汤，加青皮、桔梗、枳壳、香附而愈。彼欲绝去病根，自服流气饮，遂致朝寒暮热，益加肿痛。此气血被损而然。予与八珍汤三十余剂，赖其年壮，元气易复，得愈。（《外科理例·卷四》）

一妇形脉稍实，性躁，难于后姑，乳生隐核，以单味青皮汤，间以加减四物汤，加行经络之剂，两月而安。此因情也。（《外科理例·卷四》）

一妇因怒，左乳作痛，胸膈不利，以方脉流气饮加木香、青皮四剂而安。此因情也。（《外科理例·卷四》）

一妇郁久，左乳内结核如杏许，三月不消，心脉涩，脾脉大，按之无力，以八珍汤加贝母、远志、香附、柴胡、青皮、桔梗五十余剂而溃，又三十余剂而愈。此因情因脉也。（《外科理例·卷四》）

一妇郁久，乳内结核，年余不散，日晡微热，饮食少思，治以益气养荣汤嫌缓，乃服行气之剂，势愈甚，溃而日出清脓不止，复求治。诊之脉洪而数，辞不治。又年余果殁。（《外科理例·卷四》）

一妾，放出宫人，年四十，左乳内结一核，坚硬，按之微痛，脉弱懒言。此郁结症也，名曰乳岩，须服解郁结、益气血药百贴可保。彼不为然，服十宣散、流气饮，疮反盛。逾二年复请予视，其形如覆碗，肿硬如石，脓出如泔。予曰脓清脉大，寒热发渴，治之无功，果殁。此因情因脉因症而处治。（《外科理例·卷四》）

◆ 不孕

一妇，形肥色淡紫，年几三十，艰于育子。居士脉之，两尺脉皆沉微，法当补血。以形言之，肥人气虚，亦当补气。遂令多服八物汤，仍以补阴丸加参、芪，空腹吞之。三月余有孕。复为诊之，两尺如旧。以理论之，孕不当有。昔人云脉难尽凭，殆此类欤。（《石山医案·附录》）

◆ **房事出血**

溪南吴道济妻，年逾三十，无子。诊视其脉近和，惟尺部觉洪滑耳。问得何病？曰：子宫有热，血海不固尔。道济曰：然。每行人道，经水则来，乃喻以丹溪大补丸，加山茱萸、白龙骨止涩之药，以治其内，再以乱发灰、白矾灰、黄连、五倍子为末，用指点水染入阴户，以治其外。依法治之，果愈而孕。（《石山医案·附录》）

◆ **阴疮**

一妇阴内脓水淋漓，或痒或痛，状如虫行，少阴脉滑数。此阴中有疮也，名曰䘌，由心神烦郁，胃气虚弱，气血凝滞所致，与升麻、白芷、黄连、木通、当归、川芎、白术、茯苓、柴胡煎服，以揄肿汤熏洗，更搽蒲黄、水银两月余而愈。此条因脉而知疮，其曰胃气虚者，当时必有见也。或有包络虚，风邪乘阴，血气相抟，令气痞涩，致阴肿痛，治以菖蒲散一百，更以枳实炒热，帛包熨之，冷则再炒。或有子脏虚，冷气下冲，致阴脱出，谓之下脱，或因产，努力而脱者，宜当归散；久不愈者，补中益气汤倍加升麻柴胡举之。（《外科理例·卷三》）

儿科医案

◆ 发热

一儿年十一，色白神怯，七月间，发热连日，父令就学，内外俱劳，循至热炽，头痛，正合补中益气汤症。失此不治，以致吐泻，食少。其父知医，乃进理中汤。吐泻少止，渐次眼合，咽哑不言，昏昧不省人事，粥饮有碍，手常搵住阴囊。为灸百会、尾骶不应。其父质于予。予曰：儿本气怯，又当暑月过劳。经曰劳则气耗。又曰劳倦伤脾。即此观之，伤脾之病也。身热者，经曰阳气者，烦劳则张。盖谓气本阳和，或劳烦，则阳和之气变为邪热矣。头痛者，经曰诸阳皆会于头。今阳气亢极，则邪热熏蒸于头而作痛也。吐泻者，脾胃之清气不升，浊气不降也。目闭者，盖诸脉皆属于目，而眼眶又脾所主，脾伤不能营养诸脉，故眼闭而不开也。咽哑者，盖脾之络连舌本、散舌下，脾伤则络失养，不能言也。经曰脾胃者，水谷之海。五脏皆禀气于脾，脾虚则五脏皆失所养。故肺之咽嗌为之不利，而食难咽；故心之神明为之昏瞀而不知人。常欲手搵阴囊者，盖无病之人，阴升阳降，一有所伤，则升者降，降者升经曰阴阳反复是也。是以阴升者降，从其类而入厥阴之囊，因阴多阳少，故手欲搔之也。此皆脾胃之病。经谓土极似木，亢则害，承乃制也。症似风木，乃虚象耳，不治脾胃之土，而治肝木之风，欲儿不死难矣！且用参、芪、术各三钱，熟附一钱煎，用匙灌半酒杯，候看如何。服后，病无进退。连服二三日，神稍清，目稍开，如有生意，食仍难咽。予为诊之，脉皆浮缓，不及四至。予曰：药病相宜，再可减去附子服之。渐渐稍苏。初医或作风热施治，而用荆、防、芩、连、蚕、蝎之类；或作惊痰，而用牛黄、朱砂、轻粉等药。此皆损胃之剂，岂可投诸儿？今得生幸耳，实赖其父之知医也。或曰：经云无伐天和，其症又无四肢厥冷，时当酷暑而用附子，何也？予曰：参、芪非附子无速效，而经亦曰假者反之。正如冬月而用承气之类，此亦舍时从症之意也。（《石山医案·卷之下》）

◆ 咳嗽

一儿咳嗽喘逆，壮热恶寒，皮肤如粟，鼻痒流涕，咽喉不利，颐烂吐红，气胀毛焦，作利。名曰肺疳，以地黄清肺饮及化䘌丸治之而愈。（《外科理例·卷七》）

一童子八岁，伤寒咳嗽，痰少面赤，日夜不休。丁氏小儿科治以参苏饮，数日嗽甚。予为诊之，脉洪近驶。曰：热伤肺也。令煎葛氏保和汤，二服如失。（《石山医案·卷之上》）

◆肺痈

一童气禀不足，患肺痈，唾脓腥臭，皮毛枯槁，脉浮，按之涩，更无力，治以钟乳粉汤。此凭症脉也。(《外科理例·卷七》)

◆惊痫

予孙应达，初生未满一月，乳媪抱之怀间，往观春戏时，风寒甚切。及回，即啼不乳，时发惊搐。始用苏合香，继用惊搐药，不效，众皆危之。予曰：小儿初生，血气未足，风寒易袭，此必风邪乘虚而入也。风喜伤脾，脾主四肢，脾受风扰，故四肢发搐，日夜啼叫不乳。经曰"风淫末疾"是也。其治在脾。脾土不虚，则风邪无容留矣。因煎独参汤，初灌二三匙，啼声稍缓。再灌三五匙，惊搐稍定。再灌半酒杯，则吮乳渐有生意。(《石山医案·卷之中》)

◆腹痛

一儿因跌沟中腹痛，服惊积等药不应，亦依前症（指用黄泥为丸，空心水送下百丸。编者注）疗之，愈。(《外科理例·卷七》)

一儿十岁，腹胀痛，服消导药不应。彼以为毒。其脉右关沉伏，此食积也。河间云：食入则吐，胃脘痛也。更兼身体痛难移，腹胀善噫，舌本强，得后与气快然。衰皆脾病也。审之，因食粽得此，以白酒曲热酒服而愈。按：此凭脉凭症而治也。(《外

357

科理例·卷四》)

◆ 泄泻

一孩孟秋泄泻，昼夜十数度，医用五苓散、香薷饮、胃苓汤加肉豆蔻，罔有效者。予曰：此儿形色娇嫩，外邪易入，且精神怠倦，明是胃气不足，而为暑热所中，胃虚挟暑，安能分别水谷？今专治暑而不补胃，则胃愈虚，邪亦着而不出。经曰"壮者气行则愈，怯者着而成病"是也。令浓煎人参汤饮之。初服三四匙，精神稍回。再服半酒杯，泻泄稍减。由是节次服之，则乳进而病脱。(《石山医案·卷之中》)

◆ 瘫痪

一女年六岁，病左手不能举动三年矣，后复病痫。初用人参、半夏，或效或否。予诊左脉浮洪，右脉颇和。曰：痰热也。令以帛勒肚，取茶子去壳三钱，揉碎，以滚汤一碗，滤取汁，隔宿勿食，早晨温服。吐痰如大蒜瓣者三碗许，手能举动，痫亦不作。(《石山医案·卷之中》)

◆ 虫证

一儿眉皱多啼，呕吐清沫，腹痛肚胀，筋青，唇口紫黑，肛门作痒。名曰蛔疳，服大芦荟丸而愈。(《外科理例·卷七》)

◆痘疮

一儿臂患痘毒作炒，按之复起。此脓胀痛也，刺之，以托里而愈。(《外科理例·卷五》)

一儿臂患痘毒作烧，按之复起。此脓胀痛而然。遂刺之，以托里而愈。痘后肢节作肿而色不赤，宜金银花散一百七十，更以生黄豆末，热水调敷，干以水润，自消。若传六七日，脓已成，急刺之，宜服托里药。(《外科理例·卷七》)

一儿痘疮已愈，腿上数枚变疳蚀陷，用雄黄、铜绿等分为末敷，兼金银花散而愈。若患遍身，用出蛾绵茧填实白矾末，稍后汁干，取出为末，放地上，碗盖良久，出火毒，敷之效。(《外科理例·卷七》)

一儿痘后搔痒，搔破成疮，脓水淋漓，用经霜陈茅草为末，敷之，及铺席上，兼服金银花散一百七十而愈。若用绿豆、活石末亦可，似不及茅草功速。(《外科理例·卷七》)

一子痘毒，及时针刺，毒不内侵，数日而愈。(《外科理例·卷七》)

◆疮疡

一儿头患白疮，皮光且急，诸药不应。名曰脑疳疮，乃胎毒挟风热而成，服龙胆丸及芦荟末于鼻内，兼搽解毒散而愈。若重者，发结如穗，脑热如火，遍身汗出，囟肿胞高，尤当服此药。

（《外科理例·卷七》）

一儿头面生疮数枚作痒，疮痂累积。名曰粘疮，以枯矾、黄丹等分，麻油调搽，更服败毒散而愈。此凭症也。（《外科理例·卷七》）

一儿宿痰失道，痈肿见于颈项，或臂膊胸背，是为冷症，宜四生散敷贴，内服附子八物汤及隔蒜灸。此无脉可凭而治，当时必有所见也。（《外科理例·卷三》）

一儿头患白疮，皮光且急，诸药不应，名曰脑疳疮，乃胎毒挟风热而成。服龙胆丸及吹芦荟末鼻内，兼搽解毒散而愈。若重者，发结如穗。脑热如火，遍身出汗，腮肿胸高，尤宜此药。机按：龙胆丸、芦荟末，皆凉肝胆杀虫之剂。盖肝胆主风，又风木自甚则生虫，故治疳多此药也。（《外科理例·卷四》）

一儿三岁，臂患毒，焮痛，服解毒丸，搽神功散而消。此条症脉不详，当时必有所见。（《外科理例·卷五》）

一儿头面胸腹患水疮数枚，溃而成疮。此风邪乘于皮肤也，名曰癞疮。饮荆防败毒散，更以牛粪烧存性，为末敷之而愈。此凭症也。（《外科理例·卷七》）

一儿年十二，患腹胀，脐突颇锐。医谓肠痈，舍针脐无他法。翁曰：脐，神阙也，针刺当禁。况痈舍于内，惟当以汤丸攻之。进透脓散一剂，脓白溃。继以十奇汤下善应膏丸渐差。此凭症也。（《外科理例·卷七》）

一儿年十岁，四月于左腿近膝股内出附骨痈，不辨肉色，漫肿，皮泽木硬，疮势甚大。左腿乃肝之髀上也，足厥阴肝经之分。少侵足太阴脾经，其脉左三部细而弦，按之洪缓微有力。用内托黄芪柴胡汤，黄芪二钱，柴胡钱半，连翘一钱二分，羌活半钱，生芐二分，归尾七分半，官桂、土瓜根、黄柏酒洗，各二分。上锉，作一服，水酒各盏半，同煎至一盏，去渣，空心稍热服。（《外科理例·卷五》）

一小儿疮毒不愈，或愈而复发，皆因母食炙煿辛辣，或有热，宜先治母热。若小儿不能服药者，就于母药中加漏芦煎服，儿疮亦愈。（《外科理例·卷七》）

◆丹毒

一儿周岁患丹毒，延及遍身如血染，用磁锋击刺，遍身出黑血，以神功散七十涂之。服大连翘饮而愈。（《外科理例·卷七》）

一小儿患之（指丹毒，编者注），外势须轻，内则大便不利。此在脏。服大连翘饮，敷神功散而差。此凭症也。（《外科理例·卷七》）

一小儿腿患丹如霞，游走不定，先以麻油涂患处，砭出恶血，更以金银花散，一剂而安。此凭症也。（《外科理例·卷七》）

一小儿遍身皆赤，砭之，投解毒药即愈。此凭症也。（《外科理例·卷七》）

一人患丹毒，焮痛便秘，脉数而实，服防风通圣散不应。令砭

患处去恶血，仍用前药即愈。此凭脉症也。(《外科理例·卷七》)

又儿未满月，阴囊患此（指丹毒，编者注），为前治之而愈。(《外科理例·卷七》)

一小儿遍身亦赤，不从砭治，以致毒气入腹而死。此症乃恶毒热血，蕴蓄于命门，遇相火而合起也。如霞片者，须砭去恶血为善。如肿起赤色，游走不定者，宜先以升麻油涂患处砭之，以泄其毒。凡从四肢起入腹者不治。须知丹有数种，治者有数法，无如砭之为善。常见患稍重者不用砭法，俱不救也。(《外科理例·卷七》)

◆ 瘰疬

一儿甫周岁，项患胎毒，予俟有脓刺之，脓出碗许，乳食如常，用托里药月余而愈。(《外科理例·卷三》)

又一儿患此（指瘰疬，编者注），待脓自出，几至不救。此凭症也。(《外科理例·卷三》)

一儿七岁，项结二核，时发寒热，日久不愈，治以连翘丸而消。若患在面臂等处，尤宜此丸；若溃而不敛，兼以托里之药。此凭症也。(汪机《外科理例·卷三》)

一儿项结一核，坚硬如痬，面色萎黄，饮食不甘，服托甲药不应。此尢羍疳毒也，以蟾蜍丸治之而愈。若数服不消，按之转动，软而不痛者，内有虫，如粉，急针出之；若不速去，则虫随气走，内蚀脏腑不治。按：此因治不应而变法也。蟾蜍，夏月沟渠中，腹大不跳不鸣者。先取粪蛆一勺置桶中，以尿浸之，桶近上令干，使蛆不得出。将蟾蜍扑死投蛆中，任蛆食昼夜，次以新布袋包系，置水急处，浸一宿取出，瓦上焙为末，入麝香一字，软饭丸如麻子大。每服二三十丸，空心米饮送下。（《外科理例·卷三》）

◆疮疥

一儿周岁，先头患疮疥，渐至遍身，久而不愈。用四物汤加防风、黄芩、升麻，外搽毒药散，月余而愈。此凭症也。（《外科理例·卷七》）

一儿十岁患疮疥，久不愈，肌瘦，寒热时作，脑热足冷，滑泻肚痛，龈烂口臭，干揭，爪黑面黧。此肾疳也，服六味地黄丸，更搽解毒散而愈。（《外科理例·卷七》）

◆斑疹

一儿患斑作痛，发热烦渴，欲服清凉饮下之，诊脉不实，举按不数。此邪在经络不可下。用解毒防风汤二剂而安。（《外科理例·卷七》）

一儿亦患此（指瘾疹，编者注），咳嗽时呕。以葛根橘皮汤并愈。（《外科理例·卷七》）

一儿瘾疹，瘙痒发热不安。以消风散治之。（《外科理例·卷七》）

一儿二岁赤轸，取大蜞数条吮其血，轸消。予曰，非治也。三日大热而死。盖血去，气不能独居故也。（《外科理例·卷一》）

◆ 天疱疮

一儿焮赤发热（指天疱疮，编者注），以黄柏、滑石末敷之，饮大连翘汤七十一二剂少愈，更以金银花散一百七十二剂而痊。此凭症也。（《外科理例·卷七》）

一儿十余岁，背侧患水泡数颗，发热脉数。此肺胃风热所致，名曰天泡疮。以荆防败毒散加芩、连，外去毒水，以金黄散敷之，又四剂而愈。此凭症也。（《外科理例·卷七》）

一小儿患此（指天疱疮，编者注），焮痛发热，脉浮数，挑去毒水，以黄柏、滑石末敷之，更饮荆防败毒散二剂而愈。此凭症也。（《外科理例·卷七》）

◆ 杨梅疮

一童玉茎患之（指杨梅疮，编者注），延及小腹数枚，作痛发热，以小柴胡汤吞芦荟丸，更贴神异膏，月余而痊。此凭症也。（《外科理例·卷七》）

◆ 囊痈

一儿生三月，病热，左右胁下节次生疖，用四物汤、败毒散倍人参，香附为佐，犀角为使，大料饮乳母，两月而愈。逾三月腹胀生丹疹，又半月移胀入囊为肿，黄莹裂开，两丸显露水出，以紫苏叶盛麸炭末托之，旬余而合。此因父病疟，遗热于胎也。此凭症也。(《外科理例·卷三》)

◆ **阴囊胀大**

一儿六岁，阴囊胀大如盏，茎皮光肿如泡。一医为之渗湿行气，不效。邀予诊视，脉皆濡缓。曰：脉缓无力者，气虚也。经云膀胱者，津液之府，气化出焉。气虚不足，无能运化而使之出矣。宜升阳补气可也。遂以人参为君，黄芪、白术、茯苓为臣，牛膝、升麻、陈皮为佐，甘草梢为使，煎服一二帖，囊皱肿消，三帖痊愈。(《石山医案·卷之中》)

一儿八岁，癞疝，阴囊肿胀，核有大小。予令烧荔枝核灰，茴香炒为末，等分，食远温酒调服二钱。不过三服愈。(《石山医案·卷之中》)

◆ **阴茎肿痛**

一小儿肿痛，诸药不应，各以小柴胡吞芦荟丸数剂并愈。(《外科理例·卷三》)

◆ **冻伤**

一幼女因冻伤两足，至春发溃，指俱坏，令取之，服大补药而愈。此凭症也。(《外科理例·卷六》)

◆喉瘭

一弥月小儿，先于口内患之（指咽喉溃烂，编者注），后延于身，年余不愈。以萆薢为末，乳汁调服，母以白汤调服，月余而愈。此凭症也。(《外科理例·卷六》)

外科医案

◆ 疮疡

一夫人年逾八十，脑疽已溃，发背，继生头如粟许，脉大无力。此膀胱经湿热所致。脉无力，血气衰，进托里药消毒数服，稍可，更加参芪，虽起而渴。此血气虚甚，以参、芪各一两，归、芐各五钱，麦门、五味各一钱，数服渴止不溃；加肉桂十余剂，脓成针之，瘀肉渐腐，徐徐取去；而脓清不敛，投十全大补汤白蔹、贝母、远志三十余剂，脓稠而愈。设不峻补，不去腐肉，以渴为火，投以凉药，宁免死哉？疮疽之症，虽属心火，当分表里虚实。果元气充实，内有实火，寒剂或可责效；若寒凉过度，使胃寒脾弱，阳症变阴，或结而不溃，或溃而不敛，阴阳乖戾，水火交争，死无日矣。机按：此凭形凭脉凭症而治之也。（《外科理例·卷四》）

一妇脑疽不甚痛，作脓，以托里消毒，脓成针之，补以托里药亦愈。此凭症也。（《外科理例·卷四》）

一妇年将七十，形实性急，好酒，脑疽才五日，脉紧急又涩，急用大黄酒煨细切，酒拌炒，为末，又酒拌人参炒，入姜煎，调一钱服，过两时再与，得卧而上半身汗，睡觉病已失。此亦内托之意。机按：此治因性急，因好酒，兼因其脉而制此方。脉紧急且涩，由其性急嗜酒，以伤其血而然。故用大黄以泄酒热，人参以养气血也。（《外科理例·卷四》）

一妇年七十，形实性急，好酒，冬病脑疽，与麻黄桂枝汤而愈。此亦内托，岂必皆冷药哉。（《外科理例·卷二》）

一妇年逾七十，冬至后脑出疽如瓯面大，疡医诊视，候熟以针出脓。因怒笞婢，疽辄凹陷一韭叶许，面色青黄不泽，四肢逆冷，汗出身清，时呕吐，脉极沉细而迟。盖缘衰老之年，严寒之时，病中苦楚，饮食淡薄，肥脓之气色涤，瘦悴之形独存，加之暴怒，精神愈损，故有此寒变也。病与时同速，制五香汤一剂，加丁香、附子各五钱，剂尽疽复大发，随症调理而愈。经曰：治病必察其下，谓察时下之宜。诸痛疮疡皆属心火，言其常也。如疮盛形羸，邪高痛下，始热终寒，此反常也。固当察时下之宜而权治之，不可执一。机按：此条年老冬寒，理宜温补，兹用五香汤加丁附以辛散，何也？盖因其怒气郁结，阻碍阳气，不得营运，致疽凹陷，且脉极沉细而迟，其为气郁可知矣。故用五香以开结，丁、附以助阳，则郁散阳复，疽乃大发。此亦因其性因其脉而为治也。（《外科理例·卷四》）

一妇脓成不溃（指脑疽，编者注），胀痛欲呕，饮食少思，急针之，与托里药而愈。此凭症也。（《外科理例·卷四》）

一妇洗头，致头患肿兼痒。以人参荆芥散数剂而愈。(《外科理例·卷七》)

一妇肿痛（指头面部肿，编者注），用硝黄之剂攻之，稍缓，翌日复痛，诊之外邪已退，此瘀血欲作脓也，用托里消毒散溃之而愈。此凭脉与症也。(《外科理例·卷三》)

一老冬月头面耳项俱肿，痛甚，便秘脉实，此表里俱实也，饮防风通圣散不应，遂砭患处，出黑血，仍投前药，即应，又以荆防败毒散而瘥。盖前药不应者，毒血凝聚上部经络，药力难达故也。恶血既去，其药自效。或拘用寒远寒，及年高畏用硝黄，而用托里与夫寻常消毒之剂，或不砭泄其毒，专假药力，鲜不危矣？此舍时从症。(《外科理例·卷三》)

一老妇禀实，溃而痛不止（指脑疽，编者注），脉实便秘，以清凉二剂而止，更以托里消毒药而愈。此凭脉也。(《外科理例·卷四》)

一老患此（指脑疽，编者注），色赤肿痛，脉数有力，与黄连消毒散二剂少退，更与清心莲子饮，四剂而消。此凭脉症也。(《外科理例·卷四》)

一老人脓清（指脑疽，编者注）兼作渴，脉软而涩。予以为气血俱虚，用八珍汤加黄芪、五味。彼不信，乃服降火之剂，果反作呕少食，始信。服香砂六君子汤四剂，呕止食进，仍投前汤，月余而愈。此脉凭症也。(《外科理例·卷四》)

一老肿痛发热，脓清作渴，脉软而涩。此气血俱虚也，欲补之。彼见作渴发热，乃服降火之剂，果作呕，少食。复求治，投六君子汤四剂，呕止食进，仍用补药，月余而愈。此因症与脉也。(《外科理例·卷四》)

一人便血数年……脑发一毒，焮痛，左尺脉数。此膀胱经热而然。服黄连消毒散数剂少愈，次服金银花、瓜蒌、甘草节、当归，月余而平。机按：便血之后，睡觉惊跳者，由失血阴虚，心失所养而然。阴虚阳必亢，头为诸阳之首，故亢阳上从于阳，疽发于脑。此条治法，因经因脉而制方也。(《外科理例·卷四》)

一人表里俱解，惟肿不消，以托里消毒散四剂，脓成，针之而愈。此凭症而治。(《外科理例·卷三》)

一人表里俱解，肿痛尚不退，以葛根升麻汤二剂而消。此凭症也。(《外科理例·卷三》)

一人表散药愈炽，发热便秘，诊脉沉实，此邪在里也，以大黄汤下之，里症悉退；以葛根牛蒡子汤，浮肿亦消，惟赤肿尚存，更以托里药溃之而愈。此凭脉与症也。(《外科理例·卷三》)

一人冬月病头面赤肿，耳前后尤甚，痛不可忍，发热恶寒，牙关紧急，涕唾稠黏，饮食难下，不得安卧，医砭肿上四五十针，肿赤不减，痛益甚。予诊其脉浮紧，按之洪缓，知为寒覆皮毛，郁遏经络，热不得升，聚而赤肿，且夫天冷寒凛之时，腠理闭，汗不出，血气强，肉坚涩。善用针者不得取四厥，必待天温。又云，冬月闭藏，用药多，少针石也，宜以苦温之剂温经散寒，所谓寒致腠理，以苦发之，以辛散之，方名托里温经汤。麻黄（苦温发之，为君，去根节）二钱，防风（辛温散之，去芦）二分，升麻（苦辛）四钱，葛根（甘平，解肌出汗，专治阳明经邪，故以为臣）、白芷、归身（血流不行则痛。白芷、归身辛温以和血散滞）各二钱，苍术（湿热则肿。苍术甘温，体轻浮，力雄壮，能泄肤腠间温热）一钱，人参（去芦）一钱，甘草（甘温）、白芍（药酸微寒，调中益气使托其里为佐）各钱半，上锉，每服一两，水二盏，先煎麻黄令沸，去沫，再下余药，同煎至一盏，去渣，大温服讫。以薄衣覆首，厚被覆身，卧暖处，使经血温，腠理开，寒乃散，阳气升，大汗出，肿减七八分。再服去麻黄、防风，加连翘、鼠粘子，肿痛悉愈。经言汗之则疮已，信哉。（《外科理例·卷三》）

一人患此（指鬓疽，编者注），焮痛作肿，发热，以小柴胡汤加连翘、金银花、桔梗，四剂而消。此因症也。（《外科理例·卷四》）

一人患此（指头面肿痛，编者注），肿痛发热，作渴，脉实便闭，以五利大黄汤下之，诸症悉退，以葛根牛蒡子汤四剂而痊。此凭脉攻里。（《外科理例·卷三》）

一人患脑疽，势剧脉实，用黄连消毒散不应；以金银藤二两，水二钟，煎一钟，入酒半碗，服之势去三四，再服渐退；又加黄柏、知母、瓜蒌、当归、甘草节，数剂而溃止；加黄芪、川芎、白芷、桔梗数剂而愈。机按：此条凭脉而治也。（《外科理例·卷四》）

一人肩患疽，脉数，饮槐花酒一服，势顿退，再与金银花、黄芪、甘草十余服而平。此凭脉也。（《外科理例·卷五》）

一人脑疽，其头数多，痛不可忍，服消毒药不应，更以金银花服之，即鼾睡，觉而势去六七，再四剂而消。（《外科理例·卷四》）

一人脑疽，肿痛脉数，以黄连消毒散二剂少退，与仙方活命饮二剂而止，再以当归、川芎、芍药、金银花、黄柏、知母而溃，又以托里药而愈。此凭脉症也。（《外科理例·卷四》）

一人脑疽已十余日，面目肿闭，头焮如斗，脉洪数，烦躁饮冷。此膀胱湿热所致，用黄连消毒饮一百二十一二剂，次饮槐花酒二碗，顿退。以指按下，肿则复起，此脓已成，于颈额肩颊各刺一孔，脓并涌出，口目始开，更以托里药加金银花、连翘三十余帖而愈。此凭脉症也。（《外科理例·卷四》）

一人年逾三十，夏月热病后患颐毒，积日不溃，气息奄奄，饮食少思，大便不禁，诊脉如无。经曰：脉息如无似有，细而微者，阳气衰也。齐氏曰：饮食不入，大便滑利，肠胃虚也。以六君子加炮姜、肉豆蔻、破故纸数剂，泄稍止，食稍进；更加黄柏、当归、肉桂，溃而脓水清稀；前药每服加熟附一钱，数剂泄止，食进，脓渐稠；再以十全大补汤加酒炒芍药、白蔹，月余而愈。此凭脉症也。（《外科理例·卷六》）

一人脓将成（指脑疽，编者注），微痛兼渴，尺脉大而无力。此阴虚火动之症。彼谓心经热毒，自服清凉降火药，愈炽。复求治，乃以四物汤加黄柏、知母、五味、麦门、黄芪，及加减八味丸，渴止疮溃，更以托里药兼前丸而愈。此凭脉也。（《外科理例·卷四》）

一人素饮酒，九月患脑之下、项之上出小疮，后数日脑项麻木，肿势外焮。疡医处五香连翘，且云不可速疗，俟脓出用药，或砭刺，三月可平，四月如故。予曰：凡疮见脓，九死一生，果如医言，则束手待毙矣。且膏粱之变，不当投五香，当先火攻，然后用药。以大艾炷如两核许者，灸至百壮乃痛，次为处方。足太阳膀胱经其病逆，当反治。脉得弦紧，按之洪大而数有力，必当伏其所主，而先其所因，其始则同，其终则异。以时言之，可收不可汗，经与病禁下，法当结者散之，咸以软之。然寒受邪而又禁咸，遂以诸苦寒为君，甘寒为佐，酒热为因，用大辛以解结为臣。三辛三甘，益元气而和血脉，淡渗以导酒湿，扶持秋令，益气泻火，以入本经药通经为引用。故以羌活、独活、防风、藁本、连翘以解结，黄连、芩、柏、知母、酒制以泻火，生甘草泄肾火，补下焦元气，参、芪、橘皮以补胃。但参、芪、甘草配诸苦寒药三之一，多则滋营气补土湿邪也。苏木、归尾去恶血，生地黄补血，酒防已除膀胱留热，泽泻助秋去酒湿热。凡此诸药，必得桔梗为舟楫，乃不下沉。服之投床大鼾，日出乃寤，以手扪疮，肿减七八，至疮痂敛，都十四日而已。机按：脉之紧弦主疮痛，按之洪数主内热。太阳寒水而受阳热，故曰其病逆寒水之经，而用寒凉之药，故曰反治，此因脉因经因其所嗜而制此方

也。(《外科理例·卷四》)

一人所患（指脑疽，编者注）尤甚，亦令服之，肿痛顿退，但不能平，加黄芪、当归、瓜蒌仁、白芷、桔梗、甘草节数剂而愈。(《外科理例·卷四》)

一人头面焮肿作痛，时仲冬，脉弦紧，以托里温经汤汗之而消。(《外科理例·卷四》)

一人头面肿痛，服硝黄败毒之剂愈甚，诊之脉浮数，邪在表尚未解，用荆防败毒散二剂，势退大半，更以葛根牛蒡子汤，四剂而痊。此凭脉发表。(《外科理例·卷三》)

一人头项俱痛，虽大溃，肿痛益甚，兼作泻，烦躁不睡，饮食少思，其势可畏，诊其脉，毒尚在，与仙方活命饮二剂，肿痛退半；与二神丸及六君子汤，加五味、麦门、酸枣仁四剂，诸症少退，食颇进，睡少得；及与参苓白术散数服，饮食颇进；又与十全大补汤加金银花、白芷、桔梗，月余差。(《外科理例·卷四》)

一人未溃（指脑疽，编者注）兼作渴，尺脉大而无力，以四物汤加黄柏、知母、黄芪、麦门四剂而渴减，又与加减八味丸渴止疮溃，更用托里药兼前丸而愈。此凭症也。(《外科理例·卷四》)

一人焮肿（指脑疽，编者注），疼痛发热，饮冷，脉洪数，与凉膈散二剂而止，以金银花四剂而溃，而以托里药而愈。此凭症脉也。(《外科理例·卷四》)

一人㿗肿痛甚，发寒热，服十宣散愈炽，诊之脉数而实。此表里俱有邪也，以荆防败毒散加芩、连、大黄二剂少愈，更以荆防败毒散四剂而消。(《外科理例·卷四》)

一人㿗肿胀痛，作渴烦热，便秘脉数，按之尤实，用防风通圣散一剂，诸症顿退，以荆防败毒散加玄参、牛蒡、黄芩，二剂而瘥。此凭症凭脉，发表攻里。(《外科理例·卷三》)

一人因怒后鬓际肿痛，发热，以小柴胡汤加连翘、金银花、天花粉，四剂，根畔俱消，惟疮头作痛，以仙方活命饮二剂，痛止脓熟，针之，更以托里消毒药而愈。此因情也。(《外科理例·卷四》)

一人肿痛（指脑疽，编者注），脉数，以荆防败毒散七剂而痛止，更以托里消毒药而消。此凭脉也。(《外科理例·卷四》)

一人肿痛发寒热，脉浮数，以荆防败毒散二剂，少愈，再人参败毒散二剂，势减半，又二剂而瘥。此凭脉发表。(《外科理例·卷三》)

一人肿痛寒热拘急，脉浮数，以荆防败毒散二剂，表症悉退，更以托里消毒散溃之而安。此因症也。(《外科理例·卷四》)

一人肿硬不作脓，惟疮头出水，疼甚，以仙方活命饮二剂，痛止而脓成，针之，更以托里药而愈。(《外科理例·卷四》)

一人作脓㿗痛，发呕，少食，以仙方活命饮一剂而止，以六君子加当归、桔梗、皂角刺溃而愈。此凭症也。(《外科理例·卷四》)

375

俞黄门年逾三十，冬患鬓毒，肿焮烦躁，便秘脉实。此胆经风热壅上也。马氏曰：疮疡热实不利者，大黄汤下之。一剂便通疮退，更以荆防败毒散七剂，十宣散去桂加天花粉、金银花数剂而愈。此凭症脉也。（《外科理例·卷四》）

赵宜人年逾七十，鬓疽已溃，焮肿痛甚，喜冷，脉实便秘。东垣云：烦躁饮冷，身热脉大，精神昏闷者，脏腑实也，以清凉饮十二，肿痛悉退，更以托里药三十余剂而平。此凭脉症也。机按：前疽虽出少阳血少之分。然症与脉皆属于实。故年壮者用泻剂之重。老年者用泻剂之轻。若拘以年老，或守其经而投补剂，实实之祸难免矣。（《外科理例·卷四》）

一儿鼻下生疮，不时揉擦，延及两耳，诸药不效。服芦荟丸，搽松香、绿豆末而愈。（《外科理例·卷七》）

一夫人面生疔，肿焮痛甚，数日不溃，脉症俱实，治以荆防败毒散加芩、连稍愈。彼以为缓，乃服托里散一剂，势盛痛极，始悟。再用凉膈散二剂，痛减肿溃，又与连翘消毒散十余剂而愈。此凭脉症也。（《外科理例·卷四》）

一黄门腮赤肿痛，此胃经风热上攻，以犀角升麻汤三八二剂而平。（《外科理例·卷三》）

一人感痘毒，面生疔十余枚，肿痛脉数，服荆防败毒散稍愈，尚可畏，更用夺命丹一百二十四一服而愈。此凭脉症而治。（《外科理例·卷四》）

一人颊腮肿，焮至牙龈，右关脉数。此胃经风热上攻也，治

以犀角升麻汤而消。(《外科理例·卷六》)

一人年三十，面患疮，溃已作渴，自服托里及降火药不应，脉浮而弱。丹溪曰：溃疡作渴，属气血俱虚。遂以参、芪各三钱，归、芐、术各二钱，数服渴止，又以八珍汤加黄芪数剂，脉敛而愈。此凭脉症也。(《外科理例·卷六》)

一人年四十，头面生疮数枚，㿠痛饮冷，积日不溃，服清热消毒不应，脉数，按之即实。用防风通圣散剂顿退，又以荆防败毒散七而愈。此凭脉症也。(《外科理例·卷六》)

一人年五十，嗜酒与煎煿，后左丝竹空忽努出一角，以硝黄脑子盦之致毙。(《外科理例·卷一》)

一人年逾四十，胃气素弱，面常生疮，盗汗发热，用黄芪建中汤少愈，更用补中益气汤而平。此凭症也。(《外科理例·卷六》)

一人腮颊肿㿠至于牙龈，右关脉数，此胃经风热上攻也，治以犀角升麻汤三八，而消。(《外科理例·卷三》)

一人嗜酒与煎煿，年五十余，夏初，左丝竹空穴忽努出一角，长短大小如鸡距而稍坚。予曰：此少阳所过，气多血少，未易治也，须断肉味，先解其食毒，针灸以开泄其壅滞。彼不听，以大黄、朴硝、脑子等冷药盦之，一夕豁开如酱蚶，径三寸，二日后蚶中溅血高数寸而死。因冷外逼，气郁不得发，宜其发之。暴也如此。此凭症也。(《外科理例·卷四》)

又一大理患此（指腮赤肿痛，编者注），用前汤为人所惑，谓汤内白附子性温故也，另用荆防败毒散愈盛，后用此汤尚去白

附子，不应，再用全方，三剂而愈。(《外科理例·卷三》)

罗宗伯耳后发际患毒焮痛，脉数，以小柴胡五加桔梗、牛蒡子、金银花，四剂而愈。此凭脉症也。(《外科理例·卷三》)

一妇耳下肿痛，发寒热，与荆防败毒散四剂，表症悉退；以散肿溃坚汤数剂，肿消大半；再以神效瓜蒌散五十三四剂而平。此凭症也。(《外科理例·卷三》)

一妇患此（指耳内生疮，编者注）作痒，五心烦热。以逍遥数剂而止，更人参荆芥散二十余剂而愈。(《外科理例·卷七》)

一妇六十，右耳下天容穴间一疔，其头黑靥，四边泡起，黄水时流，浑身麻木，发热谵语，时时昏沉，六脉浮洪。用乌金散汗之，就用钹针刺，疮心不痛，周遭再刺十余下，紫黑血出，方知疼痛，即将寸金锭子纴入疮内，外用提疔锭子放疮上，膏日贴护。次日汗后，精神微爽，却用破棺丹下之，病即定。其疔溃动后，用守效散贴涂，红玉锭子纴之，八日疔出。兹所谓审脉症汗下之间，外治次第如此殊胜。不察脉症，但见发热谵语，便投下药，或兼香窜之药，遂致误人远矣。(《外科理例·卷四》)

一妇因怒，耳下焮痛，头痛寒热，以荆防败毒散七，加黄芩，表证悉退；但饮食少思。日晡发热，东垣云虽有虚热，不可大攻，热去则寒起，遂以小柴胡加地骨皮、芎、归、芩、术、陈皮十余贴而愈。次年春，复肿坚不溃，用八珍汤十四加香附、柴胡、地骨皮、桔梗，服至六七贴以为延缓；仍服人参败毒散，势愈盛；又服流气饮，则盗汗发热口干食少；至秋复求诊视，气血

虚极，辞之，果殁。此凭症也。(《外科理例·卷三》)

一妇因怒，耳下肿痛，以荆防败毒散七加连翘、黄芩四剂而愈。此无脉症而用发表，必有所见也。(《外科理例·卷三》)

一人耳后寸余发一毒，名曰锐疽，焮痛寒热，烦躁喜冷。此胆经蕴热而然。先用神仙活命饮一剂。势减二三。时值仲冬，彼惑于用寒远寒之禁，自用十宣、托里之药，势渐炽，耳内脓溃，喉肿，开药不能下而殁。(《外科理例·卷三》)

一人耳后患毒，脉症俱实，宜用内疏黄连汤，彼以严冬不服寒剂，竟至不起。(《外科理例·卷三》)

一人耳后漫肿作痛，肉色不变，脉微数，以小柴胡汤加芎、归、桔梗四剂，肿少起；更以托里消毒散数剂，脉活数。此脓已成，宜针，彼畏不从，因痛极始针，出脓碗许，以托里药两月余始安。此凭脉症也。(《外科理例·卷四》)

一人耳面赤肿作痛，咽干发热，脉浮数，先以荆防败毒散二剂，势退大半，又以葛根牛蒡子汤四剂而痊。凭脉发表。(《外科理例·卷三》)

一人耳内生疮，不时作痛，欲死，痛止如故。脉皆安静，非疮也。话间痛忽作，予意有虫入耳，急取猫尿滴耳，果出一臭虫，不复痛。或用麻油滴之，则虫死难出。或炒脂麻枕之，则虫亦出，但不及猫尿速也。(《外科理例·卷七》)

一人肝经风热，耳下肿痛发热，脉浮数，以薄荷丹治之而消。此凭脉也。(《外科理例·卷三》)

一人劳倦，耳下焮肿，恶寒发热，头痛作渴，右脉大而软，当服补中益气汤，彼自用药发表，遂致呕吐，始信予用六君子汤二，更服补中益气汤十六而愈。此凭症也。(《外科理例·卷三》)

一人每怒，耳下肿，或胁作痛，以小柴胡汤加青皮、红花、桃仁，四剂而愈。此凭症也。(《外科理例·卷三》)

一人先于耳前耳下患之，将愈，延及项侧缺盆，三年遂延胸腋，诊之肝脉弦数，以龙荟散坚二丸治之将愈，肝脉尚数。四年后，小腹、阴囊、内股皆患毒。年余不敛，脉诊如前，以清肝养血及前丸而愈。此凭脉也。(《外科理例·卷三》)

一人因怒，耳下及缺盆患疬，溃延腋下，形气颇实，疮口不合，治以散肿溃坚丸五十而愈。此凭形症也。(《外科理例·卷三》)

张通府耳后发际患肿一块，无头，肉色不变，按之微痛，彼谓痰结，脉软而时见数。经曰：脉数不时见，疮也，非痰也。仲景云：微弱之脉，主血气俱虚，形精不足。又曰：沉迟软弱，皆宜托里。遂用参、芪、归、术、川芎、炙甘草以托里，少加金银花、白芷、桔梗以消毒。彼谓不然，内饮降火消痰，外贴凉药，觉寒彻脑，患处大热，头愈重，食愈少。复请治，以四君子加藿香、炮干姜数剂，食渐进，肿成刺之，更以十全大补汤十三去桂，灸以豆豉饼，又月余而愈。此凭脉症也。(《外科理例·卷三》)

一人唇生疔疮已五日，肿硬脉数，烦躁喜冷。此胃经积热所致。先以凉膈散一服，热去五六，更与夺命丹二粒，肿退二三，

再以荆防败毒散四剂而愈。按：此先攻里，因其脉症而施；后发表，不言脉症，当时必有所见。（《外科理例·卷四》）

一人唇下生疔，脉症俱实，法宜下之，反用托里，故口鼻流脓而死。是谓实实之祸也。（《外科理例·卷四》）

一贵人疽未安而渴作，一日饮水数升，予用加减八味丸。诸医大笑，云：此能止渴，我辈不复业医矣。皆用木瓜、乌梅、紫苏、参、苓、百药煎等剂而渴愈甚，不得已用此药，三日渴止。其疾本以肾水枯竭，心火上炎，是以生渴。此药生水降火为最，患者鉴之。（《外科理例·卷一》）

汉口孙以德，形肥色紫，年逾五十，颈项少阳之分，痛肿如碗。居士诊之，脉浮小而滑，乃语之曰：少阳多气少血之经，宜补。若用寻常驱热败毒之药，痛溃之后难免别患。彼以为然。遂煎参、芪、归、术膏一二斤，用茶调服无时，盖茶能引至少阳故也。旬余，痛溃而起。（《石山医案·附录》）

一妇颈痛不消，与神效瓜蒌散五三六剂，少退；更以小柴胡加青皮、枳壳、贝母数剂，痛肿减大半，再以四物对小柴胡数剂而平。此凭症也。（《外科理例·卷三》）

一贵人女适夫，夫早逝，患十指挛拳，掌垂莫举，肤体疮疡粟粟然，汤剂杂进，饮食顿减，几于半载。诊之非风也，乃忧愁悲哀以致耳。病属内因，宜用内因药。仍以鹿角胶辈，多用麝香熬膏贴瘘处，挛能举，指能伸，病渐安。此因情而治也。（《外科理例·卷三》）

一人年逾三十，每劳心过度，颈肿发热，服败毒散愈盛，用补中益气汤数贴而消。此凭症也。（《外科理例·卷三》）

一人因暴怒，项下肿痛，胸膈痞闷，兼发热，用方脉流气二剂，胸膈利；以荆防败毒剂二剂而热退；肝脉尚弦涩，以小柴胡加芎、归、芍药四剂，脉症顿退；以散肿溃坚丸一料，将平；唯一核不消，服遇神仙无比丸二两而瘳。此凭症凭脉也。（《外科理例·卷三》）

一官肩患毒，发热恶寒，大渴烦躁，症似有余，脉虽大而无力，却属不足，用当归补血汤治之。此凭脉也。（《外科理例·卷四》）

一人肩患毒，肿硬作痛，恶症迭见，用矾末三钱糊丸，以葱白七茎煎汤调下，肿痛悉退。本矾末葱汤调下，因末难服，故以蜡为丸。（《外科理例·卷二》）

一人肩疽脉数，用槐花酒一服，势顿退，更与金银花、黄芪、甘草十余服而平。（《外科理例·卷一》）

一人年逾三十，肩患毒，服人参败毒散一剂，更服十宣散去参、桂，加金银花、天花粉四剂而溃。因怒动肝火，风热上壅，头面赤肿，焮痛，饮冷，以荆防败毒散芩、连、薄荷，二剂不应，急砭患处，出黑血盏许，仍以一剂，势退大半，再服人参败毒散四剂而愈。（《外科理例·卷三》）

一媪左臂结核，年余方溃，脓清不敛，以十全大补汤，外用附子饼灸及贴补药膏，调护得宜，百帖而愈。此凭症也。（《外科

382

理例·卷五》）

一妇臂结一块，溃不收敛，各灸以豆豉饼，更饮托里药而愈。（《外科理例·卷一》）

一妇臂结一块，已溃不敛，灸以豆豉饼，更服托里药而愈。（《外科理例·卷五》）

一妇臂痛，筋挛不能屈伸，遇寒则剧，脉紧细。此良甫所谓肝气虚，为风寒流于血脉经络，搏于筋，筋不荣则干急为痛。先用舒筋汤，更用四物汤。加牡丹皮、泽兰、白术而愈。亦有臂痛不能举，或转左右作痛，由中脘伏痰，脾气滞不行，宜茯苓丸，或控涎丹治之。此因脉处治之。（《外科理例·卷五》）

一妇禀弱性躁，胁臂肿痛，胸膈痞满，服流气败毒，反发热少食，用四七汤数剂，胸宽气利；以小柴胡对四物加香附、陈皮，肿痛亦退。此因治不对病而变方。（《外科理例·卷三》）

一妇忽恶寒作呕，肩臂麻木，手心瘙痒，遂瞀闷不自知其故，但手有一泡，此疔毒也。急灸患处五十余壮，而苏，又五十余壮知痛，投荆防败毒散而愈。此因恶寒，故用发表。（《外科理例·卷四》）

一妇左臂胆经部分结肿一块，年许不溃，坚硬不痛，肉色不变，脉弱少食，月水过期，日晡发热，遇劳或怒则痛。此不足症也，与参、芪、归、术、芎、苓、芍药、贝母、远志、香附、桔梗、牡丹皮、甘草百余帖而消。此因症脉也。（《外科理例·卷五》）

一挥使臂肿一块，不痛不赤，脉弱，懒食，时呕，以六君子二加藿香、酒炒芍药，呕止食进，再以八珍汤十四二十余剂，脓成刺之，又以十全大补而愈。次年伤寒，后臂复肿，微痛，乃伤寒余毒也，然无表症，俱虚弱耳，先用十宣散四剂，取参、芪、芎、归扶助元气，防风、桔梗、白芷、厚朴行散肿结，肉桂引经破血，肿退三四，再用八珍汤，肿溃而愈。至冬臂复作痛，因服祛风药，反筋挛痛甚。此血虚不能养筋，筋虚不能束骨，用加味十全大补汤十三百贴而愈。（《外科理例·卷五》）

一女臂患肿，溃久不敛，寒热交作，五心烦热，饮食少思，月水不通，以逍遥散月余少可，更服八珍汤加牡丹皮、香附，又月余经通，再加黄芪、白蔹，两月余而愈。（《外科理例·卷五》）

一人臂患，出腐骨三块尚不敛，发热作渴，脉浮大而涩，乃气血俱损，须多服生气血之剂，庶可保全。彼谓火尚未尽，乃用凉药内服外敷，几危求治。其形甚悴，脉愈虚，先以六君子加芎归月余，饮食渐进，以八珍汤加肉桂三十余剂，疮色乃赤，更以十全大补汤，外以附子饼，次年而差。凭症凭脉。（《外科理例·卷三》）

一人臂患，年余尚硬，饮食少思，朝寒暮热，八珍汤加柴胡、地骨、牡丹皮，月余寒热少止，再用益气养荣汤、附子饼灸，两月余脓成，针之，更服人参养荣汤，半载而愈。（《外科理例·卷三》）

一人臂肿，患毒作痛，服寒凉药，食少，大便不实。予用理

中丸二服，更以六君子加砂仁、藿香，再以托里，脓溃而愈。此因治不应而变方也。（《外科理例·卷五》）

一人臂肿，筋挛骨痛，年余方溃，不敛，诊脉更虚，以内塞散一料，少愈，以十全大补汤及附子饼灸而愈。凭症凭脉处治。（《外科理例·卷三》）

一人多虑神劳，年近五十，左膊外侧红肿如粟。予曰：勿轻视，得独参汤数斤乃佳，数贴而止。旬余值大风拔木，疮上起一红线，绕背抵右肋，与大料人参汤加芎术补剂，两月而安。机按：此条因形因经而为治也。（《外科理例·卷五》）

一人两臂肿痛，服托里药日盛。予谓肿属湿，痛属火，此湿热流注经络也。用人参败毒加威灵仙、酒炒黄芩、南星，数剂渐愈，更以四物汤九加苍术、黄柏、桔梗，二十余剂而消。按：此托里药日盛，故改作湿热治也。（《外科理例·卷五》）

一人年将六十，五月患右臂膊肿盛，上至肩，下至手指，色变，皮肤凉，六脉沉细而微。此脉症俱寒，乃附骨痈也。开发已迟，以燔针启之，脓清稀解，次日肘下再开之，加吃逆不绝，与丁香柿蒂散两服稍缓，次日吃逆尤甚，自利，脐腹冷痛，腹满食减，时发昏愦，灸左乳下黑尽处二七壮，又处托里温中汤一两半与服。或曰：诸痛疮疡皆属心火，又时当盛暑而用姜、附可乎？予曰：经云脉细皮寒，泻利前后，饮食不入，是为五虚；况吃逆，胃中虚寒。此症内外相反，须当舍时从症，遂投之，诸症悉去，饮食倍进，疮势温，脓色正，复用五香汤数服，月余而愈。

机按：此症多属虚寒，此方专用辛热以治其寒。不用参、术以补其虚，盖因吃逆腹满，乃气郁壅也。想必其人年虽老，脉症虽虚，而形体颇实，非阴虚吃逆比。（《外科理例·卷五》）

一人年六十，左臂外侧一核；一女髀骨中痛，二人亦不预防，本经血少，孟浪用五香十宣散表而死。（《外科理例·卷一》）

一人年逾三十，臂患痈溃而不痛，脓稀脉弱。丹溪曰：疽溃深而不痛者，胃气大虚，不知痛也。东垣曰：脓水清稀，疮口不合，气血俱虚也，理宜大补。彼不听，服消毒药，气血愈虚，遂不救。丹溪曰：才见肿痛，参之脉症，倘有虚弱，便与滋补气血，可保终吉。又曰：溃疡内外皆虚，补接为主。兹则见善不从，自用己智，宁免死乎？（《外科理例·卷五》）

一人年逾三十，素怯弱，不能食冷，臂患一毒，脉虚弱，予以托里药而消。但饮食少思，或作胀，或吞酸，日渐羸瘦，参苓等药不应，右尺脉弱。此命门火衰，不能生土。遂以八味丸补土之源，饮食渐进而愈。此凭脉症也。（《外科理例·卷五》）

一人年逾三十，素怯弱不能食冷，臂痈愈后，饮食少思，或作胀，或吞酸，日渐羸瘦，参苓等药不应，右尺脉弱，此命门火衰，不能生土，遂以八味丸补土之源，食进而愈。（《外科理例·卷一》）

一人年逾四十，臂患毒，焮痛作呕，服托里消毒药愈盛，予用凉膈散二剂顿退，更以四物汤加芩、连四剂而消。机按：此则所谓肿疡热毒攻心而作呕也。（《外科理例·卷五》）

一人脾气素弱，臂肿一块，不痛，肉色不变，饮食少思，半载不溃，先以六君子加芎归芍药二十余剂，饮食渐进；更以豆豉饼日灸数壮，于前药再加黄芪、肉桂三十余剂，脓熟针去；以十全大补汤及附子饼灸之，月余而敛。此凭症处治。(《外科理例·卷三》)

一人手臂结核如粟，延至颈项，状似瘰疬。此风湿流注，用加减小续命汤及独活寄生汤更以托里药倍加参、芪、归、术，百帖而愈。机按：此条有症无脉，认作风湿流注而治，当时必有所见也。后用补剂百贴而愈，是终不离于虚也。(《外科理例·卷五》)

一人左手臂患之，是日一臂麻木，次日半体皆然，神思昏溃，遂明灸二十余壮始不痛，至百壮始痛，以夺命丹一服始肿起，更用神异膏及荆防败毒散而愈。此凭症也。(《外科理例·卷四》)

一尚书左臂肘患一紫泡，根畔肿赤，大肠脉芤。予谓芤主失血，或积血。公曰：血痢未瘳，以芍药汤二剂，更以人参败毒散二剂，疮痢并愈。机按：用芍药汤以治血痢，用败毒散以治紫泡。但所录脉症未甚详悉。观其所治，多属血热而近实也。(《外科理例·卷五》)

钞厂陈库子，其父老年患背痈。居士诊视，脉洪缓而濡，痈肿如碗，皮肉不变，按之不甚痛，微发寒热，乃语之曰：若在膊胛，经络交错、皮薄骨高之处，则难矣。今肿去胛骨下掌许，乃太阳经分，尚可治。遂用黄芪五钱，当归、羌活、甘草节各一钱。先令以被盖暖，药热服，令微汗。寝熟肿消一晕，五服遂安。时居士舟去半日，其子驾小艇载鹅米追及，拜曰：吾父更生，故来谢耳。（《石山医案·附录》）

一妇半月余尚不发起（指背疽，编者注），不作脓，痛甚脉弱，隔蒜灸二十余壮而止，更服托里药渐溃，脓清而瘀肉不腐，以大补药及桑柴灸之，渐腐，取之而寻愈。此凭脉症也。（《外科理例·卷五》）

一妇病痈在背之左，高大而熟，未破，医云可烙。傍有老成者曰：凡背之上，五脏俞穴之所系。膈膜之所近，烙不得法，必致伤人。医曰：但宜浅而不宜深，宜横而不宜直入，恐伤膈膜。宜下而不宜上。恐贮脓血。谓此诀仅无妨也。于是烧铁箸烙之，肉破脓出，自此而愈。当时直惊人，非刽子手者，不能为也。（《外科理例·卷一》）

一妇发背，待自破，毒内攻。（《外科理例·卷一》）

一妇发背，腐肉不去作痛，予为取之，痛各自止。专用龙竭生肌，乳没止痛，未之察也。（《外科理例·卷一》）

一妇发背，用托里消毒药二十余剂而溃，因怒，顿吐血五碗，气弱脉细。此气血虚极也。令服独参膏斤许少缓，更以参、芪、归、术、陈皮、炙甘草三十余剂，疮口渐合。若投犀角地黄汤沉寒之药，鲜不误矣。此凭脉症也。（《外科理例·卷五》）

一妇发热，烦躁饮冷，与黄连解毒汤四剂少愈，更与托里消

毒散始溃，与托里药而敛。此凭症也。(《外科理例·卷五》)

一妇年逾四十发背，治以托里药而溃，或呕而疮痛，胃脉弦紧，彼为余毒内攻。东垣云：吐呕无时，手足逆冷，脏腑虚也。丹溪曰：溃后发呕不食者，湿气侵内也。又云：脓出反痛，虚也。今胃脉弦紧，木乘土位，其虚明矣。用六君子加酒炒芍药、砂仁、藿香。彼自服护心散，呕愈盛。复邀治，仍用前药，更以补气血药，两月而愈。(《外科理例·卷五》)

一妇因子迟，服神仙聚宝丹，背生痈甚危，脉散大而涩，急以加减四物汤百余帖，补其阴血。幸质厚易于收救。(《外科理例·卷五》)

一妇肿痛发热(指背疽，编者注)，睡语，脉大，用清心汤一剂而安，以金银花、甘草、天花粉、当归、瓜蒌、黄芪数剂渐溃，更以托里药而愈。此凭脉症也。(《外科理例·卷五》)

一老妇患此(指背疽，编者注)，初生三头皆如粟，肿硬木闷，烦躁，至六日其头甚多，脉大，按之沉细。为隔蒜灸及托里，渐起发，尚不溃，又数剂，内外虽腐，惟筋所隔，脓不得出，胀痛不安。予谓须开之，彼不从。后虽自穿，毒已攻深矣，亦殂。(《外科理例·卷五》)

一老人七十余，背疽径尺余，杂服五香汤，十宣散数十帖，脓血腥秽，呕逆不食，旬余病人自言服十宣散膈中不安，且素有淋病三十年，今苦淋痛，呕逆，及不得睡而已。急煎参归术膏，以牛膝汤入竹沥调化与之。三日尽药斤半，淋止思食，七日尽药四斤，脓自涌出，得睡，兼旬而安，时六七月也。此凭症也。
（《外科理例·卷五》）

一人背疮如碗大，溃见五脏，仅膈膜耳，自谓必死。《精要》取大鲫鱼一枚去肠脏，以羖羊粪填实，焙令焦黑极燥，为末，干掺之，疮口遂合。累用有效，须脓少欲生肌时用之。（《外科理例·卷五》）

一人背毒，焮痛发热，饮冷，多汗，便秘，谵言，以破棺丹二丸而宁，以金银花四剂而脓成，开之，更用托里药而愈。（《外科理例·卷五》）

一人背疽径尺，穴深而黑，家贫得此，急作参芪归术膏与之，三日以艾芎汤洗之，气息奄奄，然可饮食，每日做多肉馄饨大碗与之。尽药膏五斤，馄饨三十碗，疮渐合。肉与馄饨补气有益者也。机按：此条因饥寒多虚，故用此补法也。（《外科理例·卷五》）

一人毒势炽甚，痛不可忍，诸药不应，以仙方活命饮二剂，诸症悉退，又二剂而溃，以金银花散六剂而愈。此凭症也。（《外科理例·卷五》）

一人发背，疮头甚多，肿硬色紫，不甚痛，不腐溃。以艾铺患处灸之，更用大补药，数日死肉脱去而愈。此因症处治也。（《外科理例·卷五》）

一人发背，毒气未尽，早用生肌，竟背溃烂，治以解毒药而愈。（《外科理例·卷一》）

一人发背，焮痛如灼，隔蒜灸三十余壮，肿痛悉退，更用托里消毒药而愈。此凭症也。(《外科理例·卷五》)

一人发背疮，头甚多，肿硬，色紫，不甚痛，不腐溃，以艾铺患处灸之，更服大补药，数日死肉脱去而愈。(《外科理例·卷一》)

一人发背十八日，疮头如粟，内如锥，痛极，时有闷瞀，饮食不思，气则愈虚。以大艾隔蒜灸十余壮，不知热，内痛不减，遂明灸二十余壮，内痛悉去，毒气大发，饮食渐进；更用大补汤，及桑柴燃灸，瘀肉渐溃。此凭症也。(《外科理例·卷五》)

一人发背十余日，疮头如粟许，肿硬木闷，肉色不变，寒热拘急，脉沉实。此毒在内也。先以黄连内疏汤，次以消毒托里药，其毒始发。奈速用生肌，患处忽若负重，身如火焮，后竟不起。东垣云：毒气未尽，速用生肌，纵平复必再发；若毒气入腹，十死八九。大抵毒气尽，脾气壮，则肌肉自生，生肌药不用亦可。(《外科理例·卷五》)

一人发背十余日，势危脉大，先饮槐花酒二服杀其势退，再服败毒散二剂，托里药数剂，渐溃，又用桑柴烧灸患处，每日灸良久，仍以膏药贴之。灸至数次，脓溃腐脱，以托里药白术、陈皮，月余而愈。(《外科理例·卷一》)

一人发背焮痛如灼，隔蒜灸三十余壮，肿痛悉退，更服托里消毒而愈。(《外科理例·卷一》)

一人发背已四五日，疮头虽小，根畔颇大，隔蒜灸三十余

壮，其根内消，惟疮头作脓，数日而愈。（《外科理例·卷五》）

一人发背已四五日，疮头虽小，根畔颇大，隔蒜灸三十余壮，其根内消，惟疮头作脓而愈。《精要》曰：灸法有回生之功，信矣。继以神异膏贴之。不日而安。一则疮不开大。二则内肉不溃。三则疮口易合。见效甚神。（《外科理例·卷一》）

一人感冒后发痉，不省人事，磨死脊肉三寸许一块。此膀胱经必有湿热，其脉果数。予谓死肉最毒，宜速去之，否则延害良肉，多致不救。取之，果不知痛。因痉不止，疑为去肉所触。予曰：非也，由风热未已。彼不听，另用乳没之剂，愈盛。复请治，予以祛风消毒敷贴，饮以祛风凉血化痰降火之剂而愈。按：此因脉因症而处治也。（《外科理例·卷五》）

一人厚味气郁，形实性重，年近六十，背疽，医与他药皆不行，惟饮香附米甚快，始终只此一味而安。此千百而一二。（《外科理例·卷二》）

一人厚味气郁，形实性重，年近六十背疽，医与他药皆不行，惟饮香附末甚快，自肿至溃，始终只此一味而安。然此等体实而又病实，盖千百而一见也。每思香附，经不言补，惟不老汤乃言有益于老人。用片子姜黄、甘草、香附三味，以不老为名，且引铁瓮先生与刘君为证，夫岂无其故哉，盖于行中有补之理耳。天之所以为天健而有常，因其不息，所以生生无穷。正如茺蔚活血行气，有补阴之妙，故名益母。胎产所恃者气血也，胎前无滞，产后无虚，以其行中有补也。夏枯草治瘰疬亦然。此因情

性而治。(《外科理例·卷五》)

一人忽恶心，大椎骨甚痒，须臾臂不能举，神思甚倦。此谓夭疽（指背疽，编者注），危病也。隔蒜灸，痒愈盛，乃明灸著肉灸也五十余壮，痒止，旬日而愈。《精要》谓之灸有回生之功，信矣。(《外科理例·卷五》)

一人患此（指背疽，编者注）痛甚，服消毒药愈炽，予为隔蒜灸之而止，与仙方活命饮二剂顿退，以托里药溃而愈。此凭症也。(《外科理例·卷五》)

一人患此（指背疽，编者注）已四日，疮头如黍，焮痛背重，脉沉实，与黄连内疏汤二剂少退，更与仙方活命饮二剂而消。此凭脉症也。(《外科理例·卷五》)

一人将愈（指背疽，编者注），但肌肉生迟，脾胃俱虚，以六君子汤加芎、归、五味、黄芪治之而愈。此凭症也。(《外科理例·卷五》)

一人渴后发背未溃，脉数无力。此阴虚火动，哎咀加减八味丸二剂稍缓，次用丸药而愈。此凭脉症也。(《外科理例·卷五》)

一人年六十，好酒肉，背疽，与独参膏十五六斤而愈，若用十宣，宁保无危？(《外科理例·卷二》)

一人年六十余，好酒肉，背疽见脓，呕逆发热，得十宣已多，医以呕逆，投嘉禾散加丁香，时七月大热，脉洪数有力。予曰：脉症在溃疡尤忌，然形气尚可为，只与独参汤加竹沥，尽药十五六斤，竹百余竿而安。予曰：此幸耳。不薄味，必再发。后

393

因夏月醉坐池中，左胁傍生软块如饼，二年后溃为疽，自见脉症如前，仍服参膏竹沥而安。（《外科理例·卷五》）

一人年逾六十，冬至后疽发背，五七日肿势约七寸许，不任其痛，视之脓成。彼惧开发，越三日始以燔针开之。以开迟，迨二日变症果生，觉重如负石，热如炳火，痛楚倍常，六脉沉数，按之有力。此膏粱积热之变，邪气酷热，固宜治之以寒药，但时月严凝，有用寒远寒之戒。经曰：假者反之。虽违其时，以从其症可也。急作清凉饮子加黄连秤一两半作一服，利下两行，痛减七分，翌日复进，其症悉除，月余平复。机按：此条因厚味、因脉而为之治法也。（《外科理例·卷五》）

一人年逾四十，发背五日不起，肉色不变，脉弱少食，大便不实。予谓凡疮未溃脉先弱，难于收敛。用托里消毒散二剂方起发。彼惑一妪言，贴膏药，服攻毒剂，反盛，背如负石。复请予治，隔蒜灸三十余壮。彼云负石已去，但痒痛未知，更用托里药，知痛痒，脓清；前药倍加参、芪，佐以姜、桂，脓稍稠。又为人惑，外贴猪腰子，抽脓血，内服硝、黄，遂流血五碗许，连泄十余行，腹内如冰，饮食不进。不得已，速予诊之，脉尽脱，不可救。盖其症属大虚，一于温补，犹恐不救，况用攻伐，不死何待？（《外科理例·卷五》）

一人年逾四十发背，心脉洪数，势危剧。经曰：痛痒疮疡，皆属心火。心脉洪数，乃心火炽甚。心主血，心气滞则血不流，故生痈也。骑竹马灸，灸其穴，是心脉所游之地，急用隔蒜灸，

以泻心火，拔其毒，再用托里消毒而愈。此凭脉也。（《外科理例·卷五》）

一人年逾五十，发背，生肌太早，背竟腐溃，更泄泻，脉微缓，用二神丸先止其泻，次用大补药。以猪蹄汤洗净，用黄芪末填满患处，贴以膏药。喜其初起时多用蒜灸，故毒不内攻，两月而愈。此凭脉症也。（《外科理例·卷五》）

一人年逾五十，患（指背疽，编者注）已五日，焮肿大痛，赤晕尺余，重如负石。势炽，当峻攻，察其脉又不宜，遂先砭赤处，出黑血碗许，肿痛背重皆去，更敷神效散，及服仙方活命饮二剂，疮口及砭处出黑水而消。此凭症也。（《外科理例·卷五》）

一人伤寒后亦患此（指背疽，编者注），甚危，取去死肉，以神效当归膏敷贴，饮内疏黄连汤，狂言愈盛，脉愈大，更用凉膈散二十六二剂，又以四物汤加芩连数剂而愈。机按：此条脉症不甚详悉，观其下后狂愈盛，脉愈大，似属虚也，仍用凉膈散下之，此必形实进食，故用此也。（《外科理例·卷五》）

一人焮肿作痛，脉浮数，与内托复煎散二剂少退，与仙方活命饮四剂痛止而溃，再与托里药而愈。此凭脉症也。（《外科理例·卷五》）

一人形实色黑，背生红肿，近髀骨下痛甚，脉浮数而洪紧。正冬月，与麻黄桂枝汤加酒、柏、生附子、瓜蒌子、甘草节、人参、羌活、青皮、黄芪、半夏、生姜六贴而消。此亦用托里之意。机按：此条因时因脉而制方也。（《外科理例·卷五》）

一人已愈（指背疽，编者注），唯一口不敛，脉浮而涩，以十全大补汤治之而愈。此凭脉也。（《外科理例·卷五》）

一士因脚弱求诊，两手脉皆浮洪稍鼓，饮食如常，懒于言动，肌起白屑如麸片。时在冬月，予作极虚处治。询知半年前背臀腿三处，自夏至秋冬，节次生疽，率用五香连翘汤、十宣散，今结痂久矣。急煎参芪归术膏，以二陈汤化开服之。三日尽药一斤半，白屑没大半，呼吸觉有力，补药应效已渐。病家嫌缓，自作风病治，炼青礞石二钱半，以青州白丸作料，煎饮子顿服之，予谏不听，因致不救。（《外科理例·卷五》）

一侍御髀骱患毒，痛甚，服消毒药不减，饮槐花酒一服，势随大退，再用托里消毒药而愈。大抵肿毒，非用蒜灸，及饮槐花酒先杀其势，虽用托里诸药。其效未必甚速。按：前条皆先泻后补法。（《外科理例·卷五》）

一水部年逾四十，髀骱患毒已半月，头甚多，大如粟许，内痛如刺，饮食不思，怯甚，脉歇至。此元气虚，疽蓄于内，非灸不可。遂灸二十余壮，饮以六君子二加藿香、当归数剂，疮势渐起，内痛顿去，胃脉渐至，但疮色尚紫，瘀肉不溃。此阳气尚虚也，用桑柴火灸以接阳气，解散其毒，仍以前药加参、芪、归、桂，色赤脓稠，瘀肉渐腐，取去，两月余而愈。此凭脉症也。（《外科理例·卷五》）

一通府发背十余日，势危脉大，先饮槐花酒二服杀其势退，再饮败毒散二剂，更饮托里药数剂，渐溃，又用桑柴燃灸患处。

每日灸良久，仍贴膏药，灸至数次，脓溃腐脱，以托里药加白术、陈皮，月余而愈。按：此先发后补，当时必有所见也。惜乎脉症不甚辨。(《外科理例·卷五》)

一县尹发背六七日，满背肿痛，势甚危，隔蒜灸百壮，饮槐花酒二碗即睡觉，用托里药消毒十去五六，令将桑柴燃患处而溃，数日而愈。(《外科理例·卷五》)

一宜人年逾六十，发背三日，肉色不变，头如粟许，肩背重，寒热饮冷，脉洪数。良甫曰：外如麻，里如瓜。齐氏曰：增寒壮热，所患必深。又曰：肉色不变，发于内也。用人参败毒散二剂，又隔蒜灸五十余壮，毒始发，背始轻；再用托里药渐溃；顾气血虚甚，作渴，服参、芪、归、芐等，渴止。彼欲速愈，自用草药罨患处，毒气复入，遂不救。(《外科理例·卷五》)

一园丁发背甚危，取金银藤五六两捣烂，入热酒一钟，绞取汁，温服，相罨患处，四五服而平。彼用此药治疮，足以养身成家，遂弃园业。盖金银花治疮，未成即散，已成即溃，有回生之功。(《外科理例·卷五》)

一指挥年逾五十发背，形症俱虚，用托里药而溃，但腐肉当去，彼惧不从，延至旬日，则好肉皆败矣，虽投大剂，毒甚不救。古人谓坏肉恶如狼虎，毒如蜂螫，缓去则戕性命，信哉！(《外科理例·卷五》)

邑庠司训余先生，年几六十，长瘦色苍，赴福建考试，官回，病背腿痛肿。一肿愈，一肿作，小者如盏，大者如钟，继续不已，俗曰流注是也。医皆欲用十宣散、五香汤、托里散。予为诊之，脉皆濡弱。曰：此非前药所宜也。夫以血气既衰之年，冒暑远步热瘴之地，劳伤形，热伤气矣。经云邪之所凑，其气必虚。理宜滋补，使气运血行，肿不作矣。遂用大补汤减桂，倍加参、芪、归、术，佐以黄柏、黄芩、红花，服至二三十帖，视肿稍软者，用砭决去其脓，未成者果皆消释。仍服二三十帖，以防后患。（《石山医案·卷之中》）

予治一人，背痈径尺，穴深而黑，家贫得此，急作参芪归术膏，多肉馄饨与之而安。多肉馄饨补气之有益者也。（《外科理例·卷一》）

一妇因忿郁，腋下结一核二十余年，因怒加肿痛，完谷不化，饮食少思。此肠胃虚也。以六君子加砂仁、肉桂、干姜、肉豆蔻，泄虽止而脓清，疮口不合，用十全大补汤月余而愈。此凭症也。（《外科理例·卷四》）

一人年逾五十，腋下患毒，疮口不合，右关脉数而渴。此胃火也，用竹叶黄芪汤而止，再用补气药而愈。尝治午后发渴或发热，用地骨皮散，效。（《外科理例·卷四》）

张通北人年逾四十，夏月腋下患毒，溃后不敛，脓出清稀，皮寒脉弱，肠鸣切痛，大便溏泄，食下即呕。此寒变而内陷也，宜大辛温之剂。遂以托里温中汤一二帖，诸症悉退，更以六君子二加炮干姜、肉桂数剂，再以十全大补汤而愈。此凭证也。（《外科理例·卷四》）

一百户胸患毒，肿高焮赤，发热脉数，大小便涩，饮食如常。齐氏曰：肿起色赤，寒热疼痛，皮肤壮热，头目昏重，气血实也。又曰：大小便涩，饮食如故，肠满鼓胀，胸膈痞闷，肢节疼痛，身热脉大，精神昏塞，脏腑实也。进黄连内疏汤三二剂，诸症悉退，更以荆防败毒散，加黄芩、山栀四剂少愈；再以四物加芩、连、白芷、桔梗、甘草、金银花数剂而消。此凭脉症也。机按：此项治法，虽因脉症皆实而用泄法，然泄法又有前后次序，先攻里，后发表，最后又用和解。前贤治病，不肯孟浪如此，学者可不以此为法哉。(《外科理例·卷四》)

一夫人性刚多怒，胸前作痛，肉色不变，脉数恶寒。经曰：洪数脉，应发热，反恶寒，疮疽也。今脉洪数则脓已成，但体丰厚，故色不变，似乎无脓。以痛极始肯针，入数寸，脓数碗，以清肝消毒药治之而愈。设泥其色而不用针，无可救之理。此凭症脉也。(《外科理例·卷四》)

一人年逾四十，胸患疮成漏，日出脓碗许，喜饮，食如常，用十全大补汤加远志、贝母、白蔹、续断，灸以附子饼，脓渐少，调护岁余而愈。此凭症也。(《外科理例·卷四》)

一人素不慎起居饮食，焮赤肿痛，尺脉洪数，以黄连消毒散一剂，湿热顿除；惟肿硬作痛，以仙方活命饮二剂，肿痛悉退；但疮头不消，投十宣去桂，加金银花、藁本、白术、茯苓、陈皮，以托里排脓。彼欲全消，自制黄连解毒散二服，反肿硬不作脓，始悟。仍用十宣散加白术、茯苓、陈皮、半夏，肿少退；仍

去桂，又四剂而脓成，肿势亦退；继以八珍汤加黄芪、五味子、麦门，月余脓溃而愈。此凭脉症也。(《外科理例·卷四》)

一人胸患遍身麻木，脉数而实，急针出恶血，更明灸数壮始痛，服防风通圣散得利而愈。此凭脉症而治。(《外科理例·卷四》)

一人胸肿一块，半载不消，令灸百壮方溃，服大补药不敛，灸附子饼而愈。此凭症也。(《外科理例·卷四》)

一人胸肿一块，半载不消，明灸百壮方溃，与大补药不敛，复灸以附子饼而愈。(《外科理例·卷一》)

一少妇胸膺间溃一窍，脓血与口中所咳相应而出，以参、芪、当归加退热排脓等药而愈。一说此因肺痿所致。(《外科理例·卷四》)

一夫人左胁内作痛，牵引胸前。此肝气不和，尚未成疮，用小柴胡五加青皮、枳壳四剂少可，加芎、归治之而愈。(《外科理例·卷四》)

一人连年病疟，后生子，三月病热，右胁下阳明少阳之分生一疖甫平，左胁下相对又一疖，脓血淋漓，几死，医以四物汤，败毒散数倍人参，以香附为佐，犀角为使，大料饮乳母两月而愈。逾三月忽腹胀，生赤疹如霞片，取剪刀草汁调原蚕砂敷，随消。又半月移胀入囊为肿，黄莹裂开，两丸显露水出，以紫苏叶盛麸炭末托之，旬余而合。此胎毒症也。(《外科理例·卷四》)

一人年三十，素饥寒，患右胁肿如覆瓢，转侧作水声，脉数。经曰：阴虚阳气凑袭，寒化为热，热甚则肉腐为脓。即此症也。及按其肿处即起，是脓成，遂浓煎黄芪六一汤，令先饮二钟，然后针之，脓出数碗，虚症并至，遂用大补三月余而愈。此凭脉症也。(《外科理例·卷四》)

一人胁肿一块，日久不溃，按之微痛，脉微而涩。此形症俱虚也。经曰：形气不足，病气不足，当补不当泻。宜用人参养荣汤。彼不信，乃服流气饮，虚症悉至，方服前汤月余少愈；但肿尚硬，以艾叶炒热熨患处；至十余日脓成，以火针刺之，更灸豆豉饼，又服十全大补汤百帖而愈。此凭脉症也。(《外科理例·卷四》)

一人性急，味厚，常服燥热之药，左胁一点痛，轻诊弦重芤，知其痛处有脓，与四物加桔梗、香附、生姜煎十余帖，痛处微肿如指大，针之，少时屈身脓出，与四物调理而安。此因症因脉而处治。(《外科理例·卷四》)

一人因劳发热，胁下肿痛，脉虽大，按之无力。此气血虚，腠理不密，邪气袭于肉理而然也。当补之，以接虚怯之气，以补中益气汤加羌活四剂少可，去羌活又百余剂而愈。此凭脉也。(《外科理例·卷四》)

有人脐出脓水，久而不愈，亦以前膏及蜡矾丸而痊。(《外科理例·卷七》)

一妇患腹痛，脓胀闷瞀，卧针，脓出即苏。(《外科理例·卷一》)

一恭人腹内一块，不时作痛，痛则不知人事，良久方苏，诸药不应。其脉沉细，非疝也。河间云：失笑散治疝气及妇人血气痛欲死，并效。与一服，痛去六七，再服而平。此药治产后心腹绞痛及儿枕痛，尤妙。按：此凭脉处治。(《外科理例·卷四》)

一人腹痛，因实作痛，与黄连内疏汤。(《外科理例·卷一》)

一人腹痛㽲痛，烦躁作呕，脉实。河间曰：疮疡属火，须分内外以治其本。又云：呕哕心烦，肿硬督闷，或皮肉不变，脉沉而实，毒在内也，当疏其内以绝其源。用内疏黄连汤利二三行，诸症悉去，更以连翘消毒散而愈。此据脉症而治。(《外科理例·卷四》)

一人火疮，骤用凉药敷贴，更加腹胀不食，予以人参败毒散加木通、山栀，外用柏叶炒为末，麻油调搽，渐愈。(《外科理例·卷六》)

一人年逾三十，腹患痛肿，脉数喜冷。齐氏曰：疮疡肿起，坚硬者实也。河间曰：肿硬督闷，烦躁饮冷，邪在内也。用清凉饮倍大黄三剂，稍缓；次以四物汤加芩、连、山栀、木通四剂而溃；更以十宣散去参、芪、桂，加金银花、天花粉。彼欲速效，自服温补药，肚腹遂肿，小便不利，仍用清凉饮，脓溃数碗，再以托里药治之而愈。此因症因脉处治。(《外科理例·卷四》)

一人年逾三十，小腹肿硬，逾年成疮，头破，时出血水。此七情所伤，营气逆于肉理也，名曰流注。诊之肝脉涩。盖肝病脉不宜涩，小腹正属肝经，须涩属金，脉退乃可。予欲以甘温之药补其气血，令自消溃，彼不信，乃服攻伐之药，气血愈虚，果没

于金旺之月。此凭脉也。(《外科理例·卷三》)

一人伤寒逾月，既下，内热未已，胁及小腹偏左肿满，肉色不变。俚医为风矢所中，以膏摩之，月余，毒循宗筋流入睾丸，赤肿如瓠。翁诊关尺滑数且芤。曰：数脉不时见，当生恶疮，关芤为肠痈，用保生膏，更以乳香，用硝黄作汤下之，脓如糜者五升许，明日再围余脓而差。此凭脉症也。(《外科理例·卷七》)

一人素嗜酒色，小腹患毒，脉弱微痛，欲求内消。予谓当助胃壮气，兼行经活血佐之可消。彼欲速效，自用败毒等药，势果盛，疮不溃脓，饮食少思。两月余复请诊，脉愈弱，盗汗不止，聚肿不溃，肌寒肉冷，自汗色脱。此气血俱虚，故不能发肿成脓。以十全大补汤三十余剂，脓成针之，反加烦躁，脉大。此亡阳也。以圣愈汤二剂，仍以前汤百剂而愈。此凭脉症处治。(《外科理例·卷四》)

一产妇小腹痛，小便不利。以薏苡仁汤二剂痛止，更以四物加桃仁、红花，下瘀血升许而愈。大抵此症，皆因荣卫不调，或瘀血停滞所致。若脉洪数，已有脓；脉但数，微有脓；脉迟紧，乃瘀血，下之则愈。若患甚者，腹胀大转侧作水声，或脓从脐出，或从大便出，宜蜡矾丸、太乙膏及托里药。(《外科理例·卷七》)

一妇病少腹痞坚，小便或涩，或时汗出，或复恶寒。此肠痈也。脉滑而数，为脓已成。设脉迟紧，即为瘀血，惟血下则愈。此凭症脉也。(《外科理例·卷七》)

一妇小腹痛有块，脉芤而涩。以四物汤加玄胡、红花、桃仁、牛膝、木香而愈。此凭脉也。（《外科理例·卷七》）

一妇小腹肿痛，小便如淋，尺脉芤而迟。以神效瓜蒌散二剂少愈，更以薏苡仁汤二剂而愈。此凭脉症也。（《外科理例·卷七》）

一人脓已成，用云母膏一服，下脓升许，更以排脓托里药而愈。后因不守禁忌，以致不救。此凭症也。（《外科理例·卷七》）

一人腹痛溃透，秽从疮口出，皆由畏针而毙。（《外科理例·卷一》）

一妇产后腰间肿，两腿尤甚。此瘀血滞于经络而然，不早治，必作痈。遂与桃仁汤二剂稍愈，更没药丸数服而痊。亦有恶血未尽，脐腹刺痛，或流注四肢，或注股内，痛如锥刺，或两股肿痛。此由冷热不调，或思虑动作，气乃壅遏，血蓄经络而然，宜没药丸治之。亦有或因水湿所触，经水不行而肿痛者，宜当归丸治之。（《外科理例·卷五》）

一妇年逾二十，腰间突肿寸许，肉色不变，微痛不溃，发热脉大。此七情所损，气血凝滞隧道而然。当益气血，开郁结，更以香附饼熨之，使气血充畅，内自消散；若而，虽溃亦无危。不听，乃服十宣流气之药，气血愈虚，溃出清脓，不敛而死。按：此脉大，非七情脉也，当时必有所见。（《外科理例·卷五》）

一妇年逾七十，腰生一痈，作痒异常，疑虫虱所毒，诊脉浮数。齐氏曰：脉浮数反恶寒者，疮也。翌日复诊，脉乃弱。予谓未溃而脉先弱，何以收敛？况大便不通，则真气已竭，治之无功。固情不得已，用六君子二加藿香、神曲，饮食渐进，大便始通；更用峻补之剂，溃而脓清作渴；再用参、芪、归、芐、麦门、五味而渴止。喜曰可无虞矣。予曰：不然。不能收敛，先人之言也。彼疑更医，果殁。（《外科理例·卷五》）

一妇腰间患一小块，肉色如常，不溃，发热。予欲治以益气养荣解郁之剂，彼却别服流气饮。后针破出水，年余而没。（《外科理例·卷三》）

一人年二十，遍身微痛，腰间作肿痛甚，以补中益气汤加羌活四剂少可，又去羌活十余剂而愈。（《外科理例·卷五》）

一人年十九，腰间肿一块，无头不痛，色不变，三月不溃，饮食少思，肌肉日瘦。此气搏腠理，荣气不行，郁而为肿，名曰湿毒流注。元戎曰：若人饮食疏，精神衰，气血弱，肌肉消瘦，荣卫之气短促而涩滞，故寒搏腠理，闭郁为痛者，当补，以接虚怯之气。遂以十全大补汤加香附、陈皮三十余剂，始针出白脓一碗许，仍用药倍加参、芪，仍灸以豆豉饼渐愈。彼乃惑于速效，内服败毒，外贴凉药，反致食少脓稀，患处色紫。复请予治，喜得精气未衰，仍以前药加远志、贝母、白蔹百剂而愈。此或久而不愈，或脓水清稀，当服内塞散及附子饼灸，然后可愈。（《外科理例·卷五》）

一人逾四十，患腰痛，服流气饮、寄生汤不应，以热手熨之少可，其脉沉弦，肾虚所致。服补肾丸而愈。此因脉沉弦，且据服攻剂不应，故知虚也。弦则不软，如物无水不柔软之意。（《外

科理例·卷五》)

一妇环跳穴痛，肉色不变，脉紧数。此附骨疽也。脓未成，用内托黄芪酒煎汤，加青皮、龙胆草、山栀，数剂而止。(《外科理例·卷五》)

一妇四十余，近环跳生疽，尺脉沉紧，腿不能伸。经曰：脾移寒于肝，痈肿筋挛。盖脾主肉，肝主筋，肉温则筋舒，肉冷则筋急。遂与乳香定痛丸少愈，更以助胃壮气血药二十余剂而消。按：此因脉沉紧，又因筋挛，是脉症俱寒，故治以此。(《外科理例·卷五》)

一人环跳穴患附骨疽。彼谓小疮，服败毒药，外以寒药敷贴，因痛极针之，脓瘀大泄，方知为痈。请治其脉，右关浮大。此胃气已伤，故疮口开张，肉紫下陷，扪之不热。彼谓疮内更觉微冷，自谓必成漏矣。灸以豆豉饼，饮六君子加藿香、砂仁、炮姜数剂，胃气渐醒，饮食渐进，患处渐暖，肌肉渐生，再以十全大补汤而愈。(《外科理例·卷五》)

一人溃而脓清不敛（指臀痈，编者注），灸以豆豉饼，更饮十全大补汤，两月余而痊。(《外科理例·卷五》)

一人腿内侧患痈，未作脓而肿痛，以内托黄芪柴胡汤二剂少愈，又二剂而消。(《外科理例·卷五》)

一人臀漫肿，色不变，脉滑数无力，脓将成尚在内，欲治以托里药，待发出而用针。彼欲内消，服攻伐药愈虚。复求治，仍投前药，托出针之，以大补药而愈。(《外科理例·卷五》)

　　一人素有脚气，又患附骨痈作痛，服活络丹一丸，二症并差。(《外科理例·卷五》)

　　一人臀痈，脓水不止，肌渐瘦，食少思，胃脉微弦，以六君子加藿香、当归数剂，食遂进，以十全大补汤，灸以豆豉饼，两月余而痊。(《外科理例·卷五》)

　　一人臀痈，肿硬痛甚，隔蒜灸之，更服仙方活命饮二剂，痛止肿消，以托里消毒散加黄柏、苍术、羌活，疮头溃而愈。(《外科理例·卷五》)

　　一人臀痈，肿硬作痛，尺脉浮紧，按之无力，以内托羌活汤一剂痛止，再以金银花散四剂，脓溃而愈。(《外科理例·卷五》)

　　一人臀痈，作脓而痛，以仙方活命饮二剂痛止，更以托里消毒散脓溃而瘥。此条无脉可据。(《外科理例·卷五》)

　　一人臀痈不作脓，饮食少思，先以六君子加芎、归、黄芪，饮食渐进，更以托里散脓溃而愈。(《外科理例·卷五》)

　　一人臀肿一块微痛，脉弦紧，以疮科流气饮四剂而消。因情处治。(《外科理例·卷三》)

　　一人亦患此(指臀痈，编者注)，内痛如锥，外色不变，势不可消。喜其未用寒剂，只因痛伤胃气而不思食。以前药去炮姜治之，饮食稍进；更以十全大补汤二十余剂，脓成针去；仍以大补汤倍加参、芪、芎、归，脓久不止；更加麦门、五味、贝母、远志数服渐止，疮亦寻愈。(《外科理例·卷五》)

　　一弱人臀痈，脓成不溃，以十全大补汤数剂始托起，乃针

之，又二十余剂而愈。夫臀居僻位，气血罕到，老弱患之，尤宜补其气血，庶可保痊。（《外科理例·卷五》）

一少年天寒极劳，骸骨痛，两月后生疽，深入骨边，卧二年，取剩骨而安。此寒搏热者也。取久疽及痔漏中朽骨：用乌骨鸡胫骨，以砒实之，盐泥固济，火煅红，地上出火毒，去泥，用骨研细，饭丸如粟米大，以纸捻送入窍内，更以膏贴之。（《外科理例·卷五》）

一士背臀腿节次生疽，率用五香连翘汤、十宣散致不救。（《外科理例·卷二》）

一侍御患臀肿痛，小便不利。彼谓关格，以艾蒸脐，大便亦不利，治以降火分利药，不应。予诊其脉，脓已成。此患痈也。针之出脓数碗，大便即利；五日后阴囊肿胀，小便不行，针之尿脓大泄，气息奄奄，脉细，汗不止，溃处愈胀，用参、芪、归、术大剂犹缓，俾服独参汤至二斤，气稍复，又服独参膏至十余斤，兼以托里药，两月余而愈。（《外科理例·卷五》）

一人湿热下注，两腿生疮。以人参败毒散加苍术、黄柏服之，外贴金黄散。此凭症也。（《外科理例·卷七》）

一老腿痈脓自溃，忽发昏瞀，脉细而微。此气血虚极也。以大补之剂而苏。（《外科理例·卷五》）

一人髀骭患毒痛甚，服消毒药不减，饮槐花酒一服，势随大退，再服托里消毒药而愈。（《外科理例·卷一》）

一人年三十，左腿外廉红肿；一人年四十，胁下红肿，二人

皆不预防，本经少阳血少，孟浪用大黄攻里而死。(《外科理例·卷一》)

一人腿患，久而不敛，饮大补药及附子饼及针头散，纴之而愈。凭症处治。(《外科理例·卷三》)

一人腿患溃而不敛，用人参养荣汤及附子饼灸，更以补剂煎膏贴之，两月余愈。(《外科理例·卷三》)

一人腿生湿疮，数年不愈，尺脉轻诊似大，重诊无力。此肾虚风邪袭之而然，名曰肾脏风疮。以四生散治之。彼不信，自服芩连等药，遂致气血日弱，脓水愈多，形症愈惫。迨二年，复请予治，仍用前药而愈。此凭症脉也。(《外科理例·卷七》)

一人背髀患之，微肿，形劳气弱，以益气养荣汤，间服黑丸子及木香、生地黄作饼覆患处，熨之月余，脓成针之，仍服前药而愈。此凭所因而治。(《外科理例·卷三》)

一人髀上生疖数日，疮口欲合，四边痒甚，以绵帛蘸汤熨洗，甚快，再痒，再熨，觉倦。医云洗熨最损人气血，或至眩绝，于是取盐于四缘遍擦，觉疮内外清凉，更不复痒，如或痒甚则重擦，随其轻重，盐入疮内亦无害。(《外科理例·补遗》)

一人腿肿，肉色不变，不痛，脉浮而滑，以补中益气汤加半夏、茯苓、枳壳、木香饮之，以香附饼熨之。彼谓气无补法，乃服方脉流气饮，愈虚，始用六君子汤加芎、归数剂，饮食少进，再用补剂，月余而消。凭脉凭症处治。(《外科理例·卷三》)

一人腿肿一块，经年不消，且不作脓，饮食少思，强食则胀，或作泻，日渐消瘦，诊脉微细。此乃命门火衰，不能生土，以致脾虚而然也，遂以八味丸，饮食渐进，肿患亦消。凭症凭脉处治。（《外科理例·卷三》）

王老年七十，季春因寒湿地气，得附骨疽于左腿足少阳分，微侵足阳明，阔六七寸，长一尺，坚硬漫肿，肉色不变，皮泽深，但行步作痛，以指按至骨大痛，服内托黄芪汤一服立止，再服肿消。柴胡钱半，连翘、肉桂各一钱，黄芪、归尾各二钱，鼠粘子（炒）一钱，黄柏、甘草（炒）各半钱，升麻七分。上锉，酒盏半，水盏半，同煎至二盏，去渣，空心宿食消尽，大温服，少时以早膳压之，不令大热上攻，犯中上二焦也。（《外科理例·卷五》）

一老腿患附骨疽，肿硬，大按方痛，口干脉弱，肿聚不溃，饮食少思。予谓肿下而坚者发于筋骨，肉色不变者发于骨髓。遂托以参、芪等药三十余剂，脓虽熟不穿。予谓药力难达，必须针刺。不听，至旬日方刺，涌出清脓五碗。然衰老气血不足养，毒又久，竟不救。（《外科理例·卷五》）

一人腿外侧患痈，漫肿大痛，以内托黄芪汤酒煎二剂少可，更以托里数剂溃之而愈。（《外科理例·卷五》）

一人腿痛，脓成，针之出脓二碗许，饮托里药一剂大发热；更用圣愈汤二剂而止，翌日恶寒不食，脉细如丝，以人参一两，熟附三片，姜枣煎服而愈。但食少不寐，更以内补黄芪汤而平。（《外科理例·卷五》）

一僧股内患肿一块，不痛不溃，治托里二十余剂，脓成，刺之作痛。予谓肿而溃，溃而反痛，以气血虚甚也，宜峻补之。彼云气无补法。予曰：正气不足，不可不补。补之则气化而痛自除。遂以参、芪、归、术、熟艿治之，两月余而平。（《外科理例·卷五》）

一人附骨痈，畏针不开，臀膝通溃，脉数发渴，烦躁时嗽，饮食少思。齐氏曰：疮疡，烦躁时嗽，腹痛渴甚，或泄利无度，或小便如淋，此恶症也。脓出之后，若脉洪数，难治；微涩迟缓，易治。刺之脓出四五碗，即服参、芪、归、术大剂，翌日脉稍敛；更服八珍汤加五味、麦门、肉桂、白蔹三十余贴，脉缓脓稠，三月乃愈。（《外科理例·卷五》）

一人杨梅疮后，两腿一臂各溃二寸许，一穴脓水淋漓，少食不睡，久而不愈。以八珍汤加茯神、酸枣仁服，每日以蒜捣烂涂患处，灸良久，随贴膏药，数日少可，却用豆豉灸，更服十全大补汤而愈。此凭症也。（《外科理例·卷七》）

一人年逾五十，冬患腿痛，脉数，烦躁，饮冷，便秘，肿痛燃甚。此热淫于内也，宜用苦寒之药。投清凉饮十二倍加黄芩，其势顿退，更以四物汤加黄芩而愈。此条因症因脉而药之也。（《外科理例·卷五》）

一人年逾五十，两臁生疮，日久不愈，饮食失节，或劳苦，或服渗利消毒之剂愈盛，脾脉大无力。此脾虚兼湿热也。用补中益气汤数剂少愈，更六君子加苍术、升麻、神曲治之而愈。此凭

411

症也。(《外科理例·卷七》)

一弱人流注内溃，出败脓五六碗，口眼㖞斜，脉亦虚极。乃虚甚也，非真中风。以独参汤加附子一钱二剂，更以大补药，月余而痊。(《外科理例·卷五》)

一人腿肿，发热恶寒，以补中益气汤治之。彼以为缓。乃服芩、连等药，热愈盛。复请予治，以人参养荣汤二十余剂而溃，更以参、芪、归、术、炙甘草、肉桂，月余而敛。(《外科理例·卷五》)

一妇患之（指杨梅疮，编者注）皆愈，惟两腿两臁各烂一块如掌，兼筋挛骨痛，三载不愈，诸药不应，日晡热甚，饮食少思。以萆薢汤兼逍遥散，倍用白术、茯苓，数剂热止食进，贴神异膏，更服八珍汤加牛膝、杜仲、木瓜三十余剂而痊。此凭症也。(《外科理例·卷七》)

一人年逾四十，夏患附骨痈。予以火针刺去瘀血，更服托里药而愈。至秋忽不饮食，痰气壅盛，劳则口舌生疮，服寒药腹痛。彼疑为疮。脾胃脉轻取似大，按之无力。此真气不足，虚火炎上也。治以八味丸。彼不信，自服二陈、四物，几殆。复请予，仍以前丸治之而愈。(《外科理例·卷五》)

一人臁胫兼膝脚皆焮痛，治以加味败毒而愈。(《外科理例·卷五》)

黄君腿痈，脓清脉弱。(《外科理例·卷一》)

一妇腿痈，久而不愈，疮口紫陷，脓水清稀，予以为虚。彼

不信，乃服攻毒之剂，虚症蜂起。复求治，灸以附子饼，服十全大补汤百余帖而愈。（《外科理例·卷五》）

一老伤寒，表邪未尽，股内患肿发热，以人参败毒散二剂，热止；灸香附饼，又小柴胡加二陈、羌活、川芎、归、术、枳壳，数剂而消。凭症处治。（《外科理例·卷三》）

一人遍身走痛，两月后在脚面结肿，未几腿股又患一块，脉轻诊则浮，重诊浮缓。此气血不足，腠理不密，寒邪袭虚而然。以加减小续命汤四剂及独活寄生汤数剂，疼痛顿去，更以托里药倍加参、芪、归、术百贴而愈。此条因脉制方而治也。（《外科理例·卷五》）

一人肥短紫淡，年逾三十，因劳感湿，两腿胯间结核痛甚。医用蒜片艾灸，又针大敦、三阴交，又以药水洗之，遂致阴囊肿胀如升，茎皮肿如水泡。复进人参败毒散，皆不中病。邀予往诊，脉皆濡缓而弱略驶。曰：此湿气乘虚而入，郁而为热成结核也。理宜补中行湿，可免后患。月余，左腿内廉厥阴经分肿痛如碗，恶寒发热，复用蒜灸。六日后，肿溃脓出，体倦，头面大汗，手足麻木，疮下又肿如碗，寒热大作，始信予言。用人参三钱，黄芪三钱，白术钱半，归身尾，牛膝、茯苓各一钱，青皮、黄柏各七分，甘草节五分，煎服五六帖，右额羊矢穴分肿痛，长五寸许，亦作寒热。医谓补塞太过，欲改前方。彼言汪君已有先见，所制之方必不误我，锐意服之。月余，肿皆脓溃成痂而愈。惟左脚委中筋急短缩，艰于行步，彼疑为躄，遣书来问。予曰：

脓血去多，筋失所养故也，药力足日，当不蹙矣，果验。后觉阴囊肿缒，他医加茴香、吴茱萸治疝等药不效。予适至彼，令守前方，减去治疝等药，加升麻一钱，服一二贴囊即缩矣。乃语予曰：先生神医也，乃详告吾病原乎。予曰：经云营气不从，逆于肉理，乃生痈肿。又云受如持虚。盖谓气馁行迟，血少留滞，则阻逆肉理，乃作痈肿也。久则郁而为热，化肉腐筋而成脓矣。肿在厥阴，虽曰多血，亦难供给日之所耗，夜之所损，故邪乘虚，留结不散，如持虚器而受物也。身之血气，如风与水，风疾水急，则颓陂溃堤，莫有能御之者也；风息水细，则沙障石壅，多有所阻碍矣。故今补其气血，使气壮而行健，血盛而流通，又何肿之不散，结之不行哉？彼曰：理也。（《石山医案·卷之中》）

一人患贴骨疽，腿细短软，疮口不合，以十全大补汤，外灸附子饼，贴补药膏。调护得宜，百贴而愈。（《外科理例·卷五》）

一人两腿生疮，每服败毒散则饮食无味，反增肿胀。此脾虚湿热下注也。以六君子加苍术、升麻、酒炒芍药服之，以黄蜡、麻油各一两，轻粉三钱为膏贴之而愈。此凭症也。（《外科理例·卷七》）

一人年二十，腿膝肿痛，不能屈伸，服托里药不应，以人参败毒散加槟榔、木瓜、柴胡、紫苏、苍术、黄柏而愈。此因症制方以治之也。（《外科理例·卷五》）

一人年二十余，股内患毒日久，欲求内消。诊脉活数，知脓已成，因气血虚不溃，刺之脓出作痛，用八珍汤稍可，但脓水清

稀，用十全大补汤三十余剂而痊。盖脓出反痛者虚也。(《外科理例·卷五》)

一人年逾二十，禀弱，左腿外侧患毒，三月方溃，脓水清稀，肌肉不生，以十全大补汤加牛膝二十余剂渐愈，更以豆豉饼灸，月余而痊。(《外科理例·卷五》)

一人年逾三十，左腿微肿痛，日久肉色如故，不思饮食。东垣云：疮疡肿下而坚者，发于筋骨。此附骨疽也，乃真虚湿气袭于肉理而然。盖诸虚皆禀于胃，食少则胃弱，法当助胃壮气，以六君子加藿香、当归数剂，饮食渐进，更以十全大补汤而愈。此条因症制方而方处治也。(《外科理例·卷五》)

一人年逾五十，两腿肿胀，或生痞瘰，小便频而少，声如瓮出，服五皮散不应。予诊之，右关沉缓。此脾虚湿气流注而然，非疮也。经曰：诸湿肿满皆属脾土。按之不起，皆属于湿。以五苓散加木香倍苍术、白术亦不应。予意至阴之地，关节之间，湿气凝滞，且水性下流，脾气既虚，安能运散？非辛温之药，开通腠理，行经活血，邪气安得发散？遂以五积散二剂，热去大半，更以六君子加木香、升麻、柴胡、薏苡仁，两月余而愈。设使前药不应，更投峻剂，虚虚之祸不救矣。此因渗泄不效，故用辛温以散之也。(《外科理例·卷五》)

一人腿根近环跳穴痛彻骨，外皮如故，脉数带滑。此附骨疽脓将成，用托里药六剂，肿起作痛，脉滑数。脓已成，针之碗许，更加补剂月余而瘳。(《外科理例·卷五》)

一人腿内患痈，漫肿作痛，四肢厥，咽咙塞，发寒热，诸治不应。乃邪郁经络而然也。用五香连翘汤一剂，诸症少退，又服，大便行二次，诸症悉退而愈。此因诸治不效，故作郁结而用五香也。（《外科理例·卷五》）

一人腿痈，脓成作痛，予为刺之。（《外科理例·卷一》）

一人腿痈，脓清脉弱，灸以豆豉饼，更以托里药而愈。（《外科理例·卷五》）

一人腿痈，因寒作痛，与乳香定痛丸。（《外科理例·卷一》）

一人腿痈兼筋挛痛，脉弦紧，用五积散加黄柏、柴胡、苍术而瘥。此凭脉凭症而作湿热治也。（《外科理例·卷五》）

一人腿痈内溃，针之脓出四五碗许，恶寒畏食，脉诊如丝。此阳气微也。以四君子加炮附子，畏寒少止，又四剂而止；以六君子加桂数剂，饮食颇进；乃以十全大补及灸附子饼两月而愈。（《外科理例·卷五》）

一人腿痈脓成，畏针几殆，后为针之，大补三月而平。（《外科理例·卷一》）

一人腿痈脓溃，因虚作痛，与益气养荣汤。（《外科理例·卷一》）

一人膝腿肿，筋骨痛，服十宣散不应，脉沉细。予用五积散二剂痛止，更以十宣散去桔梗加牛膝、杜仲三十余剂，脓溃而愈。此寒气之肿，八风之变也。此条因脉制处治。（《外科理例·卷五》）

郑氏举家生疗，多在四肢，皆食死牛肉所致。刺去恶血，更服紫金锭悉愈。(《外科理例·卷四》)

一刍荛左足指患一泡，麻木色赤，次日指黑，五日连足黑冷，不知疼痛，脉沉细。此脾胃受毒所致。进飞龙夺命丹一服，翌日令割去足上死黑肉，割后骨始痛，可救治，以十全大补汤而愈。此因症肉黑知为毒盛，不在于脉也。(《外科理例·卷六》)

一妇瘦长面紫，每遇春末夏初，两脚生疮，脓泡根红，艰于行步，经水不调。邀予诊视，脉皆濡弱近驶，两尺稍滑。曰：血热也。医用燥剂居多，故疮不瘥。令用东坡四神丹加黄柏，蜜丸服之，疮不复作。(《石山医案·卷之中》)

一膏粱年逾五十亦患此（指脱疽，编者注），色紫黑，脚焮痛。孙真人曰：脱疽之症，急斩之去，毒延腹必不治，色黑不痛者亦不治。喜其饮食如故，动息自宁，为疮善症。遂以连翘败毒散六剂，更以金银花、瓜蒌、甘草节二十余剂，患指溃脱，更以芎、归、生芪、连翘、金银花、白芷二十余剂而愈。次年忽发渴，服生津等药愈盛，用八味丸而止。(《外科理例·卷六》)

一老妇足大指患疗甚痛，令灸之，彼不从，专服败毒药，致真气虚而邪气愈实，竟不救。盖败毒药须能表散疮毒。然而感有表里。所发有轻重。体段有上下。所禀有虚实。岂可一概而用之耶。(《外科理例·卷四》)

一人患此（指脱疽，编者注），色紫赤不痛，隔蒜灸五十余壮，尚不痛，又明灸百壮方知，乃以败毒散加金银花、白芷，数

剂而愈。(《外科理例·卷六》)

一人脚背患此（指脱疽，编者注），赤肿作痛，隔蒜灸三十余壮痛止，以仙方活命饮四剂而溃，更以托里消毒药而愈。此凭症也。(《外科理例·卷六》)

一人脚面生疔，形虽如粟，其毒甚大，宜峻利之药攻之。因其怯弱，以隔蒜灸五十余壮，痒止再灸，片时知痛，更贴膏药，再以人参败毒散一服渐愈。至阴之下，道远位僻，药力难达，若用峻剂，则药力未到，胃气先伤，不如灸之为宜。此据形症而治。(《外科理例·卷四》)

一人年逾四十，左足大指赤肿焮痛。此脾经积毒下注而然，名曰脱疽。喜色赤而肿，以败毒散去人参、桔梗加金银花、白芷、大黄二剂，更以瓜蒌、金银花、甘草节四剂顿退，再以十宣散去桔梗、桂加金银花、防己数剂愈。(《外科理例·卷六》)

一人足患疔已十一日，气弱，灸五十余壮，更以托里药而愈。(《外科理例·卷一》)

一人足患作痒，恶寒呕吐，时发昏乱，脉浮数，明灸二十余壮始痛，以夺命丹一服，肿起，更以荆防败毒散而愈。(《外科理例·卷四》)

一人足指患此（指脱疽，编者注），焮痛色赤发热，隔蒜灸之，更以人参败毒散去桔梗加金银花、白芷、大黄二剂，痛止，又十宣散去桔梗、官桂加天花粉、金银花，数剂而平。此凭症也。(《外科理例·卷六》)

一人足指患之（指脱疽，编者注），色赤焮痛，作渴，隔蒜灸数壮，以仙方活命饮三剂而溃，更服托里药及加减八味丸溃脱而愈。（《外科理例·卷六》）

一人足指患之（指脱疽，编者注），色紫不痛，隔蒜灸五十余壮，尚不知痛，又明灸百壮始痛，更投仙方活命饮四剂，乃以托里药溃脱而愈。此凭症也。（《外科理例·卷六》）

一人足指患之大痛，色赤而肿，隔蒜灸之痛止，以人参败毒散去桔梗加金银花、白芷、大黄而溃，更以仙方活命饮而痊。此凭症也。（《外科理例·卷六》）

一妇遍身赤色，拨破成疮，脓出不止。以当归饮子及蛇床子散而愈。（《外科理例·卷七》）

一妇表邪已解，肿尚不消，诊之脉滑而数，乃瘀血作脓也，以托里消毒散溃之而愈。此凭脉也。（《外科理例·卷三》）

一妇附骨疽久不愈，脓水不绝，皮肤瘙痒，四肢痿软。予以为虚，欲补之。彼惑为风疾，遂服祛风药，竟至不救。（《外科理例·卷五》）

一妇患之（指咽喉溃烂，编者注），脸鼻俱蚀，筋骨作痛，脚面与膝各肿一块，三月而溃，脓水淋漓，半载不敛，治以前药，亦愈。此凭症也。（《外科理例·卷六》）

一妇脓溃清稀，脉弱恶寒，久而不愈，服内塞散，灸附子饼而瘳。凭脉凭症而治。（《外科理例·卷三》）

一贵人病此（指疮疡，编者注），与琥珀犀角膏，一日而安。

（《外科理例·卷一》）

一人腐肉渐脱而脓微清，饮食无味，以十宣散去白芷、防风，加茯苓、白术、陈皮。月余而敛。此凭症也。（《外科理例·卷五》）

一人附骨疽，肿硬发热，骨痛筋挛，脉数而沉，用当归拈痛汤而愈。（《外科理例·卷五》）

一人患之（指疔疮，编者注），发热烦躁，脉实，以清凉饮下之而愈。此凭脉症而治。（《外科理例·卷四》）

一人久而不敛，神思困倦，脉虚。予欲投以托里，彼以为迂，乃服散肿溃坚汤，半月余果发热，饮食愈少，复求治，投益气养荣汤三月，喜其谨守，得以收救。此凭症脉也。（《外科理例·卷三》）

一人脓清不敛，内有一核，以十全大补汤加青皮、柴胡、制甘草，更以豆豉饼灸，核消而敛。此凭症也。（《外科理例·卷三》）

一人脓清不敛，以托里散加五味、麦门而愈。此凭症也。（《外科理例·卷四》）

一人脓熟不溃，胀痛，针之而止，更以托里消毒散而愈。凡脓熟不溃，血气虚也，若不托里，必致难差。（《外科理例·卷四》）

一人头目昏眩，皮肤瘙痒，搔破成疮。以八风散治之而愈。（《外科理例·卷七》）

一人咽间先患（指咽喉溃烂，编者注），及于身，服轻粉之剂稍愈，已而复发，仍服之，亦稍愈，后大发，上腭溃蚀，与鼻相通，臂腿数枚，其状如桃，大溃，年余不敛，神思倦怠，饮食少思，虚症悉具。投以萆薢汤为主，以健脾胃之剂兼服之，月余而安。此凭症也。（《外科理例·卷六》）

一举人年逾四十，患脑疽肿焮，其脉沉静。此阳症阴脉，断不起，果殁。（《外科理例·卷四》）

一人脑疽作渴，脉虽洪，按之无力，予咬咀加减八味丸与之。彼不信，自用滋阴等药，七恶并而殁。《精要》曰：患疽虽云有热，皆因虚而得之。愈后作渴，或先渴后疽，非加减八味丸不能治。（《外科理例·卷四》）

一人脑疽作渴，脉虽洪，按之无力，治以此药不信，自用滋阴等药愈盛，七恶并致而没。汪机阐发说，东垣云：论人病疽愈后发渴，多致不救，惟加减八味丸最妙。盖痈疽多因虚而得，疽安而渴者，服此丸则渴止；安而未渴者服此丸，永不发渴；或未疽而先渴者，服此不惟渴止，而疽亦不作。（《外科理例·卷一》）

一人年逾六十，素食厚味，颊腮患毒，未溃而肉先死，脉数无力。此胃经积毒所致。然颊腮正属胃经，未溃肉死，则胃气虚极。老人岂宜患此？果殁。经曰：膏粱之变，足生大疔，受如持虚。此之谓也。（《外科理例·卷六》）

一女性急好怒，耳下常肿痛，发寒热，肝脉弦急，投小柴胡加青皮、牛蒡子、荆芥、防风，而寒热退，更以小柴胡对四物，数剂而肿消。其父欲除病根，予谓肝内主藏血，外主荣筋，若恚怒气，逆则伤肝，肝主筋，故筋蓄结而肿，须要自加调摄，庶可

免患，否则肝迭受伤，不能藏血，血虚则难差矣。后不戒，果结三核，屡用追蚀，不敛而殁。此因情而治。（《外科理例·卷三》）

一少妇耳下患肿，素勤苦，发热口干，月水过期且少。一妪以为经闭，用水蛭之类通之。以致愈虚而毙。（《外科理例·卷三》）

一人臂患漏，口干发热，喜脓不清稀，脉来迟缓，灸以豆豉饼，服八珍汤加麦门、五味、软柴胡、地骨皮，三月余而愈。后因房劳复溃，脓清脉大，辞不治，果殁。（《外科理例·卷五》）

又有手指患此（指脱疽，编者注），色黑不痛，其指已死。予欲斩去，速服补药，恐黑上臂不治。彼不信，另服败毒药，手竟黑，遂不救。（《外科理例·卷六》）

一女患嵌甲伤指，年余不愈，日出脓数滴。予谓足大指乃脾经发源之所，宜灸患处，使瘀肉去，阳气至，疮口自合，否则不治。彼惑之，不早治，后变劳症而殁。（《外科理例·卷六》）

一妇发背，待其自破，毒气内攻而殁，开迟故也。东垣云：过时不烙，反攻于内，内既消败，不死何待？（《外科理例·卷五》）

一妇发热作痛（指背疽，编者注），专服降火败毒药，溃后尤甚烦躁，时嗽，小便如淋。皆恶症也，辞不治，果殁。（《外科理例·卷五》）

一妇素弱，未成脓（指背疽，编者注），大痛发热，予欲隔蒜灸以拔其毒，令自消，不从而殁。（《外科理例·卷五》）

一女背胛结一核如钱大，不焮，但倦怠少食，日晡发热，脉软而涩。此虚劳气郁所致。予用益气养血开郁之药，复令饮人乳，精神稍健。彼不深信，又服流气饮，食遂少，四肢痿。其父悔，复请予，予谓决不起矣。果殁。（《外科理例·卷五》）

一人背疮，毒气未尽，早用生肌，背竟溃烂，予以解毒药治之得愈。又一人患毒气始发，骤用生肌，其毒内攻而死。（《外科理例·卷五》）

一人背疮溃陷，色紫舌卷。予谓下陷色紫，阳气脱也；舌卷囊缩，肝气绝也。经曰：此筋先死，庚日笃，辛日死。果立秋日而殁。（《外科理例·卷五》）

一人初生如粟，闷痛烦渴，便秘脉实。此毒在脏也。予谓宜急疏去之，以绝其源，使毒不致外侵。彼以为小恙，乃服寻常之药，后大溃而殁。补药应效已渐。病家嫌缓，自作风病治，炼青礞石二钱半，以青州白丸作料，煎饮子顿服之，予谏不听，因致不救。（《外科理例·卷五》）

一人溃而瘀肉不腐（指背疽，编者注），予欲取之，更以峻补，不从而殁。（《外科理例·卷五》）

一太守肿硬不泽（指背疽，编者注），疮头如粟，脉洪大，按之即涩。经云骨髓不枯，脏腑不败者可治。然肿硬色夭，坚如牛领之皮，脉更涩。此精气已绝矣。不治。（《外科理例·卷五》）

一宜人发背，脓熟不开，昏闷不食。此毒气入内也，断不治。强之针，脓碗许，稍苏，须臾竟亡。（《外科理例·卷五》）

又有患此（指发背，编者注），毒气始发，骤用生肌，其毒

内攻而死。（《外科理例·卷一》）

一人面白神劳，胁下生一红肿如桃，教用补剂不信，乃用流气饮、十宣散，血气俱惫而死。（《外科理例·卷四》）

一人年逾二十，腋下患毒，十余日肿硬不溃，脉弱时呕。予谓肿硬不溃，阳气虚；呕吐少食，胃气弱；宜六君子汤加砂仁、藿香。彼谓肿疡时呕，毒气攻心；溃疡时呕，阴虚宜补。予曰：此丹溪大概言也。若肿赤痛甚，烦躁脉实，而呕为有余，当作毒气攻心而下之，以疮属心火故也；肿硬不溃，脉弱时呕，为不足，当补之；亦有痛伤胃气，或感寒邪秽气而呕者，虽肿疡尤当助胃壮气。盖肿疡毒气内侵作呕，十有一二；溃疡湿气内伤作呕，十有八九。彼不信，饮攻伐药愈甚。复请诊，脉微弱而发热。予谓热而脉静，及脱血脉实，汗后脉燥，皆难治，果殁。此凭脉症也。（《外科理例·卷四》）

一人腹痛，脓熟开迟，脉微细，脓出后，疮口微脓，如蟹吐沫。此内溃透膜也。疮疡透膜，十无一生，虽用大补，亦不能救。此可为待脓自出之戒也。此据症也。（《外科理例·卷四》）

一人元气素弱，将患此，胸膈不利，饮食少思。予欲健脾，解郁，养气血，彼反服辛香流剂，致腹胀，又服三棱、蓬术、厚朴之类，饮食少，四肢微肿，兼腰肿一块，不溃而殁。（《外科理例·卷三》）

一放出宫女，年逾三十，两胯作痛，不肿，色不变，大小道作痛如淋，登厕尤痛，此瘀血渍入隧道为患，乃男女失合之症也，难治。后溃不敛，又患瘰疬而殁。此久郁也。此妇为人之妾，夫为商，常在外，可见此妇久怀忧郁，及放出，又不能如愿，是以致生此疾，其流注瘰疬，乃七情气血皆已损伤。不可用攻伐之剂皎然矣。(《外科理例·卷三》)

一人年逾五十，臀痈，脓熟不开，攻通大肛，脓从大便而出。予辞不治，果殁。丹溪谓中年后不宜患此。脓成不刺，不亡得乎？(《外科理例·卷五》)

一女髀枢穴生附骨疽，在外侧廉少阳经分，始末用五香汤、十宣散，一日恶寒发热，膈满，犹大服五香汤，一夕喘死。此升散太过，孤阳发越于上也。(《外科理例·卷五》)

一人脚背患之，色黯而不肿痛，烦躁大渴，尺脉大而涩。此精气已绝，不治。后殁。(《外科理例·卷六》)

一人脚跟生毒如豆许，痛甚，状似伤寒。予谓猎人被兔咬，脚跟成疮淫蚀，为终身之疾，因名兔齿。以还少丹内塞散治之稍可。次因纳宠作痛，反服攻毒药，致血气愈弱，腿膝软痿而死。(《外科理例·卷五》)

一人年三十，连得忧患，作劳好色，左腿外侧廉红肿如粟，医以大腑实，与承气两贴下之；又一医与大黄、朱砂、血竭三贴而脉大实，后果死。此厥阴多气少血经也。(《外科理例·卷五》)

一人腿痈，脉症俱弱，亦危症也，治以托里得脓，不急针刺，后脓水开泄不敛而死。(《外科理例·卷一》)

一人腿痈，脉症俱弱。亦危症也。治以托里，急使针刺。彼

因不从，后脓开泻，淋漓不能收敛而死。（《外科理例·卷五》）

一人足指患之，色黑不痛，令明灸三十余壮而痛。喜饮食如常，予谓急割去之，速服补剂。彼不信，果延上，遂致不救。（《外科理例·卷六》）

一妇久不敛，忽发寒热。予决其气血俱虚，彼反服表散之剂，果发大热，亦死。凭症处治。（《外科理例·卷三》）

一弱妇，外皮虽腐，内脓不溃，胀痛，烦热不安。予谓宜急开之，脓一出，毒即解，痛即止，诸症自退；待其自溃，不惟疼痛，溃烂愈深。彼不从，待将旬日，脓尚未出，人已痛疲矣。须针之，终不能收敛，竟至不起。（《外科理例·卷五》）

其侄春，年十七时，秋间病酒，视为小恙。居士诊之曰：脉危矣。彼不为然，别请医治而愈，惟遍身疮痍。十月间，复造诣之，其侄出揖，以示病已获安，意谓向之诊视欠精也。复为诊之曰：不利于春。至立春果卒。（《石山医案·附录》）

◆ 杖疮

一官谏南巡受杖，瘀血已散，坏肉不溃，用托里药稍溃，脓清。此血气虚也，非大剂参、芪不能补。彼恐腹满，予强之，饮食稍思，遂加大补，肉溃脓稠而愈。此凭症也。（《外科理例·卷六》）

一人风入杖疮，牙关紧急，以玉真散一服少愈，再服而安。（《外科理例·卷六》）

一人因杖，臀膝俱溃，脓瘀未出，时发昏愦。此脓毒内作也。急开之，昏愦愈盛，此虚也。投八珍汤一服少可，数服死肉自溃，顿取之，用猪蹄汤洗净，以神效当归膏涂贴，再服十全大补汤，两月而愈。若更投破血之剂，危矣。此凭症也。（《外科理例·卷六》）

一人杖疮，瘀肉不腐，乃大补之，渐腐，更以托里健脾药而愈。此凭症也。（《外科理例·卷六》）

◆ 瘰疬

尝遇富商项有病痕颇大，询之，彼云因怒而致，困苦二年，百法不应，方与药一服，即退二三，再服顿退，四服而平，旬日而痊。以重礼求之，乃是必效散。一老媪亦治此症，索重价始肯治。其方乃是中品锭子纴内，以膏药贴之，其根自腐，未尽再用，去尽更搽生肌药，数日即愈。予见血气不虚者果验，血气虚者溃去亦不愈。丹溪亦云：必效散与神效瓜蒌散相兼服之，有神效。常以二药兼补剂用之，效。按：锭子虽峻利，盖结核坚硬，非此未见易腐。必效散虽有斑蝥峻利，然疬毒深者，非此莫能易解，又有巴豆解毒，但有气血虚者，用之恐有误。（《外科理例·附方》）

一妇肝经积热，患（指瘰疬，编者注）而作痛，脉沉数，以射干连翘汤四剂少愈，更用散肿溃坚丸月余而消。此凭脉也。（《外科理例·卷三》）

一妇患疠，寒热焮痛，服人参败毒散，翌日遍身作痛，不能转侧。彼云素有此疾，每发痛至月余自止，服药不应。妇人体虚，因受风邪之气，随血而行，淫溢皮肤，卒然挛痛，游走无常，名曰历节风，治以四生丸而愈。此凭脉也。（《外科理例·卷七》）

一妇患瘰疬，延至胸腋，脓水淋漓，日久五心烦热，肢体疼痛，头目昏重，心忪颊赤，口干咽燥，发热盗汗，食少嗜卧，月水不调，脐腹作痛。予谓血虚而然，非病故也。服逍遥散月余少可，更服八珍汤加牡丹皮、香附子，又月余而经通，再加黄芪、白蔹，两月余而愈。此凭症也。（《外科理例·卷三》）

一妇久不作脓，脉浮而涩。此气血俱虚，欲补之，使自溃。彼欲内消，专服斑蝥及散坚之药，血气愈虚而死。此凭症也。（《外科理例·卷三》）

一妇久患瘰疬不消，自汗恶寒，此血气俱虚，服十全大补汤，月余而溃。然坚核虽取，疮口不敛，灸以豆豉饼仍与前药加香附、乌药，两月而愈。此凭症也。（《外科理例·卷三》）

一妇久溃发热，月经过期且少，用逍遥散兼前汤两月余，气血复而疮亦愈，但一口不收，敷针头散，更灸前穴（指肘尖、看尖二穴，编者注）而痊。（《外科理例·卷三》）

一妇溃后核不腐，以益气养荣汤三十余剂，更敷针头散腐之，再与前汤三十余剂而敛。此凭症也。（《外科理例·卷三》）

一妇病溃后，发热烦躁作渴，脉大无力。此血虚也，以当归补血汤六剂顿退，又以圣愈汤数剂少健，加以八珍汤加贝母、远

志三十余剂而敛。此凭脉也。(《外科理例·卷三》)

一妇瘰疬，与养气顺血药不应，服神效瓜蒌散二剂，顿退，又六剂而消却，与托里药，气血平复而愈。此凭症也。(《外科理例·卷三》)

一妇瘰疬不消，脓清不敛，用八珍汤少愈。忽肩背痛不能回顾，此膀胱经气郁所致，当服防风通气汤。彼云瘰疬胆经病也，是经火动而然，自服凉肝降火之药，反致不食，痛盛。予诊其脉，胃气愈弱，先以四君子加陈皮、炒芍药、半夏、羌活、蔓荆子四剂，食进痛止，继以防风通气二剂而愈。此凭脉与症也。(《外科理例·卷三》)

一妇年逾三十，瘰疬已溃，不愈，与八珍汤加小柴胡、地骨皮、夏枯草、香附、贝母五十余剂，形气渐转；更与必效散二服，疮口遂合；惟气血未平，再用前药三十余剂而平。此凭症也。(《外科理例·卷三》)

一妇所患同前（指瘰疬，编者注），兼胸膈不利，肚腹鼓胀，饮食少思，卧睡不安，用分心气饮并效。(《外科理例·卷三》)

一妇因怒，结核肿痛，察其气血俱实，先以神效散下之，更以益气养荣汤三十余剂而消。此凭症也。(《外科理例·卷三》)

一妇因怒，项肿，后月水不通，四肢浮肿，小便如淋。此血分症也，先以椒仁丸数服，经行肿消；更以六君子汤加柴胡、枳壳数剂，颈肿亦消矣。亦有先因小便不利，后身发肿，致经水不通，名曰水分，宜葶苈丸治之。《良方》云：妇人肿满，若先因经水断绝，后致四肢浮肿，小便不通，名曰血分。水化为血，血不通则复化为水矣，宜服椒仁丸。此凭症也。（《外科理例·卷三》）

一妇因怒不思食，发热倦怠，骨肉痠疼，体瘦面黄，经渐不通，颈间结核，以逍遥散、八珍汤治之稍可。彼自误服水蛭等药，血气愈虚，遂致不救。此凭症也。（《外科理例·卷三》）

一瘰妇，咽间如一核所鲠，咽吐不出，倦怠发热，先以四七汤而咽利，更以逍遥散。此凭症也。（《外科理例·卷三》）

一瘰妇四肢倦怠类痿症，以养气血健脾胃而愈。此凭症也。（《外科理例·卷三》）

一女年十九，颈肿一块，硬而色不变，肌肉日削，筋挛急痛。此七情所伤，气血所损之症，当先滋养血气。不信，乃服风药，后不起。此凭症也。（《外科理例·卷三》）

一女年十七，患瘰疬久不愈，月水尚未通，发热咳嗽，饮食少思，老媪欲用巴豆、肉桂之类先通其经。予谓此症渐热，经候不调者，不治；但喜脉不涩，且不潮热，尚可治，须养气血，益津液，其经自行。彼欲效，仍用巴、桂。此慓悍之剂，大助阳火，阴血得之则妄行，脾胃得之则愈虚。果通而不止，饮食愈少，更加潮热，遂致不救。（《外科理例·卷三》）

一女年十七，项下时或作痛，乍寒乍热如疟状，肝脉弦长。此血盛之症也，先以小柴胡汤二剂，少愈，更以生地黄丸而痊。此凭脉症也。（《外科理例·卷三》）

一人耳下患五枚如贯珠，年许尚硬，面色萎黄，饮食不甘，劳而发热，脉数软而涩，以益气养荣汤六十余剂，元气已复，患处已消，一核尚存，以必效散二服而平。此凭症脉也。(《外科理例·卷三》)

一人患（指瘰疬，编者注）而肿硬，久而不消，亦不作脓，服散坚毒药不应，令灸肘尖、看尖二穴，更服益气养荣汤，月余而消。此凭症也。(《外科理例·卷三》)

一人患此（指瘰疬，编者注），及时针刺，数日而愈。(《外科理例·卷三》)

一人患此（指瘰疬，编者注）肿痛，发寒热，大便秘，以射干连翘散六剂，热退大半，以仙方活命饮，四剂而消。此凭症也。(《外科理例·卷三》)

一人久而不敛，脓出更清，面黄羸瘦，每清晨作泻，与二神丸数服，泄止，更以六君子加芎、归，月余肌体渐复，灸以豆豉饼及用补剂作膏药贴之，三月余而愈。此凭症也。(《外科理例·卷三》)

一人年二十，耳下患病焮痛，左关脉数。此肝经风热所致，以荆防败毒散三贴，表症悉退；再与散肿溃坚丸月余平复。此凭脉也。(《外科理例·卷三》)

一人气血已复，核尚不腐，用针头散及必效散各三次，不旬日而愈。此凭症处治。(《外科理例·卷三》)

一人尚硬，亦灸前穴（指肘尖、看尖二穴。编者注），饮前

药，脓成针之而敛。（《外科理例·卷三》）

一人神劳多怒，颈肿一块，久而不消，诸药不应，予以八珍汤加柴胡、香附，每日更隔蒜灸数壮，及日饮远志酒二三盏渐消。此凭症也。（《外科理例·卷三》）

一人素弱，溃后核将不腐。此气血皆虚，用托里养荣汤，气血复，核尚在，以簪挺拨去，又服前药月余而痊。此凭症也。（《外科理例·卷三》）

一人素虚，患此（指瘰疬，编者注）不针，溃透颔颊，血气愈虚而死。此凭症也。（《外科理例·卷三》）

一人项下患毒，脓已成，因畏针燋，延至胸，赤如霞，其脉滑数，饮食不进，月余不寐，甚倦。予密针之，脓出即睡觉而思食，用托里散两月余而愈。（《外科理例·卷三》）

一人肿硬不作脓，脉弦而数，以小柴胡汤兼神效瓜蒌散各数剂，及隔蒜灸数次，月余而消。此凭脉与症也。（《外科理例·卷三》）

◆ 斑

一人患斑，色赤紫，燋痛发热，喜冷，脉沉实。以防风通圣散一剂顿退，又以荆防败毒散加芩、连四剂而愈。（《外科理例·卷七》）

◆ 乳痈

一男子左乳肿硬痛甚，以仙方活命饮二剂，更以十宣散加青皮、香附四剂，脓成针之而愈。若脓成未破，疮头有薄皮剥起者，用代针之剂点皮起处，以膏药覆之，脓亦自出，不若及时针之，不致大溃。如出不利，更纤搜脓化毒之药。若脓血未尽，辄用生肌之药，反助邪气，纵早合，必再发，不可不慎。(《外科理例·卷四》)

一后生作劳风寒，夜发热，左乳痛，有核如掌，脉细涩而数。此阴滞于阳也。询之已得酒，遂以瓜蒌子、石膏、干葛、川芎、白芷、蜂房、生姜同研，入酒饮之，四贴而安。此因症因脉处治。乳头厥阴所经。乳房阳明所属。厥阴者肝也。乃女子致命之地，宗筋之所，且各有囊橐。其始肿虽盛受患止于一二橐。若脓成不刺，攻溃诸囊矣。壮者犹可，弱者多致不救。所以必针而后愈。用蒲公英、忍冬藤入少酒，煎服，即欲睡，是其功也，及觉而病安矣。未溃以青皮、栝楼、桃仁、连翘、川芎、橘叶、皂角刺、甘草节，随症加减，煎服。已溃以参、芎、归、白芍、青皮、连翘、瓜蒌、甘草节煎服。(《外科理例·卷四》)

◆瘙痒

一妇遍身瘙痒，秋冬则剧，脉浮数。此风邪客于皮肤，名曰血风疹。饮消风散，及搽蛇床子散少许，更以四物汤加荆防数剂而愈。此凭脉症也。(《外科理例·卷七》)

一妇遍身作痒，秋冬尤甚，脉浮数，饮消风散，敷蛇床子散，数月顿愈。(《外科理例·卷七》)

一妇患斑痒痛，大便秘，脉沉实。以四物加芩、连、大黄、槐花而愈。此凭症也。（《外科理例·卷七》）

一妇患斑作痒，脉浮，以消风散四剂而愈。此凭症也。（《外科理例·卷七》）

一妇患斑作痒，脉浮数，以人参败毒散二剂少愈，更以消风散四剂而安。（《外科理例·卷七》）

一妇患赤癜瘙痒，搔破成疮，出水，久而不愈。内服当归饮，外搽蛇床子散并愈。（《外科理例·卷七》）

一妇患此（指遍身瘙痒，编者注），夏月尤甚，脉洪大。用何首乌散。（《外科理例·卷七》）

一妇亦患此（指遍身瘙痒，编者注），诸药不应，以四生散数服而愈。（《外科理例·卷七》）

一妇作痒成疮，久而患处仍痒，搔起白屑。以四生散数服痒止，以人参荆芥散二十余剂而愈。（《外科理例·卷七》）

一老妇遍身作痒，午前益甚。以四君子加荆、防、芎、归而安。（《外科理例·卷七》）

一老患疹，色微赤，作痒发热。以人参败毒散二剂少愈，以补中益气汤加黄芩、山栀而愈。此凭症也。（《外科理例·卷七》）

一人遍身瘙痒，诸药不应，脉浮，按之而涩。以生血药为主，间以益气，百贴而愈。此凭脉也。（《外科理例·卷七》）

一人遍身作痒，搔破成疮出水，脉浮数。此手足阳明经风热所致。以人参败毒对四物汤加芩连，外以松香一两，枯矾五钱，

轻粉三钱为末，麻油调敷，月余而愈。此凭症脉。(《外科理例·卷七》)

一人每至秋冬，遍身发红点如瘰，作痒。此寒气收敛腠理，阳气不得发越，怫郁内作也，宜人参败毒散解散表邪，再以补中益气汤实表益气。彼以为热毒，自用凉药，愈盛。复请，仍用前汤加茯苓、半夏、羌活四剂，更用补中益气汤而愈。此凭症也。(《外科理例·卷七》)

一人年逾六十，形瘦苍紫。夜常身痒，搔之热，蒸皮内肉磊如豆粒，痒止热散，肉磊亦消矣。医用乌药顺气、升麻和气等不效。诣予诊之。脉皆细濡近驶。曰：此血虚血热也。医为顺气和气，所谓诛罚无过，治非所宜。遂以生地、玄参、白蒺藜、归、芎、芪、芍、黄芩、甘草、陈皮煎服，月余而愈。(《石山医案·卷之上》)

一人搔痒成疮，日晡痛甚。以四物加芩、连、荆、防数剂而止，更以四物加蒺藜、何首乌、黄芪二十剂而愈。此凭症也。(《外科理例·卷七》)

一人作痒发热（指斑疹，编者注），以消毒犀角饮一剂，作吐泻。此邪上下俱出也，毒自解。少顷吐泻俱止，其疹果消，吐泻后见脉七诊，此小儿和平脉也，邪已尽矣，不须治，果愈。(《外科理例·卷七》)

◆疮疥

又有患此（指疮疥，编者注）久而不愈。以船板灰存性一

两，轻粉三钱为末，麻油调贴，更以知母、黄柏、防己、龙胆、茯苓、归、芎、芪、术服之而愈。（《外科理例·卷七》）

一妇患此（指疮疥，编者注）作痒，脓水不止，脉浮无力。以消风散四剂少愈，再四生丸月余而平。此凭症脉也。（《外科理例·卷七》）

一妇作痒（指疮疥，编者注），午后尤甚。以当归饮子数剂少愈，更以人参荆芥散数剂而安。此凭脉症也。（《外科理例·卷七》）

一人久而不愈（指疮疥，编者注），搔起白屑，耳作蝉声。以四生散数服痒止，更以当归饮子数剂而痊。此凭症也。（《外科理例·卷七》）

一人痒少痛多（指疮疥，编者注），无脓水。以芩、连、荆、防、山栀、薄荷、芍药、归身、治之而愈。此凭症也。（《外科理例·卷七》）

一人患疮疥多在两足，午后痛甚，腿腕筋紫而胀，脉洪大。此血热也。于紫处砭去毒血，更以四物加芩、连、柴胡、地骨皮而愈。此凭脉症也。如手臂有疮，臂腕筋紫，亦宜砭之。老弱人患此作痛，须补中益气汤加凉血药。（《外科理例·卷七》）

一僧患疮疥自用雄黄、艾叶等药，燃于被中熏之，翌日遍身焮肿，皮破水出，饮食不入。予投以解药不应而死。（《外科理例·卷七》）

◆ 天疱疮

一人焮痛发热（指天疱疮，编者注），服祛风清热药愈炽，

其脉沉实。乃邪在内也。用防风通圣散一剂顿退，又荆防败毒散
二剂而安。此凭症脉也。(《外科理例·卷七》)

一有腹患此（指天疱疮，编者注），延及腰背，焮痛饮冷，
脉数，按之愈大。乃表里俱实也。用防风通圣散一剂，更敷前
药，势减大半，再以荆防败毒散二剂而愈。(《外科理例·卷七》)

◆ 血风疮

一妇生风癣似癣，三年不愈，五心烦热，脉洪，按之则涩。
此血虚症也。以生血为主，风药佐之。若专攻风毒，则血愈虚而
热愈炽，血被煎熬则发瘰疬，或为怯症。遂以逍遥散数剂，及人
参荆芥散二十余剂而愈。此凭脉症也。(《外科理例·卷七》)

◆ 漆疮

一人漆疮作呕，由中气弱，漆毒侵之，以六君子加砂仁、藿
香、酒炒芍药。彼不为然，服连翘消毒散，呕果盛。复邀治，以
前药，外以香油调铁锈末涂之而愈。(《外科理例·卷六》)

◆ 便毒

一老妇肿痛，脓未作，小便滞，肝脉数，以加减龙胆泻肝汤
加山栀、黄柏，四剂而消。此因症也。(《外科理例·卷四》)

一人不慎房劳，患此肿痛，以双解散二服，其病即止，更以
补中汤数剂而脓成针之，以八珍汤加五味、麦门、柴胡三十余

剂。此因症也。（《外科理例·卷四》）

一人患此（指便毒，编者注）未作脓，小便秘涩，以八正散三剂少愈，以小柴胡加泽泻、山栀、木通，二剂而消。此凭症也。（《外科理例·卷四》）

一人溃而痛不止，以小柴胡加黄柏、知母、芎、归四剂少止，更以托里当归汤数剂而敛。此因症也。（《外科理例·卷四》）

一人溃而痛不止，诸药不应，诊之脉大，按之则数，乃毒未解也，以仙方活命饮而止，又二剂而消。此因症因脉而治。（《外科理例·卷四》）

一人溃而肿不消且不敛，诊之脉浮而涩，以豆豉饼灸，更以十全大补汤，月余而愈。此因症也。（《外科理例·卷四》）

一人年逾四十，患便毒，克伐太过，饮食少思，大便不实，遗精脉微。东垣云：精滑不禁，大便自利，腰脚沉重，下虚也。仲景曰：微弱之脉，主气血俱虚。先以六君子加破故纸、肉豆蔻煎服，泄止食进，更以十全大补汤加行经药十余剂而消。此因脉虚也。（《外科理例·卷四》）

一人年逾四十，素劳苦，患便毒发寒热，先以小柴胡加青皮一服，表症悉退；次以补中益气汤加穿山甲二剂，肿去三四；更以托里之药五六服，脓成刺去，旬日而敛。此因症也。夫便毒，足厥阴湿气因劳倦而发，用射干三寸同生姜煎，食前服，得利一二行，效。（《外科理例·卷四》）

一人脓未成，大痛，服消毒托里内疏药不应，脉洪大，毒尚在，以仙方活命饮一剂痛止，又剂而消。此因治不应而处也。
(《外科理例·卷四》)

一人焮肿作痛，大小便秘，脉有力，以玉烛散二剂顿退，更以龙胆泻肝汤四剂而消。此因症因脉而治。(《外科理例·卷四》)

一人肿而不溃，以参、芪、归、术、白芷、皂角针、柴胡、甘草节数剂而溃，以八珍汤加柴胡数剂愈。此因症也。(《外科理例·卷四》)

一人肿痛，日晡发热，以小柴胡加青皮、天花粉四剂，痛止，热退，以神效瓜蒌散四剂而消。此因症也。(《外科理例·卷四》)

一人肿痛发寒热，以荆防败毒散二剂而止，以双解散二剂而消。此因寒热认作外邪处治。(《外科理例·卷四》)

一人患便毒，脓稀脉弱，以十全大补汤加五味、麦门、白蔹三十剂稍愈，更以参芪归术膏而平。因新婚复发，聚肿坚硬，四肢冷，脉弱皮寒，饮食少思。此虚极也，仍用前药加桂、附，三剂稍可。彼欲速愈，自用连翘消毒散，泄利不止而殁。此因症脉也。(《外科理例·卷四》)

◆ 下疳

一老患疳疮，小便淋沥，脉细体倦。此气虚兼湿热也，用清心莲子饮及补中益气汤而愈。下疳疮，丹溪用青黛、蛤粉、密陀僧、黄连为末敷。又以鸡肫皮烧存性为末敷。下疳疮并臁疮：蛤粉、蜡茶、苦参、密陀僧，为末，河水洗净，腊猪油调敷。(《外

439

科理例·卷三》）

一人患此（指下疳，编者注）肿硬，焮痛寒热，先以人参败毒散二剂而止，更以小柴胡加黄连、青皮而愈。此因症因经也。（《外科理例·卷三》）

一人茎肿不消；一人溃而肿痛，发热，小便秘涩，日晡或热（用小柴胡吞芦荟丸数剂并愈，编者注）。（《外科理例·卷三》）

一人溃而肿痛，发热，日晡尤甚，以小柴胡加黄柏、知母、当归而愈。此因症也。（《外科理例·卷三》）

一人溃而肿痛，小便赤涩，以加减龙胆泻肝汤加青皮、黄连二剂少愈，以小柴胡加黄柏、知母、当归、茯苓数剂而愈。此因症因经也。（《外科理例·卷三》）

一人年逾四十，素有淋，患疳疮，焮痛倦怠，用小柴胡加连、柏、青皮、当归而愈。此因症而治。（《外科理例·卷三》）

一人下部生疳，诸药不应，延及遍身，突肿，状如翻花，筋挛骨痛，至夜尤甚。此肝肾二经湿热所致。先以导水丸进五服，次以龙胆泻肝汤数剂，再与除湿健脾之药，外贴神异膏吸其脓，隔蒜灸拔其毒而愈。此凭症也。（《外科理例·卷七》）

一人已愈，惟茎中一块不散，以小柴胡加青皮、荆、防治之，更以荆、防、牛膝、何首乌、滑石、甘草各五钱，煎汤熏洗，各数剂而消。此因症也。（《外科理例·卷三》）

一人玉茎肿溃，小便赤色，肝脉弦数，以小柴胡加木通、青皮、龙胆草四剂，又龙胆泻肝汤数剂而痊。此凭脉症也。（《外科

理例·卷七》)

◆ 杨梅疮

一妇燃轻粉药于被中熏之（指杨梅疮，编者注），致遍身皮塌，脓水淋漓，不能起居，以滑石、黄柏为末，绿豆粉等分铺席上，令可卧，更以金银花散，月余而痊。此凭症也。（《外科理例·卷七》)

一妇㿋痛发热，便秘，作渴，脉沉实。以内疏黄连汤二剂，里症已退，以龙胆泻肝汤数剂，疮毒顿退，间服萆薢汤，月余而痊。此凭症脉治也。（《外科理例·卷七》)

一人遍身皆患，左手脉数。以荆防败毒散，表症乃退，以仙方活命饮，六剂疮渐愈，兼萆薢汤，月余而痊。（《外科理例·卷七》)

一人患此疮（指杨梅疮，编者注），遍身筋骨疼痛。遇一道流，问曰："神色憔悴，有病耶？"曰："因疮遍身痛也。"道流曰："轻粉多矣，吾亦被其毒矣。"遂示一方，不过数味药也。但每帖入铅五钱，打扁同煎，服之果验。凡患此疮年久不愈者，用萆薢二三两为君，随症虚实，加入他药，罔有不效，盖萆薢善驱湿热故也。（《石山医案·卷之中》)

一人患此疮（指杨梅疮，编者注），脚痛而肿。或令采马鞭草煎汤熏洗，汤气才到，便觉爽快，候温洗之，痛肿随减。此草在处有之，槛外空地尤多。其叶类菊，春开细碎紫花，秋复再花，抽穗如马鞭，故名马鞭草。（《石山医案·卷之中》)

一人患此疮（指杨梅疮，编者注），脚膝挛痛，有人取蛤蟆，治如食法，令食之而挛痛遂愈，此亦偶中也。（《石山医案·卷之中》）

一人患之（指杨梅疮，编者注），发寒热，作渴，便秘，两手脉实。用防风通圣散而退，以荆防败毒散兼龙胆泻肝汤而痊。此凭症也。（《外科理例·卷七》）

一人患之（指杨梅疮，编者注）肿痛，先以龙胆泻肝汤、导水丸各四剂少愈，再以小柴胡加黄柏、苍术五十余剂而平。此凭脉症也。（《外科理例·卷七》）

一人患之（指杨梅疮，编者注）势炽，兼脾胃气血皆虚，亦服前药（指六君子汤加当归、藿香；萆薢汤。编者注）而差。（《外科理例·卷七》）

一人皆愈（指杨梅疮，编者注），但背肿一块，甚硬，肉色不变，年余方溃，出水，三载不愈，气血俱虚，饮食少思。以六君子汤加当归、藿香三十余剂，更饮萆薢汤，两月余而痊。此凭症也。（《外科理例·卷七》）

一人年三十余，因患此疮（指杨梅疮，编者注），服轻粉，致右腹肋下常有痞块，右眼黑珠时有疔子，努出如雀屎许，间或又消，身有数疮未痊。一医为治疮毒而用硝、黄，一医为治痞块而用攻克，一医为治眼疔而用寒凉。诸症不减，反加腹痛肠鸣，大便滑泄，胸膈壅闷，不思饮食，嗳气吐沫，身热怠倦，夜卧不安。季冬请予往诊视，脉皆浮濡近驶。曰：误于药也。前药多系毒剂，胃中何堪此物耶？遂令弃去。更用人参四钱，黄芪二钱，白术三钱，茯苓、炒芍药各一钱，陈皮、神曲、升麻各七分，甘草、肉豆蔻各五分，煎服五帖，为泄痛定。减去升麻，又服五帖，膈宽食进。减去豆蔻，再服五帖，诸症皆除。月余痞块亦散，眼疗亦消。(《石山医案·卷之中》)

一人色苍黄瘦，年三十余，病遍身恶疮，因服轻粉而脚拘挛，手指节肿，额前神庭下肿如鸡卵大。方士令服孩儿骨，其法取初生孩儿，置砖地上，周以炭火煏，使死孩成灰，纸裹放地上，出火毒为末，空心或酒或汤调二三钱，谓能补也。邀予诊视，脉皆濡缓而弱。予曰：病已三年，毒已尽矣。但疮溃脓血过多，以致血液衰少，筋失所养，故脚为之拘挛。况手指节间，头上额前，皆血少运行难到之处，故多滞而成肿，理宜润经益血，行滞散肿。今服孩骨，猛火炮炙，燥烈殊甚，且向所服轻粉，性亦燥烈。丹溪曰：血难成易亏。今外被疮脓所涸，内被燥剂所熯。以难成易亏之血，曷能当此内外之耗乎？不惟肿不能消，殆必寿亦损也。问曰：《本草》轻粉辛冷，何谓燥烈？予曰：《本草》注云，朱砂伏火者，大毒杀人，水银乃火锻朱砂而成，其性滑动，走而不守，气味俱阳，从可知矣。阳属热火，故毒比朱砂为甚，入耳蚀脑，入肉百节拘挛也。然轻粉又水银和入皂矾，再加火煅而成，是为阳中之阳，又复资以矾之燥烈，非大毒燥烈而何？又问：此疮从何而生？予曰：肝属风而急暴，肾属水而主液，为相火所寄。淫夫淫妇，扰动厥阴之火，泄其肾水，既无以制火之冲逆，而反以为相火之助，经曰"火自水中起"是也。故肾之液皆被火郁成痰，浊痰瘀血，流注茎头，发为奸疮，久而毒热不解，复于两腿厥阴经分，又生恶疮。以其疮状类杨梅，故俗为杨梅疮，亦有如豌豆者，由其毒有微甚也。旬日之间，延及遍体者，以厥阴属风而急暴，又得相火以为之助，宜其发之暴且速也。初生之时，体气壮，大便坚，饮食进，惟防风通圣散为最宜。体气弱，大便溏，饮食少，则用四物加玄参、连翘、射干为主。大便稍泄，除射干。上体多者，黄芩或防风为佐；下体多者，黄柏或牛膝为佐，引以皂荚针之锋锐，和以甘草节之甘缓，却厚味，绝房帷，随症出入服之，久久无有不安。或有恶汤药者，壮盛之人，则以三补丸加大黄、生地，用猪胆汁丸服；怯弱之人，则以三补丸加玄参、生地，亦用猪胆汁丸服、似亦简便。世人欲求速效，皆用轻粉，湿痰被劫，三五日间，疮因暂愈，然燥热尚在，不越一旬二旬，疮又复作，翻思前药，又劫又愈，愈又复发，辗转不休。殊不知用一次劫药，增一次燥热，由是肢体或痈溃，或挛曲，遂成痼废。《论语》"欲速不达"，厥有旨哉。

又问：何以能相染也？予曰：其人内则素有湿热，外则表虚腠疏。或与同厕，而为秽气所蒸；或与共床而为疮汁所溃，邪气乘虚而入，故亦染生此疮。经曰"邪之所凑，其气必虚"是也。亦有同厕同床而不染者，盖由内无湿热之积，外无表虚疏凑之患，是以邪不能入，而疮不相染矣。虽然，子之所慎斋战疾，然亦不可自恃而不加之意也。又问：已误于药，悔不可追，今将何药以解之乎？时正仲夏，予用十金汤去桂、附，加红花、牛膝、黄柏、薏苡仁、木香、火麻仁、羌活，煎服百帖，空心常服东坡四神丹加黄柏，又少加蜀椒，以其能来水银，然后脚伸能行，指肿亦消，惟额肿敷膏而愈。(《石山医案·卷之中》)

一人愈后（指杨梅疮，编者注），腿肿一块，久而溃烂不敛，以蒜捣烂敷患处，以艾灸其上，更贴神异膏及服黑丸子，并托里药，两月而愈。此凭症也。(《外科理例·卷七》)

◆ 痔疮

一妇患痔漏，焮痛甚，以四物加芩、连、红花、桃仁、牡丹皮，四剂少止，又数剂而愈。(《外科理例·卷四》)

一妇素患痔漏而安，因热则下血数滴，以四物加黄连治之而愈。后因大劳，疮肿痛，经水不止，脉洪大，按之无力。此劳伤血气火动而然也。用八珍加黄芩、连、蒲二剂而止，后去蒲黄、芩、连，加地骨皮数剂而安。(《外科理例·卷四》)

一妇血痔，兼腿酸痛似痹。此阴血虚不能养于筋而然，宜先养血为主。遂以加味四斤丸治之而愈。(《外科理例·卷五》)

一人患痔，大便燥结，焮痛作渴，脉数，按之则实，以秦芃、苍术汤一剂少愈，更以四物加芩、连、槐花、枳壳四剂而愈。(《外科理例·卷四》)

一人患痔成漏，登厕则痛，以秦芃防风汤加条芩、枳壳，四剂而愈，以四物加升麻、芩、连、荆、防，不复作。(《外科理

例·卷四》)

一人患痔漏，登厕则肛门下脱作痛，良久方收，以秦艽防风汤数剂少愈，乃去大黄加黄芩、川芎、芍药而痛止，更以补中益气汤二十余剂，后再不脱。(《外科理例·卷四》)

一人年逾四十，有痔漏，大便不实。服五苓散，愈加泄泻，饮食少思。予谓非湿毒，乃肠胃虚也，宜理中汤。彼不为然，仍服五苓散，愈盛。复请治，以理中汤及二神丸，月余而愈。此因治而知中虚。(《外科理例·卷四》)

一人素不慎酒色，患痔焮痛，肛门坠痛，兼下血，大便干燥，脉洪，按之则涩，以当归、郁李仁汤加桃仁，四剂少愈，更以四物加红花、桃仁、条芩、槐花，数剂而愈。(《外科理例·卷四》)

一人因痔，气血愈虚，饮食不甘，小便不禁，夜或遗精。此气虚兼湿热，非疮也。用补中益气汤加山药、山茱萸、五味子，兼还少丹治之而愈。(《外科理例·卷四》)

一人因痔疮怯弱，以补中益气汤，少加芩、连、枳壳稍愈。后因怒加甚，时仲冬，脉得洪大。予谓脉不应时，乃肾水不足，火来乘之，药不能治，果殁。火旺之月，常见患痔者肾脉不足，俱难治。(《外科理例·卷四》)

一人有痔，肛门脱出。此湿热下注，真气不能外举，其脉果虚，以四君子加芎、归、黄芪、苍术、黄柏、升麻、柴胡治之，更以五味子煎汤熏洗。彼以为缓，乃用砒霜等毒药蚀之而

殁。夫劫药特治其未耳,能伐真元,鲜不害人,戒之!(《外科理例·卷四》)

一人痔疮肿痛,便血尤甚,脉洪且涩。经曰:因而饱食,筋脉横解,肠澼为痔。盖风气通肝,肝生风,风生热,风客则淫气伤精而成斯疾。与黄芪、黄连、当归、生芐、防风、枳壳、白芷、柴胡、槐花、地榆、甘草渐愈,次以黄连丸而差。又有便血数年,百药不应,面色萎黄,眼花头晕,亦用黄连丸而愈。(《外科理例·卷四》)

一人痔漏,每登厕脱肛,良久方上,脉细而微,用补中益气汤三十余剂,遂不再作。(《外科理例·卷四》)

一人痔漏,脓出大便,诸药不应,其脉颇实,令用猪腰一个切开,用黑牛末五分线扎,用荷叶包煨熟,空心细嚼,温盐酒送下,数服顿退,更服托里药而愈。(《外科理例·卷四》)

一人患痔,脉浮鼓,午后发热作痛,以八珍汤加黄芪、柴胡、地骨皮稍可。彼欲速效,以劫药蚀之,痛甚,绝食而殁。(《外科理例·卷四》)

一人痔漏,口干,胃脉弱,此中气不足,津液短少,不能上润而然,治以黄芪六一汤,七味白术散。或曰:诸痛疮疡,皆属心火,宜服苦寒以泻火,因致大便不禁而殁。(《外科理例·卷四》)

◆肛门肿痛

一人因饮法酒,肛门肿痛,便秘脉实,用黄连内疏汤而愈。

（《外科理例·卷四》）

◆ 悬痈（肛痈）

一老年余而不敛（指悬痈，编者注），诊脉尚有湿热，以龙胆泻肝汤二剂，湿退，以托里药及豆豉饼灸而愈。此凭症凭脉也。（《外科理例·卷三》）

一人谷道前患毒，焮痛寒热。此肝经湿热所致，名曰悬痈，属阴虚，先以制甘草二服，顿退，再以四物加车前、青皮、甘草节、酒制黄柏、知母，数服而消。此凭症也。（《外科理例·卷三》）

一人患此（指悬痈，编者注），焮痛发寒热，以小柴胡汤加制甘草二剂少退，又制甘草四剂而消。按：小柴胡清肝，制甘草解毒。大抵此症属阴虚，故不足之人多患之。寒凉之剂，不可过用，恐伤胃气。惟制甘草一药，不损气血，不动脏，其功甚捷。（《外科理例·卷三》）

一人久而不敛（指悬痈，编者注），脉大无力，以十全大补加五味、麦门，灸以豆豉饼，月余而愈。此凭症凭脉也。（《外科理例·卷三》）

一人脓熟不溃，胀痛，小便不利，急针之，尿脓皆利，以小柴胡加黄柏、白芷、金银花，四剂痛止；以托里消毒散数剂而愈。（《外科理例·卷三》）

一人肿痛，小便赤涩，以加减龙胆泻肝汤加制甘草二剂，少愈，以参、芪、归、术、黄柏、知母、制甘草，四剂而溃；更以四物加黄柏、知母、参、芪、制甘草而痊。按：此先泻后补，当时以有所据，但不知其脉耳。（《外科理例·卷三》）

一人肿痛发热，以小柴胡加黄连、青皮，四剂少愈，更以龙胆泻肝汤而消。（《外科理例·卷三》）

一人肿痛未作脓，以加减龙胆泻肝汤二剂，少愈；再以四物加黄柏、知母、木通，四剂消。按：此先治湿热后养血。（《外科理例·卷三》）

一人脓熟不溃，脉数无力。此气血俱虚也，宜滋阴益气血之药，更针之，使脓毒外泄。彼反用败毒药，致元气愈虚，疮势愈盛，后溃不敛，竟致不救。按：此不凭脉症而误治也。（《外科理例·卷三》）

一人年逾五十，患悬痈，脓清脉弱。此不慎酒色，湿热壅滞而然。脓清脉弱，老年值此，何以收敛？况谷道前为任脉发源之地，肝经宗筋之所。予辞，果殁。治此痈惟涧水制甘草有效。已破者，兼十全大补汤十三为要。（《外科理例·卷三》）

◆ 囊痈

一人病势已甚，脉洪大可畏，用前汤（指龙胆泻肝汤，编者注）二剂，肿少退；以仙方活命饮二剂，痛少止。脉洪数，脓已成，须针之，否则阴囊皆溃。彼不信，更他医，果大溃，睾丸挂，复求治。脉将静，以八珍汤加黄芪、黄柏、知母、山栀，更

敷紫苏末，数日而痊。(《外科理例·卷三》)

一人患(指囊痈，编者注)而久不敛，以十全大补加五味、麦门，灸以豆豉饼，月余而平。此凭症也。(《外科理例·卷三》)

一人患此(指囊痈，编者注)，肿痛发热，以小柴胡加黄连、青皮，四剂少愈，更以龙胆泻肝汤而消。凡肿属湿，痛属热，故痛者宜清湿热。(《外科理例·卷三》)

一人囊痈，未作脓而肿痛，以加减龙胆泻肝汤二剂少愈，更以四物加木通、知母、黄柏而消。此凭症也。(《外科理例·卷三》)

一人囊痈，脓熟肿胀，小便不利，几殆，急针，脓水大泄，气通而愈。(《外科理例·卷一》)

一人囊肿状如水晶，时痛时痒，出水，小腹按之作水声，小便频数，脉迟缓。此醉后饮水入房，汗出遇风寒，湿毒乘聚于囊，名水疝也。先以导水丸二服，腹水已去，小便如常，再以胃苓散倍白术、茯苓，更用气针引去聚水而差。此凭症脉也。(《外科理例·卷三》)

一人年逾六十，阴囊溃痛不可忍，睾丸露出，服龙胆泻肝汤，敷麸炭、紫苏末不应。予意此湿气炽盛，先饮槐花酒一碗，次服前汤，少愈，更服托里加滋阴药而平。设以前药不应，加之峻剂，未有不损中气以致败也。此因处治不效，而知为湿盛。(《外科理例·卷三》)

一人年逾五十，阴囊肿痛，得热愈盛，服蟠葱散不应，肝脉数。此囊痈也，乃肝经湿热所致。脓已成，急针之，进龙胆泄肝汤，脉症悉退，更服托里滋阴药，外敷杉木炭、紫苏末，月余而愈。此因脉处治。(《外科理例·卷三》)

一人年逾五十患此（指囊痈，编者注），疮口不敛，诊之微有湿热，治以龙胆泻肝汤，湿热悉退，乃以托里药及豆豉饼灸而愈。次年复患湿热颇盛，仍用前汤四剂而退，又以滋阴药而消。若溃后虚而不补，少壮者成漏，老弱者不治。脓清作渴，脉大者亦不治。此凭脉也。(《外科理例·卷三》)

一人脓熟作胀，致小便不利，急针，以小柴胡加黄柏、白芷、金银花，四剂少愈，更托里消毒散数剂而消。此凭症也。(《外科理例·卷三》)

一人焮肿痛甚，小便涩，发热脉数，以龙胆泻肝汤倍车前、木通、泽泻、茯苓，势去半，仍以前汤加黄柏、金银花四剂，又减二三，便利如常，唯一处不消此欲成脓，再用前汤加金银花、皂角针、白芷六剂，微肿痛，脉滑数乃脓已成，针之，肿痛悉退，投滋阴托里药及紫苏末敷之而愈。(《外科理例·卷三》)

一弱人脓熟胀痛，大小便秘，急针之，脓出三碗许，即鼾睡，觉神思少健，但针迟，须服解毒药，亦溃尽矣，故用托里药至三十余剂始差。此凭症也。(《外科理例·卷三》)

一弱人肿痛未成脓，小便赤涩，以制甘草、青皮、木通、黄柏、当归、麦门，四剂少愈，以清心莲子饮四剂而消。此凭症也。(《外科理例·卷三》)

◆ 疝气

逢村王恕，年二十余。因水中久立过劳，病疝痛。痛时腹中有磊块，起落如滚浪，其痛尤甚。居士诊其脉，皆弦细而缓，按之似涩，曰：此血病也。考之方书，疝有七，皆不宜下，所治多用温散之药，以气言之，兹宜变法治之，乃用小承气加桃仁下之，其痛如失。三日痛复作，比前加甚。脉之，轻则弦大，重则散涩。思之，莫得其说。问曾食何物？曰：食鸡卵二枚而已。曰：已得之矣。令以指探喉中，吐出令尽，而痛解矣。（《石山医案·附录》）

一人素有疝不能愈，因患腿痛，亦用一丸（指活络丹，编者注），不惟治腿有效，而疝亦愈矣。（《外科理例·卷五》）

◆ 阴茎肿痛

一弱人茎根结核如大豆许，劳则肿痛，先以十全大补汤去桂加车前、麦门、酒制黄柏、知母少愈，更加制甘草四剂，仍以四物、车前之类而消。又有患此焮痛发热，服龙胆泻肝汤二剂，制甘草四剂而溃，再用滋阴之剂而愈。或脓未成，以葱炒热敷上，冷易之，隔蒜灸亦可。数日不消，或不溃，或溃而不敛，以十全大补加柴胡稍为主，间服制甘草而愈。若不保守，必成漏矣。以上二条。此凭症也。（《外科理例·卷三》）

一人茎中作痛，筋急缩，或作痒，白物如精，随溺而下，此

筋疝也，并用龙胆泻肝汤皆愈。此因症也。（《外科理例·卷三》）

一人阴茎或肿，或作痛，或挺纵不收（用龙胆泻肝汤治愈，编者注）。（《外科理例·卷三》）

一人玉茎肿痛，服五苓散等药不应，其脉左关弦数。此肝经积热而成，以小柴胡送芦荟丸，一服势去三四，再服顿愈。此凭脉凭症也。（《外科理例·卷三》）

一人玉茎肿痛，小便如淋，自汗甚苦，时或尿血少许，尺脉洪滑，按之则涩，先用清心莲子饮，加牛膝、山栀、黄柏、知母数剂少愈，更以滋肾丸一剂而痊。此因症也。（《外科理例·卷三》）

一少年玉茎捷长，肿而痿，皮塌常润，磨股难行，两胁气冲上。手足倦弱，先以小柴胡加黄连大剂，行其湿热，少加黄柏降其逆气；肿渐收，茎中有坚块未消，以青皮为君，少佐散风之药末服之，外丝瓜子汁调五倍子敷，愈。此凭症也。（《外科理例·卷三》）

◆阴茎痒

一人因劳，茎窍作痒，时出白物，发热口干，以清心莲子饮而安。此因劳处治。（《外科理例·卷三》）

◆阴囊肿痛

一人年逾四十，阴囊肿痛，以热手熨之，少缓，服五苓散不应，尺脉迟软。此下虚寒邪所袭而然，名曰阴疝，非疮毒也，治

以蟠葱散少可，更服葫芦巴丸而平。此因脉迟为寒，脉软为虚而治。（《外科理例·卷三》）

◆ 阴囊湿痒

一人年逾三十，阴囊湿痒，茎出白物如脓，举则急痛。此肝疝也，用龙胆泻肝汤而愈。此因症处治。阴茎或肿，或缩，或挺，或痒，皆宜此药治之。（《外科理例·卷三》）

一人连日饮酒，阴挺并囊湿痒，服滋阴等药不应。予谓前阴，肝脉络也，阴气从挺而出，素有湿，继以酒，为温热合于下焦而然。经曰：下焦如渎。又云：在下者引而竭之。遂以龙胆泻肝汤及清震汤而愈。此或不应，宜补肝汤及四生散治之。此凭症也。（《外科理例·卷三》）

◆ 外伤

一人坠马伤头并臂，取葱捣烂，炒热罨患处，以热手熨之，服没药降圣丹而愈。（《外科理例·卷六》）

一人磕损大指甲，离肉血淋，急取葱白煨烂，乘热缚定，痛与血随止，葱冷再易。（《外科理例·补遗》）

一人伤拇指，色紫不痛，服托里药及灸五十余壮，作痛，溃脓而愈。此凭症也。（《外科理例·卷六》）

一妇修伤次指，成脓不溃，焮痛至手，误敷冷药，以致通溃，饮食少思。彼为毒气内攻。诊脉沉细，此痛伤胃气而然。遂刺之，

服六君子加藿香、当归，食进，更以八珍汤加黄芪、白芷、桔梗，月余而愈。此凭症脉也。(《外科理例·卷六》)

一匠斧伤脚跟，乘急用泥塞，延后攻注，肿盛发寒热。遂令剔去旧土，使血再出，却用煨葱白敷之，不移时痛住血止。又遇杀伤，气偶未绝，急令取葱白锅内炒热，以敷伤处，继而呻吟，再易已无事矣。无葱白，用叶亦可，只要炒热为上，时易为佳。若伤多煨炮不及，但以干锅且烙且杵，令涎出葱热用之妙。(《外科理例·补遗》)

◆ 蜈蚣咬伤

一人蜈蚣伤指，亦用前法（指隔蒜灸法，编者注）而愈。(《外科理例·卷七》)

◆ 蝎螫伤

一人被蝎螫手，痛彻心，顷刻焮痛至腋，寒热拘急，头痛恶心。此邪正二气相搏而然。以飞龙夺命丹涂患处，及服止痛之药，俱不应，乃隔蒜灸之，遂愈。(《外科理例·卷七》)

◆ 破伤风

一妇臀痈，疮将愈，患破伤风，发热搐搦，脉浮数，治以当归地黄汤。不信，乃服发散败毒药，果甚，始信而服之，至数剂而痊。(《外科理例·卷六》)

一人误伤去小指一节，牙关紧急，腰背反张，人事不知，用玉真散、青州白丸子各一服，未应。此亦药力不能及也。急用蒜捣烂裹患指，以艾灸之，良久觉痛，仍以白丸子一服，及托里散数服而愈。夫四肢受患，风邪所袭，遏绝经络者，古人所制淋、渍、贴、熁、镰、刺等法，正为通经络，导引气血也。（《外科理例·卷六》）

◆ 犬伤

一人疯犬所伤，牙关紧急，不省人事。紧针患处出毒血，隔蒜灸良久而醒，用太乙膏封贴，饮玉真散二服，少苏，更以解毒散服而痊。若患重者，须先以苏合香丸灌之，后进汤药。（《外科理例·卷七》）

一人被斗犬伤腿，顷间焮痛至股，翌日牙关紧急。用玉真散不应，隔蒜灸三十余壮而苏，仍以玉真散及托里消毒药而愈。（《外科理例·卷七》）

一人被犬伤，痛甚恶，令急吮去毒血，隔蒜灸患处数壮，痛即止，更贴太乙膏，服玉真散而愈。（《外科理例·卷七》）

◆ 狼咬伤

一猎户腿被野狼咬痛甚，治以乳香定痛散不应。予思至阴之下，气血凝结，药力难达。令隔蒜灸至五十余壮，痛去，仍以托里药及膏药贴之，愈。（《外科理例·卷七》）

五官科医案

◆ 目赤

一人眼赤痒痛，时或羞明下泪，耳内作痒，服诸药气血日虚，饮食日减，而痒愈盛。此肝肾风热上攻也，以四生散酒调四服而愈。此凭症也。(《外科理例·卷三》)

◆ 胬肉

一人已愈，唯一眼番出，胬肉如菌，三月不愈。乃伤风寒也，以生猪油调藜芦末涂之即愈。亦有努出三寸许者，乌梅涂之亦效，但缓，硫黄亦可。此凭症也。(《外科理例·卷五》)

◆ 鼻渊

一妇脑左肿痛，左鼻出脓，年余不愈，时或掉眩如坐舟车。许叔微曰：肝虚风邪袭之然也。以川芎一两，当归三钱，羌活、旋覆花、细辛、防风、蔓荆子、石膏、藁本、荆芥穗、半夏曲、干地黄、甘草各半两，每服一两，姜水煎服，一料而愈。机按：

此条认作肝虚风邪袭之，而治以祛风清热养血祛痰之剂，因其掉眩，痛偏于左也。经曰：诸风掉眩，皆属肝木。又病偏左，乃肝胆所主。又曰：风从上受之。又曰：无痰不成眩晕。又曰：肝藏血。又曰：风乃阳邪。故方以风热痰血为主治者，理也。（《外科理例·卷四》）

◆ 口疮

一人患之（指口疮，编者注），劳而愈甚，以前药（指补中益气汤，编者注）加附子三片，二剂即愈。（《外科理例·卷六》）

一妇常口舌糜烂，颊赤唇干，眼涩作渴，脉数，按之则涩。此心肺壅热于气血为患，名热劳症也，当多服滋阴养血药。彼欲速效，用败毒寒剂攻之，后变瘵而殁。（《外科理例·卷六》）

一人口舌常破，如无皮状，或咽喉作痛，服清咽利膈散愈盛，治以理中汤而愈。此因治不应而更方也。（《外科理例·卷六》）

一人口舌糜烂，服凉药愈甚，脉数无力，以四物加酒炒黄柏、知母、玄参一剂顿退，四剂而痊。此凭脉症也。（《外科理例·卷六》）

一人口舌生疮，服凉药愈甚，治以理中汤而愈。此因治误而变。（《外科理例·卷六》）

一人口舌生疮，脉浮而缓，用补中益气汤加炮干姜，更以桂末含之，即愈。（《外科理例·卷六》）

一人口舌生疮，饮食不甘，劳而愈甚，以理中汤顿愈。此凭

症也。(《外科理例·卷六》)

一人脾胃虚，初服养胃汤、枳术丸有效，久服反虚，口舌生疮，劳则愈盛，服败毒药则呕吐。此中气虚寒也，治以理中汤少愈，更以补中益气加半夏、茯苓，月余而平。(《外科理例·卷六》)

一人胃弱痰盛，口舌生疮，服滚痰丸愈盛，吐泻不止，恶食倦怠。此胃被伤也。予以香砂六君子汤数剂少可，再以补中益气加茯苓、半夏二十余剂而愈。(《外科理例·卷六》)

◆牙痛

一人齿痛，服清胃散不应，服凉膈散愈盛，予用补肾丸而愈。此条因治不效而知为肾虚也。(《外科理例·卷六》)

一人齿痛，脉浮无力，以补中益气汤加黄连、生地黄、石膏治之，不复作。此凭脉症也。(《外科理例·卷六》)

一人齿痛，脉数实，便秘，用防风通圣散即愈。此凭脉症也。(《外科理例·卷六》)

一人齿痛，脉数无力，用补中益气加生苄、牡丹皮而愈。(《外科理例·卷六》)

一人齿痛，胃脉数而有力，以清胃散加石膏、荆芥、防风二剂而痊。此凭脉症也。(《外科理例·卷六》)

一人齿痛，午后则发，至晚尤甚，胃脉数而实，以凉膈散加荆芥、防风、石膏，一剂而瘳。此凭症也。(《外科理例·卷六》)

一人齿痛甚，胃脉数实，以承气一剂即止。此凭脉症也。（《外科理例·卷六》）

一人齿肿痛，焮至颊腮，素善饮，治以清胃散数剂而愈。（《外科理例·卷六》）

◆ 喉痹

一妇咽喉肿痛，大小便秘，以防风通圣散一剂，诸症悉退，又荆防败毒散三剂而安。此凭症也。治此，轻则荆防败毒散、吹喉散，重则用金钥匙及刺患处出血最效，否则不救。针少商二穴亦可，但不若刺患处之神速耳。（《外科理例·卷六》）

一妇咽间作痛，两月后始溃，突而不敛，遍身筋骨作痛，诸药不应。先以萆薢汤数剂而敛，更以四物汤倍用萆薢、黄芪二十余剂，诸症悉退。此凭症也。（《外科理例·卷六》）

一患者其气已绝，心头尚温，急针患处，出黑血即苏。如鲍符卿、乔侍郎素有此症，每患，针去血即愈。（《外科理例·卷六》）

一老咽痛，日晡甚，以补中益气汤加酒炒黄柏、知母数剂而愈。此凭症也。（《外科理例·卷六》）

一人嗌痛肿痛，脉浮数，更沉实，饮防风通圣散一剂，泻一次，势顿退，又荆防败毒散二剂而消。此凭症脉也。（《外科理例·卷六》）

一人喉痹，服防风通圣散，肿不能咽。此症惟针乃可，牙关已闭，刺少商出血，口即开，以胆矾吹患处，吐痰碗许，仍投前药而愈。尝见此疾畏针不刺，多毙。此凭症也。(《外科理例·卷六》)

一人喉痹，肿痛寒热，脉洪数。此少阴心火，少阳相火，二脏为病，其症最恶，惟刺患处出血为上。彼畏针，以凉膈散服之，药从鼻出，急乃愿针，则牙关已紧；遂刺少商二穴，以手勒出黑血，口即开，仍刺喉间，治以前药，及金钥匙吹之，顿退，又以人参败毒散加芩、连、玄参、牛蒡子四剂而平。经曰：火郁发之。出血亦发汗之一端。河间曰：治喉闭之火与救火同，不容少怠。尝见喉痹不去血，喉风不去痰，以致不救者多矣。每治喉咽肿痛，或生疮毒，以荆防败毒加芩连，重者用防风通圣散，并效。(《外科理例·卷六》)

一人患此(指喉痹，编者注)，劳则愈盛，以补中益气加玄参、酒炒黄柏、知母而愈。此凭症也。(《外科理例·卷六》)

一人乳蛾肿痛，脉浮数，尚未成脓，针去恶血，饮荆防败毒散二剂而消。此凭症也。(《外科理例·卷六》)

一人乳蛾肿痛，饮食不入，疮色白。其脓已成，针之脓出，即安。此凭症也。(《外科理例·卷六》)

一人咽喉干燥而痛，以四物汤加黄柏、知母、玄参，四剂少愈，再用人参固本丸一剂，不复发。(《外科理例·卷六》)

一人咽喉肿闭，痰涎壅甚，以胆矾吹咽中，吐痰碗许，更以清咽利膈汤四剂而安。此凭症也。(《外科理例·卷六》)

一人咽喉肿秘，牙关紧急，针不能入，先刺少商二穴出黑血，口即开，更针患处，饮清咽利膈散一剂而愈。此凭症也。（《外科理例·卷六》）

一人咽喉肿痛，口舌生疮，先以清咽消毒散二服，更以玄参升麻汤而愈。此凭症也。（《外科理例·卷六》）

一人咽喉肿痛，脉数而实，以凉膈散一剂而痛止，再以荆防败毒散加牛蒡子二剂而肿退，以荆防败毒散二剂，又以甘、桔、荆、防、玄参、牛蒡子四剂而平。（《外科理例·卷六》）

一人咽喉肿痛，药不能下，针患处出紫血少愈，以破棺丹噙之，更以清咽消毒散而愈。此凭症也。（《外科理例·卷六》）

一人咽喉肿痛，予欲针之，以泄其毒。彼畏针，只服药，然药既熟，已不能下矣。始急针患处，出毒血，更以清咽消毒药而愈。（《外科理例·卷六》）

一人咽喉作痛，痰涎上壅。予欲治以荆防败毒散加连翘、山栀、玄参、牛蒡子。彼自服甘寒降火之药，反加发热，咽愈肿痛，急刺少商二穴，仍以前药加麻黄汗之，诸症并退，惟咽间一紫泡仍痛。此欲作脓，以前药去麻黄一剂，脓溃而愈。此凭症也。（《外科理例·卷六》）

一人咽喉作痛，午后尤甚，以四物加酒炒知母、黄柏、桔梗治之而愈。此凭症也。（《外科理例·卷六》）

一人咽痛，午后益甚，脉数无力，以四物汤加黄柏、知母、荆、防四剂而愈，仍以前药去荆、防加玄参、甘、桔数剂，后不

再发。(《外科理例·卷六》)

一人咽痛脉数，以荆防败毒散加黄连二剂少愈，乃去芩、连，又六剂而愈。此凭脉症也。(《外科理例·卷六》)

一弱人咽痛，服凉药或遇劳愈甚，以补中益气汤加芩、连四剂而愈，乃去芩、连又数剂不再发。此凭症也。尝治午后痛，去芩、连加黄柏、知母、玄参亦效。(《外科理例·卷六》)

◆ 脓耳

一人耳内出脓，或痛，或痒，服聪耳益气汤不应，服防风通圣散愈甚，予用补肾丸而愈。机按：前条瘰疬治法，虚者补之，而补有先后温凉之殊；实者泻之，而泻有轻重表里之异。或行消削，或开郁滞，或舍时从症，或变法用权，或针，或砭，或灸，或敷，其法亦粗备矣。医者能仿是例而扩充之，庶几亦可以应变矣。(《外科理例·卷三》)

一人年近六十，面色苍白，病左耳聋三十年矣。近年来或头左边及耳皆肿溃脓，脓从耳出甚多，时或又肿复脓。今则右耳亦聋，屡服祛风去热逐痰之药不效。予诊，左手心脉浮小而驶、肝肾沉小而驶，右脉皆虚散而数，此恐乘舆远来，脉未定耳。来早脉皆稍敛不及五至，非比日前之甚数也。夫头之左边及耳前后，皆属于少阳也。经曰：少阳多气少血。今用风药、痰药类皆燥剂。少血之经，又以燥剂燥之，则血愈虚少矣。血少则涩滞，涩滞则臃肿，且血逢冷则凝，今复以寒剂凝之，愈助其臃肿，久则郁而为热，腐肉成脓，从耳中出矣。渐至右耳亦聋者，脉络相贯，血气相依，未有血病而气不病也，是以始则左病而终至于右亦病矣。况病久气血已虚耳，人年六十，血气日涸；而又出久劳伤气血，又多服燥剂以损其气血，脓又大泄，已竭其气血，则虚而又虚可知矣。以理论之，当以滋养气血，气血健旺，则运行有常，而病自去矣。否则不惟病且不除，而脑痈耳疽抑亦有不免矣。以人参二钱，黄芪二钱，归身、白术、生姜各一钱，鼠粘子、连翘、柴胡、陈皮各六分，川芎、片芩、白芍各七分，甘草五分，煎服数十帖而安。（《石山医案·卷之下》）

附：摘录他人医案

内科医案

◆大头瘟

泰和二年四月，民多疫疠，初觉憎寒体重，次传头目，肿盛目不能开，上喘，咽喉不利，舌干口燥，欲云大头天行，亲戚不通，染之多殒。一人病此五六日，医以承气加蓝根下之，稍缓，翌日其病如故，下之又缓，终莫能愈，渐至困笃。予曰：身半以上，天之气也；身半以下，地之气也。此邪热客于心肺之间，上攻头目肿盛，以承气泻胃中之实热，是诛罚无过，不知适其至所为，遂用黄连、黄芩（味苦寒，各半两，泻心肺间热）为君，橘红（苦平）、玄参（苦寒）、生甘草（甘寒，各二钱），人参（三钱，演火补气）为臣、连翘、鼠粘子、荷叶（苦辛平）、板蓝根（苦寒）、马勃（各一钱），白僵蚕（炒，七分），升麻、柴胡（苦平，各二钱，行少阳、阳明二经气不得伸），桔梗（辛温，为舟楫，不使下行），共为细末，半用汤调，时时服之，半用蜜丸嚼化，服尽良愈。凡他处有病此者，书方贴之，名曰普济消毒饮，或加川芎、归身，哎咀如麻豆，每服五钱，水二钟，煎至一钟，去滓，食后稍热时时服。如大便硬，加大黄（酒煨一钱或二钱）以利之，肿势甚，宜砭刺之。（《外科理例·卷三》）

◆ 神昏

一妇年三十余，十八胎九殒八夭。复因惊过甚，遂昏昏不省人事，口唇舌皆疮，或至封喉，下部白带如注，如此四十余日。或时少醒，至欲自缢，自悲不堪。或投凉剂解其上，则下部疾愈甚；或投热剂，或以汤药熏蒸其下，则热晕欲绝。脉之，始知为亡阳症也。急以盐煮大附子九钱为君，制以薄荷、防风，佐以姜、桂、芎、归之属，水煎，入井水冷与之。未尽剂，鼾睡通宵，觉则能识人。众讶曰："何术也？"医曰："方书有之，假对假，真对真尔。"上乃假热，故以假冷之药从之；下乃真冷，故以真热之药反之，斯上下和，而疮解矣。续后再服调元气药，乃生二子。续后又病疟一年，亦主以养元气，待饮食大进，然后劫以毒药，吐下块物甚多，投附子汤三钱而愈。（《石山医案·卷之下》）

◆ 喜病

一人因喜成病，庄医切脉，为之失声，佯曰："吾取药去。"数日更不来。病者悲泣，辞家人曰："处世不久矣。"庄知其将愈，慰之。诘其故，引《素问》"俱胜喜"。可谓得玄关者也。
(《石山医案·卷之下》)

◆ 忧病

昔贵人有疾，天方不雨，更医十数罔效。最后一医至，脉已，则以指计甲子，曰："某夕天必雨。"竟出。贵人疑曰："岂谓吾疾不可为耶？何言雨而不及药我也？"已而夕果雨，贵人喜起而行乎庭，达旦，疾若脱去。明日，后至之医得谒，贵人喜且问曰："先生前日言雨，今得雨而瘳，何也？"医对曰："君侯之疾，以忧得之。然私计君侯忠且仁，所忧者民耳。以旱而忧，以雨而瘳，理固然耳，何待药而愈耶？"(《石山医案·卷之下》)

妇科医案

◆产时舌出

一妇因产，舌出不能收。医以朱砂敷其舌，仍命作产子状，令以两女子掖之，乃于壁外潜累盆碗危处，堕地以作声，声闻而舌收矣。夫舌乃心之苗，此必产难而惊，心火不宁，故舌因用力而出也。今以朱砂以镇其心火，又使候闻异声以恐下。经曰恐则气下，故以恐胜之也。（《石山医案·卷之下》）

外科医案

◆ 疮疡

杜清碧（元代医学家，著《敖氏伤寒金镜录》，编者注）病脑疽，疗之不愈。丹溪往视之，曰：何不服防风通圣散，曰：已服数剂。丹溪曰：合以酒制之。清碧乃自悟，以为不及。此因症也。（《外科理例·卷四》）

一太监发背，肿痛色紫，脉息沉数。良甫曰：脉数发热而痛者，发于阳也。且疮疡赤甚则紫，火极似水也。询之，常服透骨丹半载，乃积温成热所致。遂以内疏黄连汤再服稍平，更用排脓消毒药及猪蹄汤、太乙膏而愈。汪机按说：此条因脉、因服食而为之处治也。（《外科理例·卷五》）

◆ 疝气

尹老家贫，形志皆苦，自幼㿗（应为"癞"，编者注）疝，孟冬于手阳明大肠经分出痈，第四日稠脓，臂外皆肿，痛在手阳明左右经中，其脉俱弦，按之洪缓有力。此得自八风之变。以脉断之，邪气在表。饮食如常，大小便如故，腹中和，口知味，知不在里也；不恶风寒，只热躁，脉不浮，知不在表也。表里既和，邪在经脉之中，故曰凝于血脉为痛是也。痛出身半已上，故风从上受，因知为八风之变。而疮只在经脉之中，法当却寒，调和经脉中血气，使无凝滞，可愈矣，宜用白芷升麻汤。（《外科理例·卷五》）